国家卫生健康委员会"十四五"规划教材

全国高等职业教育专科教材

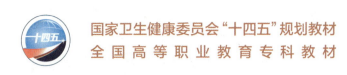

供护理、助产专业用

护理礼仪与人际沟通

第3版

主　编　曹伏明　唐万珍

副主编　杨雪艳　郑　洁

编　者　（以姓氏笔画为序）

毕雪晶（哈尔滨医科大学大庆分校）

刘　曼（长沙卫生职业学院）

孙　静（岳阳职业技术学院）

牟　程（贵州护理职业技术学院）

杨雪艳（商丘医学高等专科学校）

张立伟（承德护理职业学院）

郑　洁（山西医科大学）

赵　颖（菏泽医学专科学校）

唐万珍（重庆医药高等专科学校）

曹伏明（湖南信息职业技术学院）

新形态教材

人民卫生出版社
·北京·

图书在版编目（CIP）数据

护理礼仪与人际沟通 / 曹伏明，唐万珍主编.
3 版 . -- 北京 ：人民卫生出版社，2025. 1（2025. 5 重印）.
（高等职业教育专科护理类专业教材）.
ISBN 978-7-117-37554-2

Ⅰ. R47

中国国家版本馆 CIP 数据核字第 2025AQ8772 号

人卫智网	www.ipmph.com	医学教育、学术、考试、健康，购书智慧智能综合服务平台
人卫官网	www.pmph.com	人卫官方资讯发布平台

护理礼仪与人际沟通
Huli Liyi yu Renji Goutong
第 3 版

主　　编：曹伏明　唐万珍
出版发行：人民卫生出版社（中继线 010-59780011）
地　　址：北京市朝阳区潘家园南里 19 号
邮　　编：100021
E - mail：pmph @ pmph.com
购书热线：010-59787592　010-59787584　010-65264830
印　　刷：保定市中画美凯印刷有限公司
经　　销：新华书店
开　　本：850×1168　1/16　印张：11
字　　数：310 千字
版　　次：2014 年 1 月第 1 版　　2025 年 1 月第 3 版
印　　次：2025 年 5 月第 2 次印刷
标准书号：ISBN 978-7-117-37554-2
定　　价：42.00 元

打击盗版举报电话：010-59787491　E-mail：WQ @ pmph.com
质量问题联系电话：010-59787234　E-mail：zhiliang @ pmph.com
数字融合服务电话：4001118166　E-mail：zengzhi @ pmph.com

高等职业教育专科护理类专业教材是由原卫生部教材办公室依据原国家教育委员会"面向21世纪高等教育教学内容和课程体系改革"课题研究成果规划并组织全国高等医药院校专家编写的"面向21世纪课程教材"。本套教材是我国高等职业教育专科护理类专业的第一套规划教材,于1999年出版后,分别于2005年、2012年和2017年进行了修订。

随着《国家职业教育改革实施方案》《关于深化现代职业教育体系建设改革的意见》《关于加快医学教育创新发展的指导意见》等文件的实施,我国卫生健康职业教育迈入高质量发展的新阶段。为更好地发挥教材作为新时代护理类专业技术技能人才培养的重要支撑作用,在全国卫生健康职业教育教学指导委员会指导下,经广泛调研启动了第五轮修订工作。

第五轮修订以习近平新时代中国特色社会主义思想为指导,全面落实党的二十大精神,紧紧围绕立德树人根本任务,以打造"培根铸魂、启智增慧"的精品教材为目标,满足服务健康中国和积极应对人口老龄化国家战略对高素质护理类专业技术技能人才的培养需求。本轮修订重点:

1. 强化全流程管理。履行"尺寸教材、国之大者"职责,成立由行业、院校等参与的第五届教材建设评审委员会,在加强顶层设计的同时,积极协同和发挥多方面力量。严格执行人民卫生出版社关于医学教材修订编写的系列管理规定,加强编写人员资质审核,强化编写人员培训和编写全流程管理。

2. 秉承三基五性。本轮修订秉承医学教材编写的优良传统,以专业教学标准等为依据,基于护理类专业学生需要掌握的基本理论、基本知识和基本技能精选素材,体现思想性、科学性、先进性、启发性和适用性,注重理论与实践相结合,适应"三教"改革的需要。各教材传承白求恩精神、红医精神、伟大抗疫精神等,弘扬"敬佑生命、救死扶伤、甘于奉献、大爱无疆"的崇高精神,契合以人的健康为中心的优质护理服务理念,强调团队合作和个性化服务,注重人文关怀。

3. 顺应数字化转型。进入数字时代,国家大力推进教育数字化转型,探索智慧教育。近年来,医学技术飞速发展,包括电子病历、远程监护、智能医疗设备等的普及,护理在技术、理念、模式等方面发生了显著的变化。本轮修订整合优质数字资源,形成更多可听、可视、可练、可互动的数字资源,通过教学课件、思维导图、线上练习等引导学生主动学习和思考,提升护理类专业师生的数字化技能和数字素养。

第五轮教材全部为新形态教材,探索开发了活页式教材《助产综合实训》,供高等职业教育专科护理类专业选用。

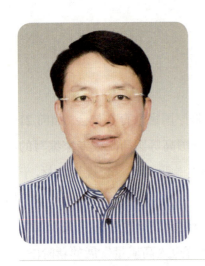

曹伏明

教授

现任湖南信息职业技术学院党委委员、副院长。从事高等职业院校教育教学及管理工作26年。主要研究方向：大学生思想政治教育、高等职业院校教育教学管理。主持职业教育类研究课题10项、参与课题8项，主持建设省级专业教学资源库项目1项。发表论文30余篇。主编（主审）教材5部，参编教材3部。

礼仪是文明的象征，沟通是心灵的纽带。愿同学们在礼仪与沟通的熏陶下，积极投身健康中国建设，绽放生命之花，成为仁心、仁术的典范。

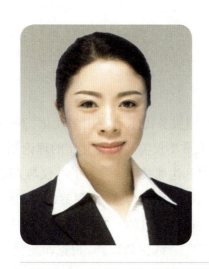

唐万珍

教授

主任护师，硕士研究生导师。现任重庆医药高等专科学校护理学院院长。从事护理学教学、科研和临床工作 28 年。主要研究方向：临床护理、护理管理、养老护理、护理教育。主持护理类专业研究课题 10 项，获授权发明专利 1 项、实用新型专利 17 项。发表论文 30 余篇。曾参与全国普通高等教育本科护理学专业"十三五"规划教材《护理礼仪与人际沟通》修订编写。

愿同学们用美好的心灵和精湛的技术呵护每一位病人。希望大家在技术上追求精益求精，在服务上追求全心全意，早日成长为适应岗位需求的技术技能人才，建设健康中国、护佑人民健康。

前 言

随着社会发展，人民群众的生活水平不断提高，护理服务需求呈现出多元化、高品质化的趋势。覆盖全人群全生命周期的护理服务要求护理从业人员不仅需要具备扎实的理论知识、娴熟的操作技能、高尚的道德情操，还需要具有良好的礼仪修养和沟通技巧。良好的礼仪与人际沟通可以使护理工作更加贴近患者、贴近临床和贴近社会，增强人民群众获得感、幸福感、安全感。

《护理礼仪与人际沟通（第3版）》是在前两版基础上进行修订的。本次修订在全国卫生健康职业教育教学指导委员会专家指导下，遵循"三基""五性""三特定"的原则，根据职业教育专业教学标准关于护理类专业人才的培养目标要求，紧扣临床需要，精准对接行业标准和岗位需求，强化知识、技能、素养并重的理念，突出临床思维及技能培养，同时本教材注重学生学习兴趣、学习动力及学习习惯等方面的培养。

全书共十一章，系统地介绍了护理礼仪与人际沟通的知识体系和技能要求。其中第一章至第四章主要介绍护理礼仪相关知识，第五章主要介绍求职和面试礼仪知识，第六章至第十一章主要介绍人际关系和沟通相关知识。每章的开头部分对本章知识目标、技能目标、素质目标进行明确的要求。各章通过案例导入提出需要思考的问题，学生通过分析问题后深入学习，不仅获得知识与技能，还可提高分析和解决问题的能力。在章节内容中适当插入知识拓展、案例思考与分析等，以扩充学生知识面，让知识更形象化。本次修订在每章设有思维导图，帮助学生将所学知识联系起来形成完整的知识网络，快速抓住重点，提高学习效率。各章还设有思考题和练习题，便于学生检查对所学内容掌握情况。本次修订注重突出实践能力培养，在多个章节安排了相应的技能训练，新增了男护士、手术室护士及护理操作礼仪等内容，重新拍摄了部分插图，更新了融合数字资源，进一步拓展了学生的学习空间，以促进优质教育资源的融合。

教学大纲
（参考）

本书是高等职业教育三年制专科护理、助产专业的教材，也可供中高职对接护理类专业学生的学习使用。

本教材修订编写团队成员来自全国10所高等院校，修订得到各编者所在单位领导和同仁的大力支持，在此一并表示感谢。

由于编者水平有限，书中不当之处在所难免，恳请广大读者谅解并予以指正。

曹伏明　唐万珍

2025年1月

第一章 │ 绪 论

ER 1-1
教学课件

ER 1-2
思维导图

学习目标

1. 了解礼仪的起源与发展,礼仪的概念、特征和作用,涉外护理礼仪习俗。
2. 熟悉护理礼仪的概念、特征。
3. 掌握护理礼仪修养的作用。
4. 学会正确运用礼仪修养的方法,提高护理礼仪修养。
5. 具备良好的礼仪规范和服务意识,能更好地适应现代医院护理服务要求。

案例导入

　　某院校护理专业学生小秦来到 A 医院实习。进入科室之前,她先调研了 A 医院有关情况。第一天上班,她穿戴整齐,提前 15 分钟到岗。见到科室的每一位工作人员,她都礼貌地问好。在带教老师的带领下进入病房后,她微笑着主动与患者打招呼。虽然她操作还不熟练,但是她工作态度十分诚恳。完成相关操作后小秦没有立刻离开,而是主动询问患者还需要什么帮助。日复一日,始终如一。在实习工作报告会上,小秦得到各位老师的一致认可。

请思考:
1. 分析小秦为什么能得到各位老师的一致认可?
2. 走上工作岗位后,你准备如何提高自己的工作能力?

第一节　礼仪概述

一、礼仪的起源与发展

(一)礼仪的起源

　　人类为了生存和发展,要与大自然抗争,不得不以群居的形式相互依存。在群体生活中,男女老少存在差异,需要一种被所有成员共同认可、保证和维护的社会秩序。人类要妥善处理好这种社会秩序,就逐步积累和自然约定出一系列规范,这就是最初的礼仪。例如,最初人类是赤身裸体的,为了保暖遮羞便以衣蔽体,继之形成了穿衣的习俗;而后随着社会的进步,对穿衣有了不同的要求,或男女有别,或场合有分,这就逐渐形成了穿衣的礼仪。其他不同形式的礼仪也如此。

　　原始的祭祀活动是最早的也是最简单的"礼",并在历史发展中逐步完善了相应的规范和制度,正式成为礼仪。随着人类对自然与社会各种关系认识的逐步深入,人们将礼仪的内容和形式扩展到了各种人际交往活动中。

（二）礼仪的发展

礼仪的发展经过了5个重要阶段：

1. 礼仪的起源阶段 这一阶段约在公元前21世纪的夏朝产生之前。原始的政治礼仪、宗教礼仪、婚姻礼仪等在这一时期均有雏形。据考证，距今约2.5万年前的山顶洞人，就有了礼的观念和实践。山顶洞人缝制衣服以遮体御寒，把贝壳串起来，挂在脖子上来满足审美的要求。其族人离世，要举行仪式，并在逝者身上或身旁撒赤铁矿粉。这种仪式便包括了参与者在活动过程中的交际礼仪。

到了新石器时代晚期，人际交往礼仪已初成规模。根据半坡遗址和姜寨遗址提供的民俗学资料表明，那个时代的人们在交往中已经注重尊卑有序、男女有别。在房子里，家庭成员按照长幼席地而坐，老人坐上边，小辈坐下边；男人坐左边，女人坐右边。他们用两根中柱把主室分为两个半边，右边中柱是女柱，左边中柱是男柱，男女成年时在各自的柱子前举行成人仪式。

炎帝和黄帝时期，是我国原始社会后期，是私有制、阶级和国家逐渐形成的时期，也是由氏族社会的交际礼仪向阶级社会的交际礼仪逐步过渡的时期。《商君书·画策》说："神农之世，男耕而食，妇织而衣；刑政不用而治，甲兵不起而王。神农既没，以强胜弱，以众暴寡，故黄帝作为君臣上下之义，父子兄弟之礼，夫妇妃匹之合，内行刀锯，外用甲兵，故时变也。"可见当时社交礼仪的盛况。

尧舜时期，民间交际礼仪得到了进一步的发展。重要礼节（如拜、揖、拱手等）已广泛地运用于社交活动之中了。《尚书·虞书·舜典》说："慎徽五典，五典克从；纳于百揆，百揆时叙"，即为官者必须五典完美。"五典"是指父义、母慈、兄友、弟恭、子孝，或说父子有亲、君臣有义、夫妇有别、长幼有序、朋友有信。我国第一部典志体史书《通典》认为"自伏羲以来，五礼始彰，尧舜之时，五礼咸备"，这里的"五礼"即吉礼、凶礼、军礼、宾礼、嘉礼。

2. 礼仪的形成阶段 这一阶段大约从公元前21世纪到公元前771年。从夏朝起，中国社会进入了奴隶制社会。奴隶主阶级为了维护本阶级的利益，巩固自己的统治地位，制定了比较完整的国家礼仪和制度，提出了极为重要的礼仪概念，逐渐形成了崇古重礼的传统。

《周礼》是我国历史上第一部记载"礼"的书籍。《周礼》《仪礼》与其释文《礼记》一起统称"三礼"。其中，《周礼》偏重政治制度，《仪礼》偏重行为规范，《礼记》偏重对礼的各个分支做出符合统治阶级需要的理论说明。"三礼"涵盖了我国古代"礼"的主要内容。

3. 礼仪的变革阶段 从公元前771年到公元前221年的春秋战国时期，是我国由奴隶制向封建制转变的过渡时期，也是礼仪的变革阶段。

这一时期，一些新兴利益集团开始创造符合自己利益和巩固其社会地位的新礼。学术界出现百家争鸣。孔子认为"不学礼，无以立"。他要求人们用道德规范约束自己的行为，做到"非礼勿视，非礼勿听，非礼勿言，非礼勿动"，倡导"仁者爱人"，强调人与人之间要有同情心，要互相关心，彼此尊重等。孟子继承发扬了孔子的学说，主张"以德服人""舍生取义"，讲究"修身"和培养"浩然正气"等。荀子主张"隆礼""重法"，提倡礼法并重，指出"礼之于正国家也，如权衡之于轻重也，如绳墨之于曲直也。故人无礼不生，事无礼不成，国无礼不宁"，更进一步指出了礼仪的重要性。

4. 封建礼仪的形成、强化和衰落阶段 从公元前221年到公元1911年是封建礼仪的形成、强化和衰落阶段。封建礼仪的重要特点是尊君抑臣、尊父抑子、尊夫抑妻、尊神抑人。封建礼仪制度被打上了严格的等级制度的烙印，其主要作用是维护封建社会的等级秩序，为统治阶级的利益服务。西汉初期，叔孙通协助汉高祖刘邦制定了朝廷礼仪，突出发展了礼的仪式和礼节。一般把儒家礼仪概括为"三纲五常"（三纲指父子、君臣、夫妻之间的人际关系；五常指仁、义、礼、智、信，五者是人之常行）。以后历代封建王朝继承了上述礼制，且不断发展，形成了一套完整的封建礼仪体制。封建礼仪集政治、法律、道德于一身，是封建统治阶级统治人民的工具。

5. 现代礼仪阶段　1912年至今是中国现代礼仪的形成和发展时期。1840年后，中国逐步沦为半封建半殖民地社会。1912年后，封建礼仪加上西方资本主义的道德观，形成了"大杂烩"式的半封建半殖民地礼仪。1949年新中国成立，新型的社会关系和人际关系确立，标志着中国的礼仪进入了一个崭新的历史时期。社会主义社会，劳动人民成为国家的主人，礼仪不再具有特权性，人与人之间是平等的。"礼"成为避免冲突、维持社会秩序的行为规范，成为精神文明的重要组成部分。改革开放以后，随着中国同世界各国交流的日益增多，我国的礼仪又增加了许多新的内容。

现代礼仪通常被人们认为是国家政府机构或社会团体在正式活动中所采取的一种行为规范。各个国家的礼仪礼节，与本国的社会制度、民族的风俗习惯、人民的文化素质以及社会的物质文明和精神文明程度等是密切相关的。它应当符合特定历史条件下的社会道德规范。社会主义制度下的礼仪、礼节属于道德范畴，是社会主义精神文明、社会主义公共道德极其重要的组成部分。

现代礼仪是在中国传统礼仪的基础上，取其精华、去其糟粕，继承和发扬了中华民族在礼仪方面的优良传统；同时适应改革开放，符合国际通行原则，是具有时代特色的社会主义的礼仪规范。

随着社会的不断发展，随着社会生产方式和生活方式的不断变更，随着人们思想观念的不断革新，礼仪、礼节也随之而变革和发展，从而更有效地约束人们的言行，成为新的礼仪形式。唯有如此，才能真正使现代礼仪在继承中有所发展。

> **知识拓展**
>
> ### 西方礼仪的渊源
>
> 西方礼仪也是在日常社交活动中形成的。在荷马的史诗《奥德赛》中，在中世纪斯堪的纳维亚有关英雄的古老传说中都有记述。斯堪的纳维亚古代史诗《伊达》详尽地叙述了当时用餐的规矩。古罗马诗人奥维德在《爱的艺术》这部诗作中告诫与自己同年龄的人，用餐时不可狼吞虎咽，也不可贪杯。

二、礼仪的概念

礼仪是在人际交往中约定俗成的行为规范与准则，是对礼貌、礼节、仪表、仪式等具体形式的统称，是个人内在修养和素质的外在表现。

礼貌是在人际交往中通过仪表、语言、动作等表现出的对交往对象的谦虚、恭敬与友好。它主要表现出一个人的品质与素养。

礼节是人们在社交场合表现尊重、友好、祝颂、哀悼等惯用的形式。礼节实际上是礼貌的具体表现，如行礼就是向人表示礼貌的一种具体表现形式。而这种礼貌的表现形式则反映了一个人良好的品质素养。

仪表是人的外表，如容貌、服饰、姿态等。

仪式是在一定场合举行的有专门程序规范的活动，如颁奖仪式、开幕仪式、签字仪式等。

礼貌、礼节、仪式等是礼仪的具体表现形式，没有礼节就谈不上礼貌，有了礼貌就必然伴有具体的礼节形式。礼仪是由一系列具体表现礼貌的礼节所构成，它不像礼节只是一种做法，而是表示礼貌的一个系统完整的过程。

礼仪所研究的领域是人类的行为。由于人类行为的可变性，所以这个领域中所研究的行为含义也将是可变的、发展的。

三、礼仪的特征

1. 共同性与差异性　礼仪是全人类共同的需要，它早已跨越国家和民族的界限，不分国别、性别、年龄、阶层，只要人类存在着交往活动，人们就需要通过礼仪来表达彼此的情感和尊重。虽然不同国家和不同民族对于礼仪内容的理解不同，重视的程度不同，反映的形式也不同，但对礼仪的需要是共同的。例如，问候、打招呼、礼貌用语、各种庆典仪式、签字仪式等，大体是世界通用的。

由于民族信仰、习俗、地理环境和交通条件等因素的影响，不同地区和不同民族有着不同的发展历史，各个地区和民族都有一些自己的、区别于他域的礼仪表达方式。因此，礼仪也因区域、民族的不同而表现出形式上的差异性。如关于"老"的理解，东西方之间差异很大。在中国，"老"象征着经验丰富，是对人的一种尊重，而在西方却相反。如美国一所大学的中国留学生在欢迎他的大学校长的母亲时，尊称她为"老夫人"，结果，"老夫人"却拂袖而去。因为"老"对她而言具有"魅力丧失、风韵不存"之意。

2. 时代性与传承性　礼仪具有鲜明的时代特点，一个时代的社会风貌、政治背景、文化习俗等都会对礼仪的形成或流行产生影响。随着社会的进步、时代的发展，礼仪也随之变化，并在实践中不断完善，被赋予新的内容，形成一种具有时代特色的礼仪规范。

礼仪作为一种行为规范，不是一成不变的，而是随着时代发展而发展的。每个国家的当代礼仪都是在本国古代礼仪的基础上传承发展起来的。作为一种人类的文明积累，礼仪将人们在交际应酬中的习惯、做法固定下来，流传下去，并逐渐形成自己的民族特色。一种礼仪一旦形成，便会被一代又一代地继承下去，这就是礼仪的传承性。对于既往的礼仪文化遗产，正确的态度应当是有扬弃、有继承、也有发展。

3. 公德性与约束性　公德即社会公共道德。它是在一定社会范围内逐渐形成的被社会认可的一种行为规范。礼仪与公共道德不违背的特征称为礼仪的公德约束性。

礼仪虽然没有法律的强制力，但在人们生活中却具有一种无形的约束力，通过家族、邻里、亲友、社会的舆论监督，往往迫使人们自觉地遵守。

4. 通俗性与实用性　礼仪是由风俗习惯形成的，大多数没有明文规定，但又被社会生活中的每一个成员所认同、遵循。它简单明了，不需要高深的理论，人人都可通过耳濡目染来掌握，这便是礼仪的通俗性。礼仪是一门实用性很强的学科，规则简明，易学易会，切实有效，有用可行。

四、礼仪的作用

1. 沟通协调作用　礼仪是开启社交之门的"金钥匙"，是人们交际生活中的礼节和仪式。热情的问候、友善的目光、亲切的微笑、文雅的谈吐、得体的举止等，可使人们成功地沟通与交流，有利于扩大社会交往，进而取得事业成功。"世事洞明皆学问，人情练达即文章。"这句话讲述了交际的重要性。一个人只要同其他人打交道，就不能不讲礼仪。运用礼仪，除了可以使人在交际活动中充满自信、胸有成竹、处变不惊之外，其最大的好处在于它能够帮助人们规范彼此的交际活动，更好地向交往对象表达自己的尊重、敬佩、友好与善意，增进大家彼此之间的了解与信任。假如人皆如此，长此以往，必将促进社会交往，帮助人们交际成功，进而构建和谐、完美的人际关系，取得事业的成功。

2. 美化塑造作用　礼仪是人类生活经验的总结。礼仪讲究和谐，重视内在美和外在美的统一，使美好心灵与美丽仪表、优美的举止形成一个有机的整体，使人们注意塑造良好的形象，充分展示个人良好教养的风采。个人形象，是一个人仪容、表情、举止、服饰、谈吐、教养的集合，而礼仪在上述诸多方面都有自己详尽的规范。因此，学习和运用礼仪将有益于人们更好、更规范地设计和维护个人形象,更充分地展示个人良好的教养与优雅的风度。当个人重视了自身的美化,大家都能以礼相待时,人际关系会更加和睦,生活将变得更加温馨。这时,美化自身便会发展为美化生活。这就是礼仪所发挥的美化塑造作用。

3. 维护教育作用　礼仪是整个社会文明发展程度的标志。从某种意义上说,在维护社会秩序方面,礼仪起着法律所起不到的作用。如果人们都能够知礼、守礼,讲文明,守纪律,将有助于家庭的和睦,有利于社会的稳定。礼仪蕴含着丰富的文化内涵,是一种高尚、美好的行为方式。它潜移默化地熏陶着人们的心灵。一方面,它通过评价、劝阻、示范等教育形式纠正人们不正确的行为习惯,使人们成为通情达理的模范公民。另一方面,遵守礼仪原则的人客观上发挥榜样作用,人们在耳濡目染之中接受教育,净化心灵,陶冶情操,匡正缺点,端正品行。大家相互影响,互相促进,就会共同推进社会主义精神文明建设。

五、礼仪的原则

礼仪的原则是行使礼仪时应遵循的基本要求。具体的礼仪规范内容庞杂,又因民族、地域的不同表现出很大的差异。在现代社会交往中,人们行使礼仪时都需要共同遵守一些基本原则:

1. 遵守原则　人们在社会交往过程中,每一位参与者都必须自觉、自愿地遵守并应用礼仪,以礼仪去规范自己在交往活动中的言行举止。否则,交际就难以成功,甚至会受到公众的谴责。遵守礼仪规范才能赢得他人的尊重,确保交际活动达到预期的目标。

2. 自律原则　自律原则是礼仪的基础和出发点。应用礼仪最重要的就是自我要求、自我约束、自我控制、自我反省、自我检点。按照礼仪规范严格要求自己,知道自己该做什么,不该做什么。"严于律己,宽以待人"就是强调要以礼律己,以礼待人,时时检查自己的言行是否符合礼仪规范并不断完善自己,由此营造良好的人际氛围并建立和谐的人际关系。

3. 尊重原则　尊重是礼仪的重点和核心。"爱人者,人恒爱之;敬人者,人恒敬之。"在人际交往过程中,只有常怀敬人之心,处处不失敬于人才能赢得良好的人际关系。在交际活动中交往对象互谦互让、互尊互敬、不有意伤害和侮辱对方,尊重对方的人格,也保持自身的尊严和人格,做到不卑不亢。

4. 平等原则　平等原则是现代礼仪的基础,是指任何人无论身份、职业、职位、财富、种族等都必须以礼相待,一视同仁,给予同等程度的礼遇。既不能盛气凌人,也不要卑躬屈膝,不允许厚此薄彼、区别对待给予不平等的待遇,应时时处处平等谦虚待人。

5. 真诚原则　真诚是人与人相处的基本态度,是一个人外在行为与内在道德的统一。在社交活动中言行一致,表里如一,诚实无欺,才能赢得他人的信任更好地被对方理解和接受。缺乏真诚,口是心非的人,最终得不到别人的尊重与信任。

6. 宽容原则　宽容原则是指人们在社交活动中多容忍他人,多体谅他人,多理解他人,而不是求全责备、斤斤计较、过分苛求。"金无足赤,人无完人",在人际交往中,每个人的思想及认识问题的水平总是有差别的,我们不能用一个标准去要求所有的人,而应宽以待人,这样才能化解生活中的人际冲突。

7. 适度原则　适度原则是要求应用礼仪时必须注意技巧,特别要注意做到把握分寸、合乎规范,在感情、谈吐和举止等方面都要适度。凡事过犹不及,运用礼仪时,避免做得过了头或者做不到位,以免不能正确地表达自己的自律、敬人之意。

8. 从俗原则　由于国情、民族、文化背景的不同,在人际交往中存在"十里不同风,百里不同俗"的局面。礼仪交往必须坚持入乡随俗,与绝大多数人的习惯做法保持一致,要求人们应尊重各地风俗与禁忌,切勿妄自尊大、自以为是,随意批评和否定他人的习惯做法。

第二节 护理礼仪

一、护理礼仪的概念

护理礼仪是护士在卫生健康服务过程中形成的被大家公认和自觉遵守的行为规范和准则。它是护士职业形象的重要组成部分，是护士素质、修养、行为、气质的综合反映，也是护士职业道德的具体体现。护理礼仪不仅包括一般交往礼仪的内容，还融入了护理职业的特殊要求，包括护士的仪表礼仪、人际沟通礼仪及各种护理活动中的行为规范。

护士作为专业技术性服务群体，礼仪服务在护理工作中显得尤为重要。良好的护理礼仪服务不但能使护士在护理实践中充满自信心、自尊心、责任心，而且其优美的仪表、端正的态度、亲切的语言、优雅的举止，可以创造友善、亲切、健康向上的人文环境，提高护理服务质量，满足患者的心理需求，甚至影响整个医院和医疗服务行业的社会形象。因此，护理礼仪已经成为提高护士素质的一个重要方面。

二、护理礼仪的特征

护理礼仪除具有一般礼仪的基本特征外，还具有护理专业的文化特性，在适用对象、适用范围上存在显著的专业特征。护理礼仪的特征包括以下 5 个方面：

1. 规范性 护理礼仪是护士必须遵守的行为规范，它是在相关法律、规章制度、守则、原则等的基础上，对护士待人接物、律己敬人、行为举止等方面规定的模式或标准。护理礼仪的规范性是由护理服务本身决定的，也是由护理服务对象的特殊性决定的。

2. 强制性 护理礼仪的各项内容是基于法律、规章、制度、守则和原则之上的，对护士有强制力、约束力，对不遵守者必须给予惩处，以保障护理礼仪的严肃和尊严。

3. 综合性 护理礼仪作为一种专业文化，是护士综合素质的体现。护理礼仪一是护理服务的科学性与艺术性的统一；二是人文与科技的结合；三是伦理学与美学的结合。总之，护理活动中必然会体现出护士的科学态度、人文精神和丰富的文化底蕴。

4. 适应性 护理礼仪的适应性是指护士对于不同的服务对象或不同文化的礼仪要有适应的能力。随着国际友好往来的增多，护理工作面对的患者，其信仰、风俗、文化等各方面都有所不同，护士要在工作中尊重患者的信仰、文化、习俗，并在交往中相互融合、相互适应。

5. 可行性 护理礼仪注重的是切实有效、可行实用。因此，护理礼仪要广泛运用于护理实践，并成为工作中的行为规范，受到护理对象的认可和接受。

三、护理礼仪修养的作用

个人礼仪修养即社会个体以礼仪的各项具体规定为标准，努力克服自身不良的行为习惯，不断完善自我的行为活动。从根本上讲，个人礼仪修养就是要求人们通过自身的努力，把良好的礼仪规范标准化作个人的一种自觉、自愿的行为和能力。护士良好的礼仪修养会给患者的心理和健康带来较大的影响，对患者的身心健康将起到积极的促进作用。从某种意义上说护理专业人员学好礼仪，养成良好的职业修养，是人类健康事业的迫切需要。

1. 护理礼仪是强化护理行为效果，提高护理质量的重要手段。护理质量取决于两方面的因素：一是护理技术，二是良好的护理礼仪。虽然护理质量好坏是由护理技术水平直接决定的，但如何使护理技术在应用中达到最佳效果，还取决于护理人员的职业礼仪修养。因此，护理专业人员礼仪修养的塑造，是强化护理行为效果、促进护理质量提高的重要手段。护理专业人员的一言一行、一举一动，以及护理操作的娴熟程度，对患者及家属都将起到举足轻重的作用。在护理工作中，礼仪被融于护理操作的每个环节，如入院接诊、"三查七对"、查房问候、交接班等。良好的护理礼仪能使护理人员在护理实践中充满自尊心、自信心、责任心，并使她们在独立工作时能够用"慎独"精神来约束自己，从而减少差错事故的发生，避免护患纠纷，提高护理服务工作质量。

2. 护理礼仪是满足患者心理需求，促进康复的有效行为方式。护理人员的礼仪修养在工作中表现的美不仅是外表美，同时还有心灵美、语言美、行为美。患者入院时投以微笑，并亲切地作自我介绍、环境介绍，消除患者因陌生而产生的不安情绪；及时询问病情、耐心回答问题、细致讲解规章制度及一些疾病的注意事项，给患者讲解治疗的目的，可以使患者在与护理人员的沟通中得到安慰、理解、帮助和鼓励，有效地排除患者的紧张、焦虑心情，为早日康复而积极地配合各项治疗与护理奠定良好的基础。一位具有良好礼仪风范的护理工作者，给患者传递的信息就会产生正面效应；相反，如果护理人员在工作中不注意语言艺术、保护性医疗制度，就会给患者造成不良后果，对患者及家属造成较大的负面心理影响。所以，护理人员端庄的仪表、得体的举止、和蔼可亲的态度、恰当的言谈等良好的礼仪行为可达到医药所不能达到的良好效果。

3. 护理礼仪是协调护患关系的润滑剂。礼仪是社会活动中的润滑剂，它对营造一个平等、团结、友爱、互助的新型人际关系起着不可忽视的作用。护理工作曾经停留在单纯的打针、发药、机械地执行医嘱、完成一些技术操作和简单的生活护理上，护患之间缺乏应有的沟通和交流。而今，护患关系是建立在平等、信任合作之上的患者与护士之间的关系。良好的护理礼仪所表达的是尊重，无论是对患者、对家属，还是对医生，热情大方、仪容整洁、语言亲切、举止优雅，都能使人产生亲切感、温暖感、信任感。这样患者就愿意与护士接近，将自己的问题说给护士听，护士既可及时解决问题，又可发现患者现存的或潜在的健康问题，防患于未然。

4. 护理礼仪能塑造护理人员的职业形象。党的十八大以来，卫生健康工作聚焦人民群众多元化护理服务需求，持续改善护理服务。社会对护士的业务水准提出了更高的要求。个别护士因为工作忙，对患者及家属态度冷硬、缺乏耐心，严重损害了护士的形象。护理人员在工作中学习和运用护理礼仪，是宣传、塑造护理人员职业形象的主要手段。

5. 护理礼仪是美化医院等医疗卫生场所和社会环境的良方。随着医疗改革的不断深入和医学模式的转变，人民群众对健康的需求以及对医疗质量要求不断提高，礼仪已成为医院文化建设的重要组成部分。护理人员可以从仪表、言谈、姿态、操作等方面强化礼仪规范，在和患者的交往中展现护理礼仪。礼仪蕴涵着丰富的文化内涵，是一种高尚、美好的行为方式，良好的护理礼仪修养能潜移默化地净化人的心灵，并可以通过劝阻、教育等形式纠正患者的不良生活习惯。同时礼仪讲究和谐，重视内在美和外在美的统一，当一个人重视了自身的美化，人际关系将会更加和睦，护理纠纷将会逐步减少，工作和生活也将变得更加温馨。

护理礼仪修养可以体现出护理工作人员的文化修养、审美情趣及知识涵养，是个人自尊自爱的表现。护理人员在工作中注意自己的礼仪修养也反映出自己敬岗、爱岗、对岗位工作的高度责任心和事业心。护理礼仪修养是护理人员应具备的职业素养。护理礼仪服务还可以带给患者一个整洁、舒适的居住环境，同时创造一个友善、亲切、健康向上的人文环境。在医院竞争日益激烈的今天，护理礼仪作为医疗服务的内在因素，已为大多数医院所接受，并且它作为技术服务的附加服务越来越被患者所关注，成为影响医院在社会公众中总体形象的关键，成为人们选择医院的重要考虑要素。优质的护理服务，高水平的人员素养，饱满的精神风貌，将直接显示医院的管理水平，同时也关系到医院的发展。

四、护理礼仪修养的方法

1. 尊重是前提。学习礼仪与沟通，首先要以学会尊重他人为起点。礼仪本身就是尊重人的外在表现形式，"礼仪"从表现中来，表现从心中来，只有从内心尊重他人，才会有得体的言行举止；不尊重他人的人，即便进行礼仪训练，也不会真正和久远地提升礼仪修养。所以尊重他人，是人与人接触的必要、首要态度。在人际沟通交流中用礼仪来规范彼此的交际活动，才能更好地表达对对方的尊重之情，增进相互间的了解和友谊。在我们日常的护理工作中，会接触到各类人群，有普通患者、有危重患者，有流浪者、也有富裕者，然而我们的态度应该保持一致的尊重，在护理工作中尊重他人，赢得自身良好形象。

2. 细节是关键。生活中，人们常常不经意间在穿衣、打招呼、递名片、入座、握手等生活细节里做出不符合礼仪规范的行为，正是这些被人们认为稀松平常的事却体现出了一个人的礼仪修养。如果表达不当，则会引起许多口角、摩擦、矛盾甚至是纷争。注重沟通与交流的细节，善用沟通技巧，可以创造一个和睦、友好的人际交往环境；良好的礼仪修养，可以塑造个人美好形象，激发他人沟通交流的欲望，促进人际关系和谐。因此，学习护理礼仪要注意常常被人忽视的细节内容，从小事做起。

3. 实践是重点。学习护理礼仪，提高礼仪素养，不能只停留在理论水平的提高上，更要将理论与实践结合起来，将礼仪应用到生活及工作当中。"纸上得来终觉浅，绝知此事要躬行"。学习礼仪重在实践，一个人的礼仪修养在具体实践活动中才能反映出来，也只有在具体的实践活动中得以养成。每个人都要在理解礼仪的基础上，加强实践锻炼，在具体实践活动中提升礼仪修养、培养良好人际关系。

4. 坚持是根本。学习礼仪修养应该"重在平时，贵在坚持"，不是一蹴而就的事情。礼仪素养的养成、文化底蕴的积淀、人际关系的积累，不是一个人一朝一夕能够完成的。只有将理论知识运用到生活、工作当中，长久坚持，养成良好的行为习惯，才能成为一个言行有礼、举止优雅、善于沟通、受人欢迎的人。

第三节　涉外护理礼仪

一、涉外护理礼仪概述

涉外礼仪是国际交往中的有关礼仪。随着我国改革开放的不断深入，与外籍人士接触的机会更加频繁。涉外护理礼仪是指护士在为外籍人士进行医疗护理和卫生健康服务过程中，形成的被大家公认和自觉遵守的行为规范和准则。为适应我国护理走向国际化，现代护士应当掌握涉外护理礼仪有关知识，了解外籍人士的习俗、习惯，实施人性化护理，塑造完美护理形象。

二、涉外护理常用礼仪

（一）见面礼仪

见面礼仪中除了常见的握手礼、致意礼、鞠躬礼、拱手礼以外，还有拥抱礼、合十礼、亲吻礼等。

1. **拥抱礼**　在欧美国家常用，是表示庆祝、欢迎和感谢的一种礼仪。双方相对而立，各自右臂向上，左臂向下，右手扶在对方左后肩，左手扶在对方右后腰，首先各向对方左侧拥抱，然后各向对方右侧拥抱，最后再一次各向对方左侧拥抱，共拥抱三次。

2. **合十礼**　又称合掌礼，流行于印度、尼泊尔等国家。行礼时，两掌合拢于胸前，十指并拢向上，略向外倾斜，头略低，表情自然或面带微笑。

3. **亲吻礼**　包括吻手礼和接吻礼。接吻部位一是面颊，二是额头，三是嘴唇。长辈对晚辈一般是吻面颊或额头；平辈、异性之间，宜轻贴面颊；仅夫妻才以嘴唇相吻。年轻者、地位低者，不要急于抢先施亲吻礼。

（二）迎送礼仪

护士在迎接外籍人士入院时，要尊重其所在国家、民族特有的风俗、习惯。医护人员可同时送别患者出院，以示友好和礼貌。

（三）举止礼仪

护士在涉外活动中，应态度亲切、稳重大方；举止得体、优雅，自觉约束自我行为。在与外籍患者交谈时，应语音柔和，音量、语速适中；语言清晰；面带微笑；表情、手势不夸张。

（四）馈赠礼仪

1. 亚洲国家馈赠的特点　亚洲国家馈赠的讲究相对西方国家有许多不同：①形式重于内容；②崇尚礼尚往来；③讲究馈赠对象，如阿拉伯人最忌讳别人给自己的妻子赠送礼品，他会认为这是对其隐私的侵犯和对其人格的侮辱；④忌讳不同，不同国家对礼品数字、颜色、图案等有不同的忌讳，如日本、朝鲜等国国民对"4"字有忌讳，把"4"视为预示厄运的数字，朝鲜人对3、5、7、9等奇数颇为青睐，阿拉伯人忌讳动物图案等。

2. 西方国家馈赠的特点　西方国家与亚洲国家不同，在礼品的选择、喜好等方面没有太多讲究，其礼品多种多样。其特点是：①实用的内容加漂亮的形式；②赠受双方喜欢共享礼品带来的愉悦；③讲究赠礼的时机；④赠礼的忌讳较少。

（五）西餐礼仪

护士在与外籍人士共同进餐时，应当维护自我形象、职业形象和民族形象，应当遵循下列就餐礼仪。

1. 餐桌座次礼仪　西餐座次为长桌摆放，男女主人分开而坐。

2."刀叉语言"　进食西餐时，基本原则是右手持刀或汤匙，左手拿叉。将叉头与刀刃相对，成"八"字形平架在盘子两边，意味着在用餐过程中暂时休息，还要继续用餐；若叉齿向下、刀叉合拢平行放在盘中，则表示停止进餐，可以把餐盘拿走。

（六）交往禁忌

在国际交往中应尊重各国家、民族的民俗、民风，避开各民族的各种禁忌，使国际交往顺利，促进民族团结。

1. 花卉禁忌　部分国家花卉禁忌见表1-1。

表1-1　部分国家花卉禁忌举例

花卉名称	国别	忌讳或意义
山茶花	日本	在探望患者时，忌用山茶花、仙客来、淡黄色花及白色花
荷花	印度	忌以荷花作馈赠品，因为印度人多以荷花为祭祀之花
菊花	日本	日本人忌用菊花作室内装饰，认为菊花是不吉祥的
郁金香	德国	德国人认为它是无情之花
黄玫瑰	英国	黄玫瑰象征亲友分离
黄色花	法国	黄色花象征着不忠诚
紫色花	巴西	巴西人惯以紫色花作为葬礼之花

2. 西方人日常禁忌

（1）**床位禁忌**：严禁将床对着门摆放。

（2）**扶老禁忌**：欧美的老人，多忌讳由别人来搀扶。他们认为这有损于体面，是受轻视的表现。

（3）**数字禁忌**：西方人忌讳"13"，甚至星期五和每月的13日也被忌讳，却对"3"和"7"很喜欢。

（4）**询问禁忌**：忌讳询问别人的年龄、工资、家庭成员以及其他私事。在老人面前，忌说"老"字。

（5）**颜色禁忌**：欧洲人多忌黑色，认为黑色是葬礼之色。

（6）**衣物禁忌**：西方人对自己的衣物及行装，有随意乱放的习惯，忌讳别人乱动。

（7）**礼节禁忌**：一般礼节均先女后男，切忌相反。

（8）**拉手禁忌**：异性之间街道上可以相挽拉手而行，忌讳同性之间携肩挽手。

（9）**摸头禁忌**：许多国家把摸头看作是对人身权利的侵犯。

护士应掌握一定的交往禁忌，尊重外国人的习俗，减少摩擦，增进友谊，更好地为外籍患者服务，更要注意维护个人、单位、国家的形象。

（曹伏明）

思考题

1. 请简述护理礼仪的特征。
2. 请举例说明涉外护理常用礼仪习俗。

练习题

第二章 | 护士日常社交礼仪

ER 2-1
教学课件

ER 2-2
思维导图

学习目标

1. 了解社交礼仪的概念和作用,日常社交礼仪遵循的原则。
2. 熟悉公共场所礼仪。
3. 掌握会面、通联、拜访与接待、馈赠等基本社交礼仪。
4. 学会正确运用基本社交礼仪,在人际交往中建立良好的人际关系。
5. 具备自觉践行日常社交礼仪规范的基本能力,获得交往活动的成功。

日常社交礼仪(social etiquette)是人们在日常社会交往活动中基于某些客观需要而发生的语言、行为、思想和情感等方面的礼仪规范。掌握一定的日常社交礼仪知识并能恰当应用,是一个人的教养、风度、魅力的有效体现,有助于人们获得交往活动的成功。在护理工作中,护理人员不可避免地会与周围的人群进行交往。因此,掌握必要的日常社交礼仪,有助于护理人员的社会交往,并在护理工作中建立良好的人际关系。

第一节 日常社交礼仪概述

一、社交礼仪概述

(一)社交礼仪的概念

社会中人与人的交际往来,称为社会交往,简称"社交",是人们运用一定的方式(工具)传递信息、交流思想的意识,以达到某种需要和目的,与其他人建立和改善人际关系的活动。社交礼仪是指在人际交往、社会交往和国际交往活动中,用于表示尊重、亲善和友好,大家共同遵循的以"律己敬人"为核心的行为规范和准则。尊重是社交礼仪的本质,社交礼仪也可以理解为人际交往中约定俗成的表示尊重、友好的惯用形式。通过社交,人们可以沟通心灵,建立深厚友谊,取得支持与帮助;通过社交,人们可以互通信息,共享资源,对取得事业成功大有裨益。

(二)社交礼仪的作用

1. 促进作用 社交礼仪是一种道德行为规范,能够促进社会的文明与和谐发展。人与人之间的交往以礼仪作准则,礼仪反映出社会道德观念和文明程度,渗透人们的社会生活,指导人们的交往行为。比如尊老爱幼、夫妻相敬、待人以礼、与人为善,社交礼仪参与调整社会生活、和谐人与人之间的关系。不论在何种社会形式之下,注重社交礼仪都是社会文明进步的标志,是维护人们尊严和社会道德面貌的规范。保持举止得体、谈吐优雅的状态,使文明智慧的气息、伦理道德的氛围得到强化,从而有益于保持人际关系的健康发展,有助于人类社会的文明进步。

2. 凝聚作用 社交礼仪在中国文化中起着凝聚力作用。我国幅员辽阔,人口众多,各民族习俗各异。社会道德通过社交礼仪世代相传,各民族都有了强烈的文化认同感。人们通过良好的社交礼仪将不同地域、不同习俗的中国文化在一定程度上得以融合。社交礼仪在中国文化中起着凝聚力的重要作用。

3. 规范作用　社交礼仪在个体人际交往中具有重要作用。社交礼仪倡导人们用礼仪规范的要求去协调人与人之间的关系，强调礼仪行为要掌握适度的分寸。中国古代，人们在交往中就十分重视礼仪，如"来而不往非礼也"。因此，护士应熟练地掌握社交礼仪，严格用礼仪规范来约束自己的行为，使自己在交往对象心目中保持良好的个人形象。

4. 枢纽作用　社交礼仪是人际交往的枢纽、润滑剂，是沟通和发展的必要条件。社会交际是人们相互接触、加深了解、建立关系的一种最常见的行为方式。人际交往中，双方见面时合适的称谓礼仪、规范的握手礼仪、真诚的微笑礼仪，彼此从眼神中传递出的诚意，构成人际交往的首要礼仪条件。正是通过社交礼仪这一枢纽，达成建立联系、情感交流，改善和保持良好的人际关系的目的。

5. 调节作用　社交礼仪是人际关系和谐发展的调节器。社会交往活动中，按照社交礼仪的规范去施礼，就能有效传达对他人的尊重，从而赢得对方的尊重，搭建起感情沟通的桥梁，获得健康稳固的人际关系。社会交往中，"礼多人不怪"；生活关系中，"礼多人融洽"；工作联系中，"礼尽人舒畅"。人际关系失调时，恰当地运用社交礼仪，一张温暖的笑脸，就可以融化相互之间的矛盾，缓和彼此之间的关系，缩短人与人之间的距离，从而使人际关系得以改善。这也正是社交礼仪的力量所在。

二、日常社交礼仪遵循的原则

1. 真诚、尊重　"诚之者，人之道也""是故君子诚之为贵"（《中庸》）。真诚是人与人相处的基本态度，是一个人外在行为与内在道德的统一，就是人们在社会交往时待人真心实意，言行一致、表里如一。只有如此，才能令交往对象产生安全感和信任感，才有可能建立和谐愉快的人际关系。在社会交往中，真诚是为人处事、立足社会的根本，是终身恪守的原则。缺乏诚意，表里不一的人，尽管在礼貌礼节这些表现形式上可能无可挑剔，短时间内能赢得别人的好感，最终反而会令人反感，使正常交往难以维持。

敬人之心常存，处处不可失敬于人，不可伤害他人的尊严，更不能侮辱他人的人格。社会交往中尊重他人的人格尊严是"礼"的核心内容之一。尊重是礼仪的情感基础，是向交往对象表示接受与认可的态度，更是建立和谐人际关系的前提。在护理工作中，如果护士能做到始终如一的尊重患者的想法、需要和选择，就会赢得患者的接受和认可，建立相互尊重的护患关系。

2. 平等、适度　人们在社会交往中应该对交往对象都做到一视同仁、以礼相待，既不盛气凌人，又不卑躬屈膝。不能因为交往对象在年龄、性别、种族、文化、职业、身份、地位、财富等方面的差别而厚此薄彼、区别对待。礼仪是用来规范和约束人们的行为，不是阶层地位的象征，这也正是现代礼仪与古代礼仪最本质的区别。

适度是指在运用礼仪时要注意合乎规范，把握分寸，做到恰如其分。假如礼仪行为欠缺或过度，都无法正确表达自己的律己敬人之意。在社会交往中时刻反省自己的礼仪行为，是否过度积极，又或太过消极，坚持适度原则，掌握分寸，适可而止，积极地与他人交往。

3. 自信、自律　自信是发自内心的自我肯定与相信。相信自己可以，是一种信念。这种信念形成社会交往中难能可贵的心理素质，有自信心才能在交往中做到自然大方、不卑不亢。自律就是自我约束，它是礼仪的根本出发点和基础。要求人们在实施礼仪的过程中，无须别人的督促和监督，自觉树立起一种道德信念和行为准则，不断提高自我约束、自我克制的能力，在社会交往中自觉地遵守礼仪规范。不自信、自律，礼仪就无从谈起。

4. 宽容、守信　宽容，包括"容人""容事""容得""容失"。宽容就是宽大、包容、体谅、不计较。表现在人际交往中，既要严于律己，又要宽以待人。当然，宽容绝对不是放弃原则，放纵、姑息与迁就，而是一种高度仁爱、勇敢和自信的表现。宽容在社会交往中的作用是巨大的，一味地批评、指责，得理不饶人，只会造成他人的反感，引起人际关系的疏远和恶化。唯有宽容，才能让人心悦诚服地纠正错误和缺点，并且在人们心灵上产生强烈的震撼。

信义一般指信用和道义。守信义是指人们要守信用，要诚实守信，切不可大话连篇，失信于人。失约、不守时、言而无信等行为都是令人反感而失礼的行为。在社会交往中我们务必要诚实无欺，言而有信。

第二节　基本社交礼仪

案例导入

某医院内科某病室共住了4位患者，分别是：1床，王某（男，56岁，副科级干部）；2床，张某（男，70岁，退休干部）；3床，李某（男，36岁，教师）和4床，赵某（男，30岁，工人，新入院患者）。负责这4位患者的是主治医师高某（男，39岁）。

请思考：

1. 如果你是病室责任护士，应如何称呼他们？
2. 如何对新入院患者赵某进行自我介绍，如何将他介绍给同室病友？
3. 如何将主治医师介绍给赵某？

一、会面礼仪

会面礼仪（meeting etiquette）是在日常社会交往中，人们往往都需要在恰当的时候向交往对象行礼，表示对对方的尊重、敬意，会面礼仪是日常社交礼仪中最常用与最基础的礼仪。常用的会面礼仪包括称谓礼仪、介绍礼仪和行礼等环节。其中规范的握手、礼貌的致意是人们见面时必备的礼节，施礼的规范程度直接关系到对方对你的"第一印象"，对以后交往的成功起着决定性的影响。而恰当的称谓能向对方表示尊敬，得体的介绍又能显示出介绍者良好的交际风度和交往品质，也会对今后的交往产生积极的影响。

（一）称谓礼仪

称谓也叫称呼，是人们在日常交际中彼此之间的称呼语。人际交往过程中选择正确、恰当的称谓，既可以体现出对别人的尊重，又可以显示出自身良好的教养，还可以用于明确人际距离，从而使交往双方缩短彼此间的心理距离，感情更加融洽。我国深厚的礼仪底蕴决定了对称谓的严格要求。比如在护理工作中，用床位编号替代患者的称呼，不仅影响护患关系，还可能影响患者的心情和治疗效果。在生活中不称呼或乱称呼对方，都会给对方带来不愉快的感受。正确地掌握和运用称谓礼仪，是人际交往中不可或缺的礼仪修养。

1. 称谓的原则

（1）**礼貌原则**：人际交往中，称呼对方应使用尊称，以表示礼貌。在交际场合对任何交往对象都忌用绰号、蔑称。

（2）**尊崇原则**：称谓要符合对方的民族、文化、传统、风俗习惯及宗教信仰。

（3）**适度原则**：根据交往对象、场合、双方关系等选择恰当的称谓。

2. 称谓的一般方式　社交场合使用的常规性称谓有以下五种：

（1）**泛尊称**：是对社会各界人士在较为广泛的社交活动中都可以使用的表示尊重的称谓。例如在国际通用称谓中，不论年龄长幼，通常称成年男士为"先生"；称已婚女士为"夫人""太太"或"女士"；称未婚女士为"小姐"。在外事交往中，为了表示对女性的尊重，也可将其称为"女士"（Madam）。泛尊称适用的范围比较广，是一种除性别差异外，以不变应万变的称谓方式。

> **知识拓展**
>
> ### "先生"的称谓
>
> "先生"的称谓始见于《论语·为政》。"有酒食'先生'馔。"中"先生"指父兄。到了战国，"先生"泛指有德行、有学问的长辈。历史上第一次用"先生"称呼老师始见于《曲礼》。唐、宋以来，多称道士、医生、占卦者、卖草药者、测字者为先生。清朝以来，"先生"的称呼在人们的脑海里已开始淡薄。辛亥革命之后，"先生"的称呼又广为流传。

（2）**职务称谓**：常在较为正式的官方活动中使用，如李局长、王处长、何校长等。

（3）**职业称谓**：是对职业特征比较明显的人士使用的称谓。如警察先生、解放军同志、护士小姐等。

（4）**亲属称谓**：①他人及其家人：交往中为体现对他人的尊重，在称呼他人及其家人时，常用尊、贵、令、您等词汇，如称对方意见为"尊见"，称对方亲属为令尊、令堂、令郎或公子、令爱或千金。②自己及家人：在敬称对方的同时，中国人讲究谦虚地称谓自己和家人，如称父亲为家父或家严，称母亲为家母或家慈，弟弟妹妹为舍弟、舍妹等。

（5）**姓名称谓**：①全姓名称谓：有一种严肃庄重感，一般用于学校、部队或其他郑重场合。一般来说，在人们的日常交往中，指名道姓地称呼对方是不礼貌的，甚至是粗鲁的。②名字称谓：即省去姓氏，直呼其名，如"小芳""大华"等，这样称呼显得既礼貌又亲切，运用场合比较广泛。③姓氏加修饰称谓：即在姓之前加修饰字，如"小刘""老李"等。这种称呼亲切、真挚，一般用于在一起工作、劳动和生活中相互熟悉的个体之间。

除了以上五种常规的称谓外，在人们日常的交际中还有其他一些称谓也比较常用。如在关系较为亲密的人们之间，使用类似亲属关系的称呼，称年长的女性为阿姨，男性为叔叔、伯伯等。

3. 称谓的避讳

人际交往中，不恰当的称谓主要有以下几种：

（1）**替代性称谓**：用其他文字符号来代替常规性称谓。如某些服务行业，用编号来称呼顾客，"1号""下一个"；医院里以患者的病床号来称呼患者，如"3床"等。这些都是很不礼貌的行为。

（2）**容易引起误会的称谓**：因为地域、习俗、文化背景等差异，有些称谓具有一定的"地方特色"，比较容易引起误会。如北方人尊称他人为"师傅"，但是在南方人可能将其理解为"出家人"。

（3）**失礼的简称**：有些称谓在特定的场合使用时可能是自然、亲切的，但在另外一些场合使用则被认为是失礼、对人不尊重的。如在正式社交场合忌用绰号、不用昵称、慎用小名、禁用蔑称。同时注意避免误读而造成误会。如将姓氏中的仇（qiú）读成仇（chóu），解（xiè）读成（jiě）。

（二）介绍礼仪（包含名片礼仪）

1. 介绍　介绍是通过自己主动沟通或者通过第三方从中沟通，从而使交往双方互相认识、增进了解、建立联系的一种最基本、最常规的社交方式。介绍是人与人之间认识、沟通、交流的出发点，是人际沟通的桥梁。在社会活动中，要结识新的交往对象，离不开自我介绍、他人介绍等。无论是哪种介绍形式，都必须遵守一定的礼仪规范。护士在工作中要经常进行各种类型的介绍活动。因此，掌握介绍的相关技巧十分必要。

2. 介绍的类型　从社交礼仪来看，介绍分为三种基本类型：一是介绍自己，即自我介绍；二是介绍他人，即替别人做介绍；三是集体介绍，即他人介绍的一种特殊方式。

（1）**自我介绍**：是指自己担任介绍的主角，自己把自己介绍给他人，以使对方认识自己。介绍内容要真实而准确，举止要得体，注意互动，如果有可能可以先递名片再做自我介绍，从而加深印象。介绍时间一般为30秒，如无特殊情况在1分钟内结束。自我介绍根据交往目的的不同，可以分为以下4种：①应酬式：适用于一般性的社交场合。内容通常只介绍姓名而不涉及其他更多的个人资料。"敬语＋姓名"即可。例如"您好！我叫李平。"②公务式：适用于工作场合。介绍内容包括"敬语＋四大要点"：即单位、部门、职务、姓名。例如"您好！我叫李平，是某医院的护理部主任。"③社交式：适用于非公务活动及私人聚会中，是为了寻求与交往对象进一步沟通和交流，拉近彼此的人际距离而进行的自我介绍。介绍内容中要突出个人特点，比如介绍彼此之间关系的共同点，从而缩短彼此间的距离。"您好！我叫李平，在某医院外科工作，听说我们是校友，请多关照。"④礼仪式：适用于讲座、报告、演出等一些严肃而隆重的场合，介绍的内容包括姓名、单位、职务等，还应加上一些谦词或敬语，以示礼待对方。例如"大家好！我叫李平，是某医院的护理部主任，我代表医院全体医护人员欢迎大家参加医院的周年义诊活动，谢谢大家对医院的认可与支持！"

（2）**他人介绍**：又称第三方介绍，是指经过第三方为彼此不相识的双方引见、介绍的一种方式。根据介绍内容的不同，可以分为以下4种：①标准式：主要适用于正式场合。介绍的内容为姓名、单位、部门、职务。例如"我来为两位介绍一下，这位是某医院的护理部董主任，这位是某医学院的丁院长。"②简介式：主要适用于一般的社交场合，一般只介绍双方姓名等。例如"我来介绍一下，这位是赵平，这位是李正，你们互相认识一下吧。"③强调式：适用于各种社交场合。重点强调介绍者与被介绍者之间的特殊关系，以便引起重视。例如"这位是某医院外科的王大夫，这位是我的学生张文，她正在你们医院实习，请您对她严格要求。"④推荐式：适用于比较正式的社交场合。大多是介绍者有备而来，有意要将一方举荐给另一方，因此在内容方面，通常会对一方的优势加以重点介绍。例如"陈院长，这位是赵博士。他在老年病预防方面有新的研究和发现，请您在今后方便的时候能提供合作的机会。"

（3）**集体介绍**：是指介绍者在为他人介绍时，被介绍者其中一方或者双方不止一人。例如"陈院长，您好！这是我们骨科的全体护士，请您指导工作。"

3. 介绍的姿势　自我介绍时，要表情自然、亲切，眼睛应看着对方或是大家，若要表现举止庄重，可将右手放在自己的左胸上，切记不要用手指指着自己。为他人做介绍时，一般应站立于被介绍者的旁侧，掌心向上，四指并拢，拇指微微张开，胳膊略向外展与身体呈50°~90°，微笑着把介绍者的视线引向被介绍者。被介绍者在他人介绍到自己时，或者他人向自己进行自我介绍时，身体应前倾15°，报以微笑、握手或致意等举动以示回应和礼貌。

4. 介绍的顺序　遵守"尊者在后"的规则，让尊者先了解对方的情况。在比较正式的社交场合，介绍的一般顺序是：①先介绍男士，后介绍女士；②先介绍晚辈，后介绍长辈；③先介绍下级，后介绍上级；④先介绍主人，后介绍客人；⑤先介绍家人，后介绍同事。在朋友众多的社交场合，要介绍大家相互认识，一般是按次序由左至右或由右至左依次介绍，以示大家处于平等的地位。如果有地位较高者或年长者在场，则应该先把大家一一介绍给地位高者或年长者，以表示对他们的尊重。

5. 名片使用的礼仪　名片是当今社会公务往来和私人交往中最经济实用的介绍媒介，名片涵盖个人身份信息，经过精心设计，被称为"自我介绍信"，担负着自我介绍和保持联络的重要作用。名片的信息包括三方面的内容，即本人的姓名、职位或职称；所属的单位或部门；联系方式。在交往中，正确得体地使用名片是社交礼仪的基本要求。

（1）**递交名片的顺序**：社交场合如果人数众多，多人之间交换名片，应讲究先后次序：即由近至远；先尊后卑。

（2）**名片递送的方法**：递送名片时，应起身站立，面带微笑，双目注视对方，上身前倾15°，用双手的拇指和食指分别夹住名片的左右两端，举至胸前，双手奉送；将名片的正面对着对方。递送的同时稍事寒暄："这是我的名片，请多多关照！"（图 2-1）。

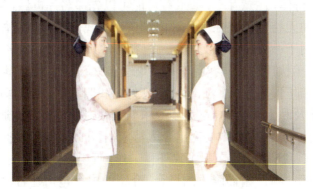

图 2-1　递名片

（3）**接收名片的方法**：接收名片时，面带微笑，目光迎向对方，起身接收，双手或右手接过，禁忌使用左手。接收的同时表示感谢："认识您很高兴，以后请多指教"（图 2-2）。接过名片一定要认真观看，并阅读一遍名片上的名字与职务（图 2-3）。不仅表达对对方的重视，同时便于了解对方身份。对所接收的名片，还要认真收藏，一般应该放在名片夹或上衣内侧口袋里。不应放在钱包或裤子的口袋里，更不能把名片随意乱扔、乱放。若需回递名片给对方，应在收好对方的名片后再递送。

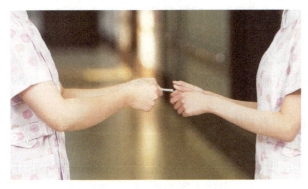

图 2-2　接名片

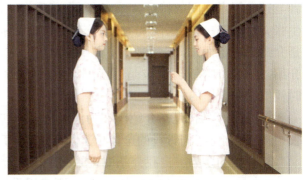

图 2-3　边看边读名片

（4）**名片交换的注意事项**：若自己没有名片或没随身携带名片，应向对方如实说明，表示歉意，如"抱歉，我今天没有带名片。"向他人索取名片需采用委婉的语言，如"今后怎样与您联系？"或"以后如何向您请教？"明示对方交换名片。

（三）行礼

世界各民族由于生活在不同地域，文化背景、习俗、宗教信仰等各异，其日常见面行礼的方式也各不相同。我国人民在人际交往中普遍应用握手、鞠躬、微笑、注目、点头等行礼方式。

1. 握手礼仪 握手礼仪(包含拱手礼仪)是世界通用的最具表现力的礼节,是人们交往时最常见的一种见面、道别、祝贺或致谢的礼节。握手礼施礼方法简单,细节处却十分微妙,做得不好会产生负面效应。

(1)**基本原则**:遵循国际通用的"尊者决定"基本原则。

(2)**伸手顺序**:见表2-1。

表 2-1　伸手顺序

关系	先伸手者
上下级	上级
长晚辈	长辈
男女	女士
平级	不分先后
主人迎接客人	主人
客人与主人告辞	客人
已婚者与未婚者	已婚者

(3)**握手的基本要求**(图2-4):

1)面带微笑;

2)目光正视对方;

3)稍事寒暄,如"认识您很高兴,请多关照!";

4)握手"一二三"规则:①间距一米,握手时两人之间的最佳距离为一米左右,双方伸出右手一握即可。②握力二千克左右。相当于握碎一只鸡蛋的力量。在与异性及初次相识者握手时,不可用力过大、过猛。③时间三秒以内。普通关系,双方见面握手的时间较短;亲密关系握手时可上下轻摇数次,一般不超过三秒。

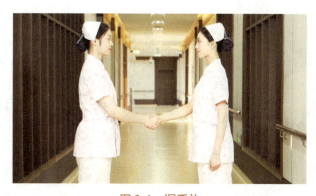

图 2-4　握手礼

（4）**握手的禁忌**：通常情况下，社交场合中要想达到有效的交际目的，还须注意握手的禁忌：不要用力久握女士的手；不要用左手握手或者交叉握手；不要用双手与异性握手；不要戴手套与人握手；不要用不清洁的手与人握手；也切忌面无表情、嚼口香糖或戴墨镜（除眼疾者）与人握手。最后需谨记医护人员工作中不与他人（含患者）握手，防止通过手造成医院交叉感染。

（5）**拱手礼仪**：拱手礼也叫作揖礼，始于先秦时期，是最具中国特色的见面问候礼仪。

1）施礼方式：施礼者先立正，右手握空拳，左手抱右手，两臂屈肘抬至胸前，目视对方，拱手齐眉，上下轻轻摇动数次。传说古人以左为敬；因为有人在攻击别人时，通常用右手，所以拱手时，左手在外，以左示人，表示真诚与尊敬。在施拱手礼的同时，行礼者还可向受礼者致以祝福，如"恭喜发财！""请多关照！""谢谢！谢谢！"

2）适用场合：民间见面或约会朋友，双方告别等，拱手表示寒暄、打招呼、恭喜等。时至今日，拱手礼在武术界、长者之间和一些民族风格浓郁的场合使用较多。我国目前行拱手礼的场合主要有：佳节团拜、节日祝贺、业务会议、慰问传染病患者等。

2. 鞠躬礼仪　鞠躬即弯身行礼，用以表示对他人的恭敬，鞠躬礼仪是东方国家常用的礼节，它既适用于庄严肃穆或欢乐喜庆的仪式，又适用于一般社交场合。我国的鞠躬礼常用于婚礼、悼念活动、演讲或领奖前后、演出谢幕等场合，表示感谢、道别、致意等（图2-5、图2-6、图2-7、图2-8、图2-9）。

在我国，鞠躬礼一般分为两种。一种是恭敬的鞠躬礼，行礼人脱帽、规范站立、目光平视，双手自然下垂，行礼时身体上部以腰为轴，前倾15°～90°。具体的前倾幅度依行礼人对受礼人的尊敬程度而定，越尊敬对方身体的前倾幅度越大，鞠躬后恢复规范站立姿态。另一种是普通的鞠躬礼，是日常见面的鞠躬礼。行礼时，身体呈现自然站立或规范站立，面带微笑，双手分别置于双腿的正面，也可用右手四指自然地握住左手四指，置于下腹部，身体上部向前倾15°～45°，随即恢复原态。

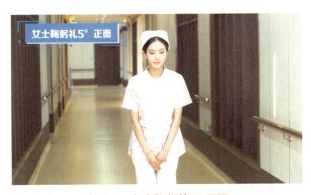

图2-5　女士鞠躬礼5°正面

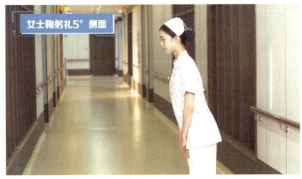

图2-6　女士鞠躬礼5°侧面

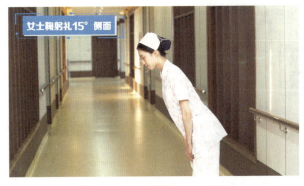

图2-7　女士鞠躬礼15°侧面

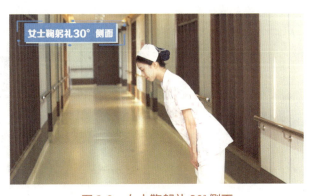

图2-8　女士鞠躬礼30°侧面

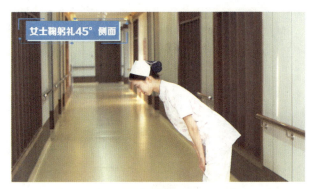

图 2-9　女士鞠躬礼 45°侧面

行礼完毕双眼应自然地注视对方。行礼者行鞠躬礼后，受礼者应以礼还礼，但长辈对晚辈，上级对下级还礼可用欠身致意、点头致意即可。普通的鞠躬礼还可分为行进中行礼和站立中行礼两种情况。

3. 致意礼仪　致意是人们日常交往中常见的一种见面礼仪，是人们在社交场合表达尊敬和问候的一种方式。致意就是我们通常所说的打招呼。如遇到尊者、长者不能主动握手时；与初识者相遇；在公共场所遇到认识的人，但距离较远时，可以运用恰当的致意表示尊敬和友好。

致意的方式有以下几种：

（1）**微笑致意**：微笑是最有魅力的礼节。注视对方，莞尔一笑，向对方传达出真诚的问候。微笑是一种职业修养，是最好的社交工具。在患者眼里"笑是没有副作用的镇静剂"。在任何场合，只要给他人一个真诚的微笑，就可以轻松表达问候。一个友善的微笑，不仅能愉悦心情，更能缩短人与人之间的"距离"（图 2-10）。

（2）**挥手致意**：一般用来向他人表示问候时的举止。致意时要伸出右臂曲肘，掌心朝向对方，轻轻地左右摆动，向对方表示问候。当看见熟人又无暇分身的时候，挥手致意可以表示友好的问候，立即消除对方的被冷落感（图 2-11）。

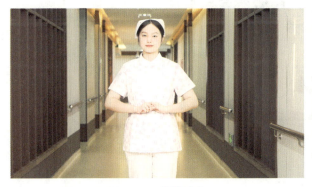

图 2-10　微笑致意

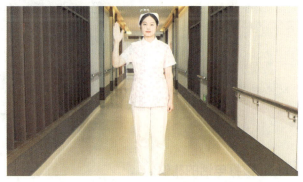

图 2-11　挥手致意

（3）**点头致意**：注视对方的面部，面带微笑，微微向下点一下头即可，幅度不要太大，表示向对方打招呼。点头致意是适用于不便于与对方交谈的场合的见面礼节。采取点头致意的场合一般是在一些公共场合遇到领导、长辈，一般不宜主动握手时；与相识者在同一地点多次见面；和交往不深的人在社交场合相见；遇到陌生人又不想主动接触时（图 2-12）。

（4）**脱帽致意**：人们在参加重要集会，升国旗、奏国歌时，除军人行注目礼外，其他人应该脱帽。与人交谈、握手或行其他见面礼时，应主动摘下帽子并置于适当之处，向对方表示尊敬。若佩戴无檐帽，就不必脱帽，只需欠身点头微笑。

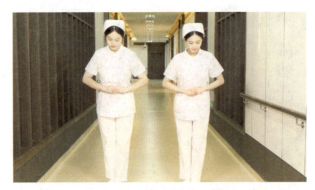

图 2-12　点头致意

（5）**欠身致意**：一般发生于坐位时与人打招呼，全身或身体的上部稍微向前倾斜，不必完全站起。如有客人到办公室来访时，可用欠身致意的方式，表示对客人的欢迎和尊重。

二、通联礼仪

通联是通讯、联络的简称，是人们通过一定的媒介进行的信息交流与传递。在现代社会交往中，通联工具更加简捷和多样化，人们足不出户就能利用电话、网络、文书等形式达成信息沟通与交往。由于一些形式不是面对面的即时交往。因此，规范得体的通联礼仪也是交往成功的重要因素。

（一）电话礼仪

在电子通信手段中，电话出现得最早，如今已成为人们日常学习、生活、工作中应用最为广泛的通信工具。只闻其声，不见其人，"电话形象"也逐渐受到重视。因此，电话礼仪是现代人需要重点掌握的社交礼仪。电话礼仪包括使用电话时的语言、声调、内容、态度及时间观念等各方面的内容（图 2-13）。

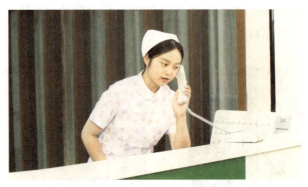

图 2-13　打电话

1. 拨打电话的礼仪

（1）**"微笑"的声音**：通话时要做到声调适中、语气柔和、吐字清晰。要通过电话传递积极、友好的态度，带给对方愉悦的通话体验。情绪稳定，不要将自身的负面情绪带给对方。

（2）**选择恰当的通话时间**：按照国际惯例，周一至周五拨打电话的时间为早 7 点到晚 10 点。避开用餐及午休时间，如果必须打电话，电话接通后则要首先表示歉意。周六、周日和节假日，拨打电话的时间为早 9 点到晚 10 点。如果是公事电话尽量不要占用他人的休息时间，尤其是节假日；拨打海外电话时也要考虑时差问题，避开对方晚上休息的时间。

（3）**通话语言要简洁**：打电话时要遵循国际通用的"通话三分钟原则"。所谓"三分钟原则"是指打电话时，拨打者应将每次通话时间控制在 3 分钟以内。若无特别重要、紧急的事务一般不宜通话时间过长。要充分做好通话前的准备，内容言简意赅，重点突出。

（4）**通话内容文明规范**：电话接通后，用"您好"开头，"请"字当中，"谢谢""再见"收尾，做到待人以礼，有始有终。内容要自报单位、职务和姓名。不可一开口就"喂、喂"或者开口就讲自己的事情。通话语气和蔼，态度文雅，注意语调与语速要适中。

（5）**受话人不先挂断**：拨电话的一方称为发话人，接电话的一方称为受话人。通常双方通话结束时，受话人应稍等片刻，等待发话人先挂断电话。如果受话人是长辈、领导，即便电话不是他们先打来的，也要等他们先挂断电话。

（6）**电话中断要回拨**：若通话中途中断，应由发话人立即回拨。接通后，应向对方稍作解释，避免对方产生疑惑或误解。

2.接听电话的礼仪

（1）**接听电话要及时**：一般来说，力争在电话铃响3遍之前接通电话。如果没能及时接听，需向对方解释，表示歉意。如铃响过4遍后接起电话应先道歉："对不起，让您久等了。"如果既没有及时接电话，又无道歉与解释，甚至表现出不耐烦，是非常失礼的行为。

（2）**确认对方身份**：接听电话应首先自我介绍："您好！我是某某。"发话人一般会自己主动介绍，如果没有介绍，应主动问询："请问您是哪位？我能为您做点什么？"或者"您找哪位？"如果拿起听筒直接盘问："喂！哪位？"这在对方听来无礼而疏远，缺少人情味。如果对方寻找的人正在旁边，可以说："请稍等。"如果对方寻找的人刚好不在，应该如实告知，并代为转达。

（3）**传达友好态度**：拿起听筒时，保持面带笑容。笑容不只表现在脸上，它也会藏在声音里。亲切、温柔的声音会带给对方愉悦的心情。

（4）**通话时要认真聆听**：不要一心二用。与旁人聊天、吃东西、看电视等，要适时回话，不冷场。

（5）**适当的电话记录**：对于重要的电话，需要做好电话记录，包括通话时间、通话参与者、通话内容等（图2-14、图2-15）。

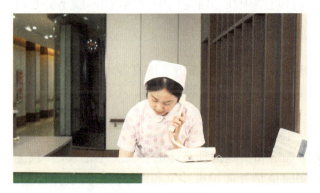

图2-14　电话记录1

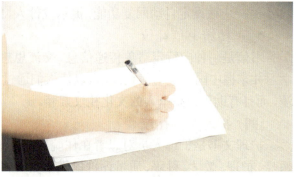

图2-15　电话记录2

3.使用移动电话的礼仪

（1）**遵守公共秩序**：参加会议或在寂静、严肃的场合，应使手机处于静音或关机状态。在正式场合，不宜当众使用手机，若确实需要使用手机时，应暂时先退场，另找僻静地方通话。若在公共场合使用手机，应侧身轻声讲话。

（2）**安全第一**：驾驶车辆时，禁用手机，以免发生交通事故；乘坐飞机时，应自觉关闭手机，以免干扰电子设备，影响飞机安全；在油库、加油站、雷雨天气或医院特殊病房内不要使用手机，以免引发意外爆炸、雷击等事故。当不使用手机时可锁屏，以防意外拨打"119""110""120"等特殊的电话号码。

（3）**保证畅通**：发现未接听的电话，应立即回复；欠费停机应及时缴纳话费；更换手机号码后须及时告知主要交往对象，保证联络的通畅，防止产生误会。

（4）尊重个人隐私：如无特殊情况，不要随便借用他人的手机；不可将别人的手机号码在未经主人许可情况下随意转告他人；也不应随便打探他人的手机号码。

（二）电子邮件礼仪

电子邮件又称 E-mail，具有安全保密、节约时间、不受篇幅限制、费用低廉等特点，在国际通信交流中优势明显。在使用电子邮件时，应遵守以下礼仪规范：

1. 主题明确　书写电子邮件时，私人邮箱和公务邮箱书写主题栏是有区别的。主题要提纲挈领，高度概括邮件的内容，使收件人一目了然，提高收件效率。

（1）私人邮箱：概括地描述该邮件内容。如：关于北京旅游的日程安排。

（2）公务邮箱：收件人姓名＋内容。特别是单位部门共用的公务邮箱，要写明收件人姓名便于查收。

（3）注意事项：①标题不能空白；②标题简短，不宜冗长；③时间可以不用注明，一般的邮箱会自动生成；④标题要真实反映内容和重要性；⑤一封邮件尽可能针对一个主题，不在一封邮件内谈及多件事情；⑥回复邮件时，应当根据回复内容更改标题；⑦邮件发出前应检查主题，切忌出现错别字和语法错误。

2. 格式完整　书写电子邮件时参照书信的规范格式。如果是一封较为正式的邮件，应采用与正式信笺一样的文体，开头顶格有尊称；正文内容详实、简明扼要、行文通顺、表达准确清晰；结尾有祝福语及署名。若是私人邮件，可依据个人兴趣和双方的关系采取多种格式写信或回复。

3. 附件　如果邮件带有附件，应在正文中提示收件人查看，并对附件内容做简要说明；附件的文件名能够清晰概括附件的内容，方便收件人下载后管理；附件数目不宜超过 4 个，数目较多时应打包成一个压缩文件。

4. 重视反馈　每日或定期查阅邮件，收到电子邮件后，应在最短的时间内给予回应，重要信件理想的回复时间是 2 小时内。对于一些非紧急的邮件可集中在一特定时间处理，但一般不要超过24 小时。应该设定自动回复功能，提示发件人，以免影响工作。

（三）传统书信礼仪

书信是一种向特定对象传递信息、交流思想的应用文书。"信"在古文中有音讯、消息的意思。学习并掌握中国传统书信礼仪，可以使人们通过文字互通信息，传达思想感情。不仅有助于增进交流，而且有助于提高个人的文化礼仪素养。

（四）护理文书礼仪

护理文书是护理人员对患者在住院期间的病情观察和实施护理措施的客观文字记录，不仅为医疗、护理、教学、科研、质量评价提供宝贵资料，同时也是处理护患冲突和医疗纠纷的法律证据。因此，护理文书必须书写规范，妥善保管，以保证其正确性、完整性和原始性。文书的记录是护理人员的一项重要工作。

三、拜访与接待礼仪

（一）拜访礼仪

拜访是指往他人的工作单位或住所，去访问、探望对方的活动。拜访有事务性拜访、礼节性拜访和私人拜访三种形式，都应遵循一定的礼仪规范。

1. 事先预约　进行拜访活动的首要原则是先明确拜访的目的，选好时机事先约定。可以提前写信、打电话或口头预约取得联系，并把拜访的目的告诉对方。双方商议约定会面地点和时间。未曾约定的突然来访属于失礼之举，是不受欢迎的。

2. 准时赴约　宾主双方约定了会面的具体时间，作为拜访者应履约守时、如期赴约。不能迟到，也不要早到，按双方约定的时间准时到达最为得体。赴约不要随意变动时间，打乱主人的安排。如因故迟到，应主动道歉并解释原因。如因故失约，应事先诚恳而委婉地说明。准时赴约是人际交往的基本要求。

3. 彬彬有礼 拜访过程中，一般要坚持"客随主便"的原则。拜访时，进门之前应先敲门或按门铃，按门铃的时间不要太长，敲门声也不要太大，主人能够听到即可，待有回音或有人开门，方可进入。进门后，应主动向来人（包括主人的家人或先到的客人）打招呼、问好。如主人没有主动介绍其他客人，不可随便打听其他客人，也不要主动与其他客人随意攀谈或插话，不要喧宾夺主。主人邀请入座时，应道声"谢谢"，坐在主人安排的座位上。主人上茶时，要欠身双手接迎，并热情道谢。拜访中态度诚恳大方，言谈得体。没有主人邀请，不应该随意参观主人的房间。即使是比较熟悉的朋友，也不要去触碰主人的物品和室内陈设、书籍。对主人家的个人生活和家庭情况不要过度关心，否则也是不礼貌的。

4. 仪表端庄 拜访作客要衣着整洁、仪表端庄，给对方留下良好的第一印象。进房前，应礼貌地询问是否要换鞋，随身的外衣、雨具以及携带的礼品或物品，应放在主人指定的地方。在主人家中要讲究卫生，糖纸、果皮、果核应放在茶几上或垃圾桶内。身患疾病，尤其是传染病患者，暂时不宜走亲访友。

5. 适时告辞 拜访的时间不宜过长、过晚，以不超过半小时为宜。拜访目的已达到，便应适时告辞。辞行要果断，不要口动身不移。告辞时应对主人的款待表示谢意，如"打扰了""添麻烦了""谢谢"等。出门后应主动请主人留步，不用远送。

（二）接待礼仪

接待又叫迎访，即迎接客人来访，包括迎客、待客、送客三个环节。

1. 热情迎客 在迎候客人时，主人应亲自前往，提前到达相约地点。正点或迟到，对客人来说都是失礼的。通常不要请他人代为迎接，会使客人有被怠慢的感觉。如相约地点在家中，可以不外出迎候，只要客人敲门或按响门铃，就应立即起身开门迎接。开门后，主人主动握手，并致问候，然后将客人介绍给家人或朋友。主人在前引路，请客人进屋、落座。如果客人脱下外套、帽子，或随身携带有包袋或礼物，主人应帮助代为存放。还可以征询客人意见是否换上拖鞋，但不必过分强调，以免使客人感到拘束。

遇到不期而至的客人，也应立即起身去接待对方以示礼貌。不要怠慢客人，使客人难堪。应尽快了解客人的来意，以便妥善应对。有时还会遇到个别客人不请而入的，也应热情接待，而不应冷眼相待。

2. 周到待客 在接待客人时，要做到"主随客意"，考虑周全，也就是要尽自己最大努力做好接待，使客人有宾至如归的感觉，从而使双方关系得到进一步发展。

（1）**精心准备**：待客之前，宾主双方约好会面的时间和地点。确定之后，主人要提前做好准备工作。首先，应清扫整理房间，搞好环境卫生，使房间尽量清洁；其次，根据客人年龄、性别、爱好，备好茶水、果品、点心和饮料等待客的必备物品；如果预先约好留下客人吃饭，也要将饭菜等准备好。男女主人应仪容整洁、自然、大方。作为主人，应当换上得体的服装，不仅是对客人的尊重，同时维护自己的良好形象。

（2）**周到待客**：待客之礼应是主动、热情、周到，善解人意。客人若携带礼物相赠，只要没有贿赂之嫌，可大方接收，并当面拆开包装，且表示对礼品的欣赏。交谈是待客的重点，在谈话内容方面应有考虑，不能毫无顾忌。如晚辈与长辈谈话时态度真诚谦逊，多谈些老人关心的问题。对熟识的朋友，交谈的内容可以轻松随意，但也不宜公开家庭内部矛盾，公开批评教育孩子。此外，随便评价、妄议他人等，都是有损于自己形象的做法。接待客人时，要注意热情、关心，不要做与待客毫不相干的事，比如一边交谈，一边看电视等。也不要长时间冷场、频繁地看表、打哈欠，这种漫不经心的做法只会让客人感到主人无礼，误以为逐客。如果同一天来访的客人较多，要一视同仁，不要有远近亲疏之别，要时刻考虑到客人的感受。客人如果需要在家里寄宿，房间宜收拾干净，准备好必需的生活用品。对客人要热情周到，但也要恰到好处，"过分热心"会使客人手足无措。

3. 礼貌送客 如客人提出告辞时，主人应婉言相留。如客人确定要走，也要等客人起身告辞时，主人再起身相送，免得有厌客之嫌。如果是非常熟识的好友，一般送到大门口、楼下，与客人说"再见"或"欢迎下次再来"的礼貌用语亲切道别，目送客人远去，再返回家中。如果是为远道而来的朋友送行，要送到车站、机场或码头，并为客人准备一些旅途中的食品，如水果、糕点或其他方便食品。送人要等火车、飞机、汽车或轮船开动后再离开。

四、馈赠礼仪

"礼尚往来。往而不来，非礼也；来而不往，亦非礼也。"（《礼记·曲礼上》）意思是施人恩惠却收不到回报，是不合礼的；别人施恩惠于己，却没有报答，也不合礼。礼所崇尚的就是有施有报。在人际交往中，人们通常喜欢相互馈赠礼品来联络感情、促进交往。因此，馈赠礼仪也越来越受到人们的重视。需注意，公民在国内外公务活动中必须严格遵守国家相关法律法规。

（一）赠送礼仪

1. 礼品的选择 馈赠的礼品应该精心挑选。既要能够表达真情实意，又不能增加收礼者的思想负担，礼品的选择应遵循以下几个原则：

（1）**实用性**：宜选择人们每天都能用到的东西，如发梳、记事本、钱包等。这些礼品价格不一定很昂贵，但它的实用性能提高日常使用的频率，这样就意味着送礼者的心意会经常被记起。

（2）**纪念性**：赠送的礼品要突出纪念意义，使人记忆深刻，而不用过分强调价格。

（3）**独特性**：具有个性的礼品往往更乐于被人接受，如亲手编制的围巾等，避免送千篇一律的礼品。

（4）**时尚性**：选择礼品时，要注意与时俱进，符合当下的社会时尚，不要选择过时落伍的礼品，以免让受赠者感觉被搪塞应付。

（5）**价值适宜**：馈赠的礼品应该以对方能愉悦接受为尺度，赠礼不在于价值轻重，而在于体现诚意。过于昂贵的礼品会增加收礼方的思想负担，造成还礼时的经济压力。

（6）**尊重习俗和禁忌**：礼品的选择应考虑对象的文化背景、风俗习惯、宗教信仰、个人喜好等影响因素。

2. 赠送礼品的时间 选择合适的时间赠送礼品会有助于达到预期效果。最好是在节日或具有纪念意义的日子，如：春节、中秋节、端午节、生日、婚礼日等，进行道喜、祝贺、道谢、鼓励、慰问及纪念之时。一般忌当着外人送礼，也不宜事后补礼（尤其是慰问礼）。

3. 赠送礼品的地点 赠送礼品的地点应遵循"公私分明"的原则。公务交往中，赠送礼品需在工作地点或交往地点；私人交往中，赠送礼品可以在家里或约会地点。

4. 赠送礼品的方式 常用的赠送形式有当面赠送、托人赠送、邮寄赠送。礼品最好当面赠送，能切实表达送礼者的诚恳态度，有助于受赠对象接受礼物。托人赠送时，最好由身份高者出面赠送礼品，哪怕礼轻也会显得情意重。当赠送礼物受到时间或空间等因素的限制时，也可以采用邮寄赠送的方式。

（二）受礼礼仪

馈赠过程是一个交往双方的礼仪素养表现的过程，受赠者在受礼之时，接受或拒绝礼物时同样要遵循一定的礼仪规范。掌握必要的受礼常识，有利于人际关系的良性发展。

1. 欣然接受 当接受对方赠送礼品时，应面带微笑，眼睛注视对方，用双手接过礼品的同时表达谢意。比较正式的场合，接受礼品后可用左手托住礼品，右手与对方握手致谢。若是大型的礼品，可先放下礼品后再握手。如果条件允许，受赠者可以当面打开礼物并表示喜欢，并向赠送者再次道谢。

2. 拒绝有方　如果由于某种原因，受礼者不能接受他人赠送的礼品，在拒绝时应注意方式、方法，依礼而行。

（1）委婉并清晰地向赠送者说明自己难以受礼的原因。

（2）可采用事后退还的方法，最好在接收礼品的 24 小时之内，保证物品包装完好无损地退还给对方，不宜拖延过久或损坏。

3. 依礼还礼　礼尚往来是馈赠礼仪的准则，在接受他人礼物后，应在适当的时候、以适当的方式，向对方回赠礼品，以表示感激和敬意。回礼的形式可以有多种，既可以同样回赠物品，也可以用款待对方的方式来回礼等。如果是回赠物品，回礼的价值应相当，一般不应过于超出对方赠送礼品的价值，否则会给人攀比之感。收到私人赠送的礼品，回礼时应该选择好恰当的理由和合适的时机，不能为了回礼而不考虑时间、地点而单纯回赠等值的物品。

第三节　公共场所礼仪

公共场所是指人群经常聚集、供公众使用或服务于人民大众的活动场所，是人们生活中不可缺少的组成部分，是反映一个国家、民族物质条件和精神文明的窗口。公共场所礼仪就是指人们在公共场所应当遵守的基本礼节。遵守公共场所礼仪可以使人际交往更加和谐，使人们的生活环境更加美好。

一、交通礼仪

在交通日益发达的今天，人们的出行免不了搭乘各种交通工具。行路乘车是每一个现代人不可或缺的社会活动。搭乘不同的交通工具各有其特殊的礼仪要求。遵守交通礼仪不仅能体现个人的礼仪修养，也是交通安全的基本保障。

（一）基本原则

1. 遵守社会公德　要求人们在公共场合活动时，要自觉地遵守并履行社会公德，应有公德意识。如果不讲社会公德，遵守交通礼仪将不可能实现。

2. 不妨碍他人原则　在公共场合不妨碍他人原则是国际社会公认的现代人际交往三大法则之一。不妨碍他人原则就是不干涉不干扰他人，对他人不造成伤害的原则。人们在公共场所应当有意识地检视并约束自己的行为，防止自己的行为影响、打扰、妨碍到其他任何人。这个原则对于维系一个文明社会的正常发展起着极其重要的作用，是现代文明社会人们赖以生存和交往的基石。

3. 以右为尊　即在并排排列的位置上：右为上位，左为下位。多人并排共处时，其位置的尊卑则是：由右向左，依次递降。因此，在排列位置主次时，普遍采用"以右为尊"的原则。

（二）步行礼仪

道路属于公共场所，步行是日常生活中最普通的活动之一。遵守步行礼仪能体现个人的良好素质和形象，既保障了自身的安全，也保证了交通的畅通。有利于形成良好的社会风气。

1. 遵守交通规则　步行时应走人行道，不走自行车道或机动车道。在人行道上应靠右行进，顺应人流，不可逆行在左侧一方，更不可占用盲道。

2. 尊重长者　两人同行，以前为尊；以右为尊；以内为尊（道路内侧为尊位）。三人同行，中为尊，右边次之，左边再次之。一般请客人、女士、长者或职位较高者行走在前，主人、男士、晚辈或职位较低者则随后而行。

3. 相互礼让　走廊内不要多人并排同行；马路上不要多人携手并肩行走。在行走时，男士应礼让女士，体现"女士优先"的原则。遇到路况狭窄等情况，应做到不抢行，主动礼让对方。

4. 保持道路卫生　不随地吐痰、不乱扔杂物，不要边走边吃。

5. 走路姿态优雅　昂首挺胸，头正颈直，步幅适中，形态优美。不要摇头晃脑、左顾右盼、东张西望、勾肩搭背。

（三）电梯礼仪

1. 牢记"先出后进"　电梯到达后，等电梯内部的人出来之后，外面的人方可进去。若不守此规矩，人多时就会造成拥挤，出现混乱的场面（图2-16）。

2. 尊重周围乘客　进出电梯时，侧身而行，以免碰撞、踩踏他人；等候电梯时，不应挡住电梯出口，以免妨碍电梯内的人出来；在电梯内，应尽量靠里站，挪出空间，以便让后进入者有地方站立；进入电梯后，应面朝电梯门，以免造成面对面的尴尬；出电梯前，要做好准备，提前换到电梯门口（图2-17）。

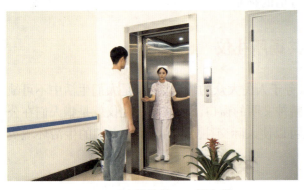 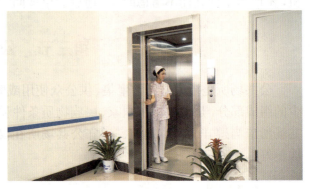

图2-16　电梯礼仪——进电梯　　　　　图2-17　电梯礼仪——出电梯

3. 晚辈礼让长辈，男士礼让女士，职位低者礼让职位高者　如果与尊长、女士、客人同乘电梯，要视电梯类别而定，有人管理的电梯应"后进后出"；无人管理的应"先进后出"，以便控制电梯。应尽量把无控制按钮的一侧让给尊长和女士（图2-18）。

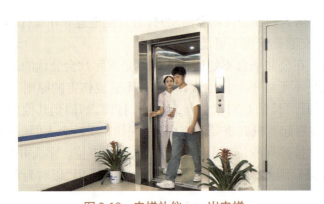

图2-18　电梯礼仪——出电梯

4. 以客为先、禁抽烟、少说话　遵循"客者为先"的原则，与客人一起搭乘电梯时，应为客人按电梯键，并请其先进出电梯。由于电梯内空间狭小，千万不可抽烟，尽量少说话。

（四）乘车礼仪

1. 乘车的位次礼仪　乘坐不同的交通工具，其位次尊卑的规则也不尽相同。

(1) 轿车：乘坐轿车的位次礼仪，因驾驶者的身份不同而有所差异。以一辆双排五人座轿车为例，当主人或领导亲自驾车时，车上座次的尊卑自高而低依次为：前排副驾驶座、后排右座、后排左座、后排中座，这种座次体现出客人对驾驶者的尊重，表示亲密友善；当专职司机驾车时，车上座次的尊卑自高而低依次为：后排右座、后排左座、后排中座、前排副驾驶座，此时的前排副驾驶座通常被称为"随员座"，应由秘书、警卫或助手就座。

（2）**公共汽车**：位次礼仪一般规则是前座高于后座，右座高于左座，距离前门越近，位次越高。如果座位被安排在通道两侧时，一般以面对车门的一侧为上座，背对车门的另一侧为下座。

（3）**火车**：位次礼仪一般规则是：距离车头越近的车厢，位次越高；同一车厢中的包厢、铺位或座位，以面对火车行进方向的一侧为上位，且距离车厢中部越近，位次越高；在同一排座位中，右座高于左座，以临窗者为上座；在卧铺中，下铺高于中铺，中铺高于上铺。

2. 上下车的礼仪 一般情况下，尊者先上后下，即尊者先上车，坐到上座，位卑者先下车，为尊者打开车门；男女同行时，男士应主动为女士开车门；出席商务场合时，如果男士的职务高于女士，则不必讲究。

3. 乘车的礼仪 乘车时，注意社会公德，讲文明懂礼貌，遵守秩序，排队上下车；主动礼让老弱病残孕，并主动提供帮助；自觉保持车厢整洁，不要在车上随地吐痰，乱扔果皮，纸屑，不要将垃圾留在车厢内；禁止在车上吸烟；不随便脱掉外套、鞋袜，保持仪表得体；乘坐主人驾驶的轿车时，主动坐于前排副驾驶座位，遇到前排客人中途下车的情况，后座的客人应当主动补充副驾驶座位，此项礼节最易疏忽。

二、餐饮礼仪

民以食为天，餐饮在人们的日常生活中占据着重要地位。参加宴会或聚餐时，应根据宴会类型及目的，选择得体的服装赴约。进餐过程要文明且符合礼节，举止高雅大方。

（一）中餐礼仪

传统的中餐礼仪文化悠久而丰富，同样也源于基本的交往礼仪。

1. 位次礼仪 中餐位次安排原则为：面门为上，中座为尊，右高左低依次两边分开入座。民间用餐，一敬老人，二敬客人，上座一般让给老人或客人；敬酒时自首席按顺序一路敬下。

2. 进餐礼仪 不论任何类型的宴请，入座后，要等主人招呼后方可开始进餐。进餐时要注意风度，做到以下几点：①咀嚼时不要讲话，闭口咀嚼不要发出声响，更不要主动与他人说话；喝汤要用汤匙，不要啜，如汤太热，待稍凉后再吃，切勿用嘴吹，力求吃饮不发出声音。②有鱼刺肉骨之类杂物，吐出时需用筷子夹送到自己的碟盘中，未吃完的菜及用过的餐具、牙签都应放在盘内，切忌放在桌布上。③饮酒干杯时，即使不能喝，也不要一点不喝，当主人劝客再添菜时，如有胃口，添菜不算失礼。④席间一般不要剔牙，确需剔牙时用手或餐巾遮住口部。⑤要控制打喷嚏、打嗝、吐痰等，万一打喷嚏、咳嗽，应马上掉头向后，拿纸巾掩口。如果伤风感冒，不要去赴宴，因为在席上频频咳嗽不仅失礼，更是缺乏公德心的表现。⑥如无特殊原因，不可中途退席。

3. 敬酒礼仪 宴会开始时，主人会向大家敬酒，并说祝酒词。大家这时应暂停进餐，注意倾听。碰杯时，主人和主宾先碰。人多时可同时举杯示意，互相碰杯，也可以象征性地拿酒杯轻碰桌子，然后适当酌饮，除非主人提议要干杯，不一定要一饮而尽。敬酒不劝酒，饮酒应适量。

（二）西餐礼仪

掌握西餐礼仪应了解位次礼仪、餐桌布置、餐具使用及餐巾使用等问题。

1. 位次礼仪 西餐通常讲究采用方桌，并且各桌的就餐者宜为双数。在正式的宴会厅内安排桌次时，应遵循五大原则，即面门为上、居中为上、以右为上、以远为上、临台为上。而位次确定的原则为：面门为上，女士优先，恭敬主宾，以右为尊，距离定位，交叉排位，左侧进出。

2. 餐桌布置 西餐餐桌的布置颇为讲究。通常正规的晚餐，桌布是白色的印花绸缎。每一张桌子还有中心摆台，摆台可以是鲜花、装饰花或是蜡烛等。

3. 餐具使用 西餐的餐具主要有刀、叉、匙、盘、杯、碟等。餐具一般在就餐前都已摆好。餐具的摆法是：正面放食盘（汤盘），左边放叉，右边放刀。刀叉的数目与菜的道数相当。使用刀叉的顺序是按上菜的顺序，由外至里排列，刀口向内。

喝汤时必须用汤匙,汤匙则用握笔的方式拿即可,喝汤最好不出声。吃菜必须用刀叉,右手持刀或汤匙,左手拿叉。刀叉的拿法是轻握尾端,示指按在柄上。进餐时,不应手持刀叉比画着与人说话,刀叉尽量不要发出声音。如果想放下刀叉略作休息,应把刀叉以"八"字形状摆在盘子中央,刀刃不要向外。用餐后,将刀叉合并摆在四点钟方向即可。

4. 餐巾使用 客人入座后摊开餐巾,离座收起餐巾,均应以主人为先。餐巾可以叠两层铺放在腿上,有事需要暂时离席,餐巾应放在椅子上,而不是桌子上。放在餐桌左侧,就意味着用餐完毕。可使用餐巾的内侧来擦嘴。

(三) 自助餐礼仪

知识拓展

自助餐的起源

自助餐源于公元8—11世纪北欧的"斯堪的纳维亚式餐前冷食"和"亨联早餐"。当时的北欧既不熟悉也不习惯当时欧洲其他地区吃西餐的繁文缛节,发明了自己到餐台上自选自取食品及饮料的吃法。后来的餐饮从业者将其规范化,并丰富了食物的内容,逐渐发展成为现代的自助餐。

人类社会的文明与进步也在自助餐中充分体现,自助餐的进餐形式完全不同于中餐、西餐,在享用自助餐时,就餐者也需要遵循一定的礼仪规范,这种进餐形式对个人的礼仪修养要求则更高。

1. 礼让优先 在就餐取菜时,应按照先来后到,自觉排队选用食物。不允许插队、推挤和哄抢食物。

2. 循序取餐 自助餐取餐的先后顺序应当是:冷菜、汤、热菜、点心、甜品和水果。取餐前可先了解情况,然后再去取菜。

3. 取食适宜 遵循"多次少取"原则,面对丰盛的食物,可根据自己的喜好夹取食物,但对不太熟悉的食物,应先取少量,待品尝之后,符合胃口,下次再取。"多次"是为了量力而行,"少取"也是为了避免造成浪费。

4. 珍惜粮食 注意节约,按需索取食物,不要拿取过多,随意剩下,造成浪费。自助餐形式规定,就餐者在用餐完毕之后禁止携带食物离开。

5. 文明进餐 保持安静,不可大声喧哗。保持餐桌整洁,不随地吐痰或擦鼻涕等。用餐结束,自觉地将餐具送至指定地点。

(四) 敬茶礼仪

品茶是中国人接待客人的传统习俗。从取茶到沏茶、上茶、敬茶、品茶、续茶,都有严格的礼仪规范。

1. 沏茶 沏茶时,宜用茶匙摄取茶叶,忌用手抓茶叶。将开水倾入茶壶,盖好盖子,5分钟后即可饮用。

2. 上茶 公务场合,一般由服务人员用茶盘送上。上茶顺序是先客、后主,先尊者、长者、女士,后陪同、晚辈、男士。人员众多时,则应从主宾、主人起,由近而远,渐次进行。

3. 敬茶 以右手持茶盘,左手护茶杯,从客人的侧后方,双手将茶杯递上。茶杯放在客人右手附近,杯耳应朝向客人右手位置,便于端杯饮用。

4. 续茶 客人饮过茶后,应及时为之续水。女主人或尊者长者为自己上茶、斟茶时,作为客人、晚辈,应当起身、以双手捧接茶杯。服务人员为自己斟茶,应表示谢意,如说声"谢谢!",或点头致意。

5. 品茶　喝茶称品茗，"品"即小口啜饮，让其在口中停留片刻，让茶的醇香发挥出来，享受茶带来的愉悦。

（杨雪艳）

思考题

1. 日常社交礼仪遵循的原则是什么？
2. 人际交往中行握手礼时应注意哪些问题？
3. 人们在使用电话时如何保持良好的"电话形象"？

练习题

第三章 | 护士实用礼仪

教学课件

思维导图

学习目标

1. 了解护士仪容礼仪和服饰礼仪的具体要求和规范。
2. 熟悉护士常见仪态礼仪的具体要求和规范。
3. 掌握端治疗盘、推治疗车、持病历夹等护士工作中的仪态礼仪。
4. 学会护士仪容修饰的方法，塑造优雅的护理工作者形象。
5. 具备运用相关礼仪知识提升自身职业素养，在工作中做到言行有礼。

　　系统化整体护理要求护士不仅需要具备精湛的护理技术和良好的思想道德，还要有良好的仪容、仪表和专业形象。护士美好的仪容、端庄的仪态和规范的着装在护理实践中可以提升护士的职业形象，展现护士的美感和风采，激发护理对象对美好生活的渴望。

案例导入

　　陈爷爷，76 岁，有高血压、糖尿病、冠心病病史，因 1 天前出现头痛、头晕，双下肢乏力而入院。在办理完入院手续后，护士小李使用轮椅护送陈爷爷入病区。行走途中，陈爷爷的病历本掉落。通过内科的走廊去往 3 号病室时，正在执行治疗工作的护士小孙推着治疗车从对面走来。

　　请思考：

1. 如果你是案例中的护士，在上述情境中都应该怎么做？
2. 护士在帮助陈爷爷入院过程中，应注意哪些行为举止礼仪？

第一节　护士仪容修饰

一、概述

　　仪容通常是指人的外观、外貌。在人际交往中，仪容会引起交往对象的特别关注，并将影响到交往对象对个体的整体评价。仪容美有三层含义：仪容自然美、仪容修饰美、仪容内在美。真正意义上的仪容美，是上述三个方面的高度统一。忽略其中任何一个方面，都会使仪容美失之偏颇。在这三者之间，仪容的内在美是最高境界，仪容的自然美是人们的普遍心愿，而仪容的修饰美则是仪容礼仪关注的重点。

二、护士的仪容修饰

（一）护士面部修饰

1. 眼部　眼部是人际交往中被他人注视最多的地方。眼睛要注意保持清洁，及时清除眼部的分泌物。如需佩戴眼镜，应选择美观、舒适、方便、安全的眼镜，并注意随时擦拭，保持干净整洁。墨镜适合于室外活动时佩戴，以防止紫外线对眼睛的损伤，但在工作或社交场所按惯例不应佩戴，以免让人有"拒人千里之外"之感。

2. 耳鼻部　面部清洁时要注意耳部和鼻部的清洁，及时清除鼻腔和耳部的分泌物和污垢，定期清理鼻部的黑头，及时修剪鼻毛和耳毛，避免当众吸鼻子、擤鼻涕、挖鼻孔、挖耳朵等不雅的动作。

3. 口部　保持口腔清洁，避免口腔异味是礼仪修养的基本要求，因此，应每天做到认真刷牙和定期洁牙。刷牙每天做到"三个三"，即每天刷牙三次，每次饭后刷牙，每次刷牙三分钟。上班和重要应酬之前避免进食一些刺激性气味的食物，如葱、蒜、韭菜、腐乳等。注意保持唇部的清洁和湿润。在正式场合，避免发出哈欠、吐痰、清嗓、打嗝等不雅之声。

4. 颈部　颈部是面容的延伸部分，也要注重修饰，保持清洁卫生。

5. 妆容礼仪　化妆是修饰仪容的重要手段，女性适度的化妆，可改善个体原有的"形""色""质"，展现自己仪容的优点和个性，弥补先天容貌不足，给人以健康、富有生机的美感。护士工作中淡妆上岗，也是护理礼仪与美的体现，显得精力充沛，展示出护士爱岗敬业的精神风貌，促进护理对象良好心境的建立。因此护士的淡妆不是简单意义上的涂脂抹粉，更不可浓妆艳抹，它必须遵循"适度原则"，要突出护士的端庄、稳重、沉静、大方。

（1）护士化妆原则

1）美化：化妆时要注意适度矫正，修饰得法，扬长避短。不可追求新奇，随意发挥。

2）自然：化妆的最高境界是"妆成有却无"，即没有任何人工美化的痕迹，妆面真实、简约、大方、生动。护士应化淡妆，力求自然美。

3）协调：要求化妆的整体效果和谐悦目，体现个人的品位与气质。妆面和自己的年龄、肤色、脸型、服饰、身份及场合应协调一致。

（2）化妆程序

1）洁面护肤：根据自身面部肤质选用合适的洗面乳清洁面部和颈部，涂爽肤水和润肤液，给皮肤补充水分，使面部清爽而滋润。

2）涂扑底妆：粉底可以调和皮肤颜色，改善肤质。选择与自己肤色接近的粉底液和粉饼，将少量粉底液涂在脸上，用海绵将粉底由内到外、由上到下仔细地涂匀，包括颈部。用干粉扑蘸取适量的蜜粉揉匀，减少粉底的油光感，以定妆。注意不要遗忘眼角、鼻翼、嘴角这些油脂分泌旺盛的区域。

3）画眉：眉毛可以传达感情，提升个人气质。画眉首先要设计好眉形，突出眉头、眉峰、眉尾的位置。眉头和内眼角在同一垂直线上，眉梢在鼻翼至外眼角连线的延长线上，眉峰在眉头至眉梢的外 2/3 处。画眉时掌握"从粗到细，从淡到浓"的原则，画出眉毛的立体感。

4）画眼妆：包括画眼线、涂眼影、涂染睫毛。眼线需紧贴眼睑毛根部，画上眼线时，由内眼角画向外眼角；画下眼线时，由外眼角画向内眼角，且在距内眼角 1/3 处收笔，眼线在外眼角处不可交合。眼影意在强化面部立体感，颜色应柔和自然，自上至下由浅而深，显示出眼部层次感。睫毛膏可提高眼部的化妆效果，增强眼睛的神采，先用睫毛夹夹卷睫毛，使其上翘，再刷睫毛膏。护士上岗可不刷睫毛膏。

5）晕染腮红：通过腮红弥补肤色的不足，增添面部的光泽。应根据个人年龄、肤色、脸型、着装及面部的妆调选择合适的腮红，体现出妆面的和谐。使用时从颧骨的下方向外上方晕染。

6) 修饰唇形：唇膏可以为唇部提供滋润和保护作用，还可以美化唇形、改变气色、彰显气质，使整个妆面鲜明亮丽。画唇部时应选择与服装、腮红、眼影颜色协调的口红。首先根据个人五官比例用唇线笔勾画出理想的唇形轮廓，再涂口红。上唇由两侧涂向中间，下唇由中间涂向两侧。涂后注意检查牙齿上有无口红的痕迹。护士职业妆的口红以浅红色、透明色为佳。

7) 修正补妆：妆面化好后，要检查化妆的效果，看看左右是否对称、是否协调，并进行必要的调整、补充、修饰和矫正。

（3）化妆礼规

1) 不可当众化妆：化妆应在无人之处或专用的化妆间进行，不可在办公室、护士站或其他社交场合化妆。在众目睽睽之下化妆，尤其是在异性面前化妆，是失礼的行为。

2) 不可使妆面出现残缺：注意在化妆后及时自查，防止妆容出现残缺。在饮水、出汗或用餐之后，要及时避人补妆，维护妆面的完整性。

3) 不可借用他人化妆品：这样既不卫生，也不礼貌，故应避免。

4) 不可评论他人妆容：化妆系个人之事，受民族、肤色和个人审美的影响，化妆有着不同的习惯和风格。因此，不宜对他人的妆容进行评论和非议，也不可冒失地打探他人化妆品的品牌。

5) 不可化浓妆：不可将妆面画得过浓、过重。护士适合于淡妆，主要特征是简约、清丽、素雅，给人留下端庄、稳重的印象，不可脂粉气十足，脱离自己的角色定位。

6) 睡前卸妆：皮肤正常分泌和排泄的皮脂、油脂、汗液及空气的污染，均会阻碍毛孔的通畅度，对皮肤有一定程度的损害。因此，临睡前应卸妆。应用洁面乳和清水洗净面部，再涂适量的护肤品以保护面部皮肤。

（二）护士发部修饰

护士发部的修饰对仪容礼仪影响至关重要。"完美形象，从头开始"。护士发部修饰基本要求是：清洁养护，长短适中，发型得体和美化自然。

1. 头发清洁 头部是人体皮脂腺分布最多的部位，皮脂、汗液、灰尘黏附在一起，形成污垢，产生不雅的气味，影响个体形象，而且还可导致脱发、头皮感染等。因此，头发要做到勤梳洗，以清除异味和污垢。根据环境、季节、头发的性质决定洗发的周期以及选择适合的洗发用品。为避免损伤发质及保持头发的光泽度，一般洗发选用 40℃左右的温水，先把头发打湿，再将洗发液放于掌心搓出泡沫后涂遍头发。注意用指腹揉搓，避免指甲损伤头皮。清水冲洗至无泡沫及滑腻感，用毛巾擦干。如用电吹风吹干，温度不宜过高，以免损伤头皮。

2. 头发养护 健康秀美的头发离不开平时的养护。维护和增进头发的健康，使头发乌黑富有光泽。首先，生活中要加强营养的摄入。饮食上适宜多吃富含蛋白质和维生素、微量元素的食物，如黑芝麻、核桃一类的坚果。其次，减少对头发的刺激。避免阳光曝晒，适当延长烫发、染发的间隔时间。生活规律，心情舒畅，劳逸结合均有助于头发的保养。

3. 梳理按摩 要使头发整洁秀美、清爽悦目，必须每天数次认真梳理头发。梳头时可刺激头部神经末梢，促进血液循环，促进头发的生长。梳头时宜选择不伤头发和头皮的发梳，不宜直接用手指抓挠。力度适中，梳子与头发形成一定的角度，从发根慢慢梳理到发梢。如为长发，应从发梢开始分段梳至发根，防止用力拉扯。梳理头发作为私人事务，他人所了解的只是其结果，而不是其过程。因此，梳理头发时要注意相关的礼仪，避免在公共场所操作，不宜将掉落的头发随手乱扔。

用手指按摩头皮也有助于增进头发健康，方法是用双手的示指、中指、无名指、小指的指端先有节奏地轻轻叩击头顶部，并从前额向后梳理；用上述双手四指指背，从耳前两鬓向头顶正中做梳理动作；再用指腹和手掌心轻摩头顶部。油性头发注意力度要轻，防止对头皮过度刺激后增加油脂的分泌。

4. 修饰发型　发型，即头发的整体造型，可反映个体的修养、艺术品位、知识结构和精神状态，是个人形象的核心组成部分之一。发型的选择要综合考虑脸型、体型、发质、服饰和职业等。在修饰发型时应考虑以下几方面问题：

（1）**发型与脸型协调**：椭圆形脸是东方女性的标准脸形，发型选择自由度较大，长发、短发均适合；圆形脸者宜选择顶发丰隆、垂直向下的发型，利用头发遮住两颊，减少脸型宽度；方形脸者应注意掩盖突出的棱角，尽量增多顶发，并留侧发遮掩较宽的脸部，增加脸部的圆润、柔和感；长形脸者在设计发型时，可保留刘海，两侧头发做得蓬松，使面部显得丰满。顶发不可高隆，垂发不宜笔直；倒三角形脸者可将头发往上梳，尽量蓬松，以发梢遮掩两腮；菱形脸者多是颧骨较高，可采用头发侧分、蓬松的大波浪，用头发遮住颧骨，使脸型变得柔和。

（2）**发型与身材协调**：身材瘦高者，宜选择饱满的发型，如长发或波浪式卷发，不宜选择紧贴头皮、盘高发髻或将头发剪得过短，容易给人细长、头部小的感觉；身材矮小者，宜选择精致的短发或是把头发盘高，使身材有拔高感，不适合长发或蓬松的发型；身材矮胖者，宜做短发型，最好露出双耳和颈部增加视觉高度，不宜留长发，也不宜将头发做得蓬松丰厚。

（3）**发型与服饰协调**：发型与服饰协调能更好地展现个人气质，给人以整体的美感。特别是长发，可以根据服饰的变化来选择发型。在正规庄重的场合穿礼服时，可将头发挽成低发髻，显得端庄、高雅；着西装时要将头发梳理的端庄大方，不要过于蓬松。休闲场合着运动装时，可将头发束起，以显得潇洒有活力；着棉麻服装时可将头发梳成麻花辫，适当加头饰装饰，凸显出乡间与都市的完美结合。

（4）**发型与年龄、职业协调**：年龄是个体选择发型的一个重要因素。学生的发型以简洁、流畅为佳，突出轻松活泼的特点，不宜太复杂；青年人可根据自己喜好和职业选择多种发型，如职业女性可体现出清秀典雅、沉稳干练的特点，给人以信任感；中年人宜选择简单、端庄的发型，展现出成熟文雅；老年人如是短发可以是大花型，显得精神利落，如是长发应盘成低发髻，显得高贵典雅、和蔼可亲。

5. 护士职业发型　护士的发型要求整洁、方便、美观、大方，除了遵循基本的发饰规则，还要体现职业特点。短发要求前不遮眉，侧不掩耳，后不过领。长发要求盘成发髻，或用发网罩住，梳于脑后，所用发网和发卡尽可能与发色一致。

（三）护士肢体修饰

肢体语言是礼仪活动中的重要组成部分，肢体修饰包含手臂与腿部的修饰。

1. 手臂的修饰　手臂是人际交往中使用最勤、动作最多的身体部分，被视为社交中个人的"第二张名片"。在日常生活中，手是接触人和物体最多的部位，从清洁、卫生和健康的角度考虑，护士的手应当勤于清洁和保护，必要时消毒。WHO提出护士洗手的五个重要时刻：接触患者前、进行无菌操作前、接触患者体液后、接触患者后、接触患者环境后。护士指甲应定期修剪，长度不宜超过手指指尖，公众场合不可修剪指甲。护士工作中不可涂指甲油。根据社交礼仪规定，护士在正规的政务、学术、商务活动中，肩部不应裸露在外。而在非正式场合下，若打算穿着暴露腋下的服装，务必先行脱去或剃去腋毛。

2. 腿脚的修饰　护士在工作中，不仅容貌、态度、技术操作被服务对象关注，腿部在近距离之内也常为他人所注视，因此，在仪容修饰时腿部的清洁卫生也是必要的。在工作等正式场合，护士可以穿长裤或裙子，裙长应过膝，并配以肤色长筒袜，袜筒边缘不可暴露在裙子之外。要注意保持脚部卫生，鞋子、袜子要勤洗勤换，不穿破损或有异味的袜子，一般需随身携带备用的袜子，以备不时之需。不可在他人面前脱下鞋子、整理袜子和修剪趾甲。在正式场合不光脚穿鞋，不穿使脚部过于暴露的鞋子，如拖鞋、凉鞋、镂空鞋、露跟鞋等。护士工作中以护士鞋为宜，并保持鞋子清洁。

第二节 护士的服饰礼仪

一、服饰礼仪概述

服饰包括服装和佩饰，是仪表的重要组成部分。服饰除了遮风挡雨、防暑御寒、蔽体掩羞，满足人们物质生活需要，同时也代表着一定时期的文化，反映着一个国家、民族、时代的政治、经济、教育、习俗等。大方得体的服饰可展示出一个人的修养、品位、气质等。"君子不可以不学，见人不可以不饰。不饰无貌，无貌不敬，不敬无礼，无礼不立。夫远而有光者，饰也；近而逾明者，学也。"（孔子《大戴礼·劝学》）。不断学习是修内，打扮装饰是修外，在人际交往中，内外兼修对事业成功起到至关重要的作用。

（一）着装的基本原则

1. TPO 原则 TPO 原则指服装的穿着要兼顾时间（time）、地点（place）和目的（object）三个因素，以获得和谐、得体的穿着效果。TPO 原则是国际通用的着装基本原则。

（1）**时间**：首先，着装要顺应时代的变化，体现当前的时尚，符合大众的审美；其次，着装的类别、式样、造型应符合时间和季节的更替，体现与自然的和谐之美。比如，冬天要穿保暖、御寒的冬装，夏天则穿吸汗、凉爽的夏装。白天工作时需要面对公众，应着严谨、合体的职业装，晚上在家不为外人所见，可着宽松、舒适的家居服装。

（2）**地点**：着装应依据环境、地点、场合而有所不同。置身于室内或室外，驻足在闹市或乡村，停留于国内或国外，身处于单位或家中，应选择不同款式的着装。公务场合应庄重保守，适合着正装，如西装、套装、工作服；社交场合可时尚、个性、典雅，适合着礼服、民族服饰、时装等；休闲场合突出舒适、方便，可着运动装、牛仔服等。

（3）**目的**：着装需适应自己扮演的社会角色，并体现一定的意愿。服装的款式在表现服装的目的性方面可发挥一定的作用：是自尊，还是敬人；是颓废，还是消沉；俱可由此得知。如护生应聘工作时身着庄重、得体的服饰，说明其郑重其事，希望成功。

2. 适应性原则

（1）**与年龄相适应**：适体的服装应与个人的年龄相匹配。年轻人可选择活泼浪漫的服装，体现其青春和朝气，并且便于活动。中年人宜选择较正式的西服、套装以及质地优良的休闲装，男性突显出阳刚、干练，气度不凡，女性体现出成熟、优雅，秀丽端庄。老年人的服装款式力求简洁美观、大方舒适、松紧适当，体现沉稳与风度。

（2）**与职业相适应**：服装要体现自身的职业特点，与从事的职业、身份、社会角色相符。不同的职业可以利用服装来表示不同的形象，以增强人们的信任感。如医护人员身着干净整洁的工作服，体现纯洁、稳重之美，以获得患者的信赖；人民警察身着警服，庄严、威武，令人肃然起敬，给人们带来安全感；教师着装虽然没有固定的样式，但必须符合身份特征，出现在学生面前应是大方、朴素，为人师表。

（3）**与肤色相适应**：人的肤色会随着所穿衣服的色彩发生变化，因此在选择服装的过程中，可根据肤色的不同来进行搭配，从而起到相得益彰的效果。肤色偏白的人对服装的选择面较广，无论明暗、深浅都较适合。而肤色偏黑的人则宜选择明亮、浅色的服装，如浅黄、浅粉、奶白色服装等，以增强肤色的明亮感，慎选深色，如黑色、深红色等。肤色偏黄的人宜选择蓝色或浅蓝色的服装，可将肤色衬托得白皙，而与自身肤色相近的黄色、棕色、橘色等应避免使用。

（4）**与体型相适应**：人各有异，一般人在体型上都存在不完美的部分，或高或矮，或胖或瘦，或短腿或宽臀等。这些差异和不足，在着装时可以通过选择服装的色彩、款式、面料等来修饰，达到扬长避短，提升个人的外在形象美。如体型较胖者适宜穿"V"字领或纵向开领，有细长感，色彩有收缩感的深色和暗色以及纵行条纹的服装；而体型较瘦者可在服装上使用花边和折纹，色彩选择有扩张感的浅色和亮色以及大图案的服装，从而产生良好的视觉效果。身材矮小者，最好选择合体的服装，避免过于宽松或紧身。男性可选择直线剪裁、面料挺阔的服装，将衬衫塞入外裤内，显出腰线。女性可选择高腰裤、短上衣来增加视觉上的高度。

3. 整体性原则　着装应统筹考虑并精心搭配，使各个部分相互呼应，整体上完美和谐。需注意两个方面：第一，要恪守服装本身约定俗成的搭配，如穿西装时应配皮鞋，而不穿运动鞋、布鞋或凉鞋。第二，要使服饰各个部分相互适应，力求展现整体之美，如装饰物的选择应同着装主色调相近或成对比色，男士出席正式场合，皮带、皮包、皮鞋应是同一色系。

4. 规范性原则　要遵守着装规范，如女士穿裙子时，所穿丝袜的袜口不宜露于裙摆之外，宜穿连裤丝袜，颜色以肉色为宜；穿露趾凉鞋时，一般不宜穿袜子。搭配职业装以浅口、船式、半跟或高跟皮鞋为佳，不宜穿凉鞋、拖鞋、布鞋、皮靴等。男士穿西装上衣时，务必要把上衣袖口上的商标剪下。穿时扣好纽扣，双排扣应当全部系上；单排两粒纽扣的要系上面一粒，单排三粒纽扣的要系中间一粒或上面两粒。站立时，西装的纽扣应当扣上，以示郑重。就座后，纽扣解开，以防衣服走样。西装上衣左侧的外胸口袋，可以插入一块装饰性的真丝手帕，此手帕不能当作普通手帕用来擦汗、擦嘴、擦手等。正装衬衫以无胸袋为宜。穿西装打领带时，要系好衬衫扣子，如果不打领带，必须解开衬衫上面的第一粒纽扣。穿西装时，衬衫的领口要高于西服外套1~2cm，衬衫领口的松紧程度以能放入示指为宜。衬衫袖口要露出1cm左右。衬衫下摆要均匀地掖进西裤腰内。与男士西装搭配的鞋是系带牛皮鞋，颜色以深色、单色为宜。袜子以黑色、深灰色为佳。

（二）服装的要素

在人际交往中，服装是一种无声的语言，标志着个人的身份，体现了个人的修养。学习着装礼仪，合理选择服装的面料、色彩和款式，有助于使服饰美得到更充分的体现。

1. 服装的面料　服装的面料可以影响服装的款式和表达效果，不同的面料体现出的风格特征和美感是不同的。

（1）**纯棉**：是以棉花为原料织成，轻松保暖、吸湿透气、柔软舒适。多用来制作时装、休闲装、内衣和衬衫等。缺点是易缩、易皱，易起球，外观上不大挺括美观，须时常熨烫。

（2）**麻布**：是以各种麻类植物纤维制成的一种布料。吸湿、透气、耐磨，一般被用来制作休闲装、工作装，目前也多以其制作普通的夏装。缺点是外观较为粗糙、生硬、弹性差，穿着不够舒适。

（3）**棉麻**：棉麻混纺布一般采用一定比例的棉、麻进行混纺。外观上保持了麻织物独特的粗犷挺括风格，又具有棉织物柔软的特性，改善了麻织物不够细洁、易起毛的缺点。棉麻混纺交织织物多为轻薄型，适合夏季服装。

（4）**丝绸**：是以蚕丝为原料纺织而成的丝织品。我国是用桑蚕丝织绸最早的国家。它质地柔软、轻薄飘逸、手感滑爽、富有弹性，具有良好的透气性和悬垂性，尤其适合用来制作女士服装，给人以高贵典雅的感受。缺点是易褶皱、易吸身、易破损、易褪色。

（5）**呢绒**：是用各类羊毛、羊绒等织成的织物，防皱耐磨、手感柔软、高雅挺括、富有弹性、保暖性强，是理想的高档职业装面料，常用来制作礼服、西装、大衣等正规、高档的服装。缺点是洗涤较为困难，不适宜制作夏装。

（6）**皮革**：皮革一般分为两类：一是革皮，即经过去毛处理的皮革。二是裘皮，即处理过的连皮带毛的皮革。轻盈保暖、雍容华贵。多用于制作时装、冬装。缺点是价格昂贵，在贮藏、护理方面要求较高。

（7）**化纤**：是化学纤维的简称，包括人工纤维与合成纤维两大类。化纤色彩鲜艳、质地柔软、悬垂挺括、滑爽舒适，可用以制作各类服装。化纤的缺点是耐磨性、耐热性、吸湿性、透气性较差，遇热容易变形，容易产生静电。

（8）**混纺**：是将天然纤维与化学纤维按照一定的比例，混合纺织而成的织物。混纺既吸收了棉、麻、丝、毛和化纤各自的优点，又尽可能地避免了它们各自的缺点，在价值上较为低廉，颇受大众欢迎。混纺可用来制作各种服装。

2. 服装的色彩　色彩是服装留给人们记忆最深的印象之一，而且在很大程度上也是服装穿着成败的关键所在。对他人的刺激快速、强烈又深刻，因此被称为"服装之第一可视物"。在服装的色彩选择上要想获得成功，最重要的是掌握色彩相应常识，例如色彩的特性、象征意义及色彩的搭配等。

（1）**色彩的特征**：从色彩的功能上来看，它具有如下基本特征。

1）色彩的冷暖：不同波长的光给人的感觉是不同的，这种感觉称为色相。色相不同，人们产生冷暖的感觉不同。因此，把颜色分为暖色调（红、橙、黄）、冷色调（青、蓝）和中性色调（黑、灰、白）。暖色调给人以亲密、温暖之感；冷色调给人以距离、凉爽之感。暖色通常会让人联想起太阳、火焰和爱情等。冷色通常会让人联想起凉爽、冬季、悲伤等。

2）色彩的轻重：色彩明亮变化的程度，称为明度。明度可以简单理解为颜色的亮度，明度高的色彩感觉轻，明度低的色彩感觉重。在所有的色彩中，白色给人的感觉最轻，黑色给人的感觉最重。因此人们的日常着装通常讲究上浅下深，这样更能呈现出人体的比例美和线条美。

3）色彩的缩扩：色彩的波长不同，给人收缩或扩张的感觉便有所不同。一般来说，冷色、深色为收缩色，暖色、浅色则为扩张色。运用到服装上，前者使人显得苗条，后者使人看起来丰满。两者皆可使形体方面扬长避短。

（2）**色彩的象征意义**：基于人们对生活经历的不同，色彩会给人不同的心理影响，进而产生某种联想，这就是色彩的象征性。

1）红色：是热烈、冲动、强有力的色彩，视觉刺激强，让人感觉温暖、热烈，有朝气。一方面象征吉祥、好运、乐观、喜庆；另一方面又象征着警觉、危险。

2）橙色：是非常具有活力的色彩，代表兴奋、活跃、华美、富丽。它常使人联想到秋天的丰硕果实和美味食品，象征着美满与幸福。

3）黄色：明亮、娇美，给人光明、希望、辉煌、灿烂、崇高、喜悦和欢快的感觉。象征高贵、财富和权力。

4）绿色：具有蓝色的沉静和黄色的明朗，被赞为生命之色，象征和平、青春，并引申出茁壮、安全、向往、幽静等含义。

5）蓝色：使人联想到无边无际的天空和海洋，是永恒的象征。深蓝色具有稳重、柔和的魅力，浅蓝色则有轻盈、雅致的意味。

6）紫色：是大自然中比较稀少的颜色，象征着虔诚、高贵、优雅、神秘、浪漫和财富。

7）黑色：是最深暗的颜色，具有庄重、肃穆、高贵、超俗、渊博、沉静的含义，也象征着权威和神秘。

8）白色：是最明亮的颜色，使人联想到白天、白雪。象征纯洁、光明、神圣和卫生，是纯洁、高尚和坦荡的象征。大面积的白色容易使人产生空虚、单调、凄凉、悲哀的感觉。

9）灰色：属无彩色，是黑、白的中间色，是柔和高雅的色彩，给人以脱俗、稳重、大方、朴实、可靠的感觉。

（3）色彩的搭配

1）同色搭配：一种最简便、最基本的配色方法。配色时采用同一色系之中各种明度不同的色彩，按照深浅不同的程度进行搭配，以创造出和谐之感。如浅蓝搭配深蓝，浅灰搭配深灰。适合于工作场合或庄重的社交场合着装的配色。

2）对比搭配：配色时运用冷暖、深浅、明暗两种特性相反的色彩进行组合的方法。使着装在色彩上反差强烈，静中有动，突出个性。如黑与白、红与绿。适合于各种场合的着装配色。

3）邻近色搭配：即色谱上相邻的颜色为邻近色。邻近色搭配起来，易收到调和的效果。如红与黄、橙与黄、蓝与绿等色的搭配。这样搭配时，两种颜色的明度与纯度最好错开。邻近色服饰搭配变化较多，且能获得协调统一的整体效果。

4）点缀搭配：在采用统一法配色时，为了取得一定的变化，达到画龙点睛的效果，在某些局部选用某种不同的色彩点缀。如在服装的袖边、领口、口袋等位置加以装饰。

5）时尚搭配：在配色时酌情选用届时正在流行的某些色彩。适用于普通的社交场合与休闲场合着装的配色。

3. 服装的款式 在社交场合根据礼仪规范，选择合乎年龄、身份、场景等，并能体现对交往对象敬意的服装。按照风格不同，可分为礼服、职业装、休闲装。

（1）**礼服**：是指在某些重大场合上参与者所穿的庄重而正式的服装。具有庄严、美观、色彩艳丽、装饰注重民族风格等特点。礼服的选择应根据穿着的时间、地点、环境等因素确定，适合在庆典、访问、酒会等特别场合穿着。

（2）**职业装**：职业装又称工作服，是在工作时按照职业要求而穿着的服装，是职业形象的最佳代言。职场上男士最常见的职业装是西服套装，给人稳重、大气、可信赖的感觉；女士则以职业套裙为主，可以更好地展示女性优雅、端庄的职业风采。

（3）**休闲装**：休闲装适合在非正式场合或闲暇时间穿着。力求舒适自然、美观合体，最大限度地体现个人爱好和突出个性特点，充分展示出服饰的无穷魅力，为不同场合的着装提供了更多选择余地。

（三）佩饰礼仪

佩饰对于人们的穿着打扮起着辅助、烘托、美化的作用。在社交场合，饰品的交际功能体现在两个方面：第一，它是一种无声的语言，借以表达使用者的知识、阅历、教养和审美品位；第二，它是一种有意的暗示，借以显示使用者的地位、身份、财富和婚恋状况。

1. 佩饰使用规则

（1）**数量规则**：以少为佳，可不佩戴。若欲同时佩戴多种首饰，其上限为三。除耳环、手镯外，最好不要同时佩戴同类的首饰超过一枚。

（2）**色彩规则**：力求同色。若同时佩戴两件或两件以上首饰，应使其色彩一致。佩戴镶嵌首饰时，应使其主色调保持一致。

（3）**质地规则**：争取同质。同时佩戴两件或两件以上首饰，应注意质地相同。佩戴镶嵌首饰时，应使被镶嵌物质地一致，托架也应力求一致。

（4）**身份规则**：选择首饰时，不仅要考虑个人的爱好，更应当符合本人的身份，要与自己的性别、年龄、职业、工作环境相匹配。

（5）**体型规则**：选择首饰要根据自己的脸型和体型，注意扬长避短。

（6）**季节规则**：一般而言，金色、深色首饰适用于冷季佩戴，银色、艳色首饰则适合于暖季佩戴。

（7）**搭配规则**：首饰应视为服饰整体中的一个环节，要兼顾服装的质地、色彩、款式，并努力使之在搭配、风格上相互协调。

（8）**习俗规则**：不同的国家、民族和地区，佩戴首饰的习惯和方式有所不同。

2. 佩饰使用方法

（1）**戒指**：戒指一般佩戴于左手，一枚为佳，至多两枚。戴两枚戒指时，可戴在一只手相邻的两个手指上，也可戴在两只手相对应的手指上。拇指通常不戴戒指，一个指头上也不应戴多枚戒指。

（2）**手镯、手链**：手镯可以戴一只，也可以同时戴两只。戴一只时，通常戴于左手，戴两只时，可一只手戴一只，也可以都戴在左手上。男士一般不戴手镯。与手镯不同的是手链，男女均可佩戴。一般情况下，手链只能戴一条，戴在左手上。手链、手镯均不应与手表同戴于一只手上。

（3）**脚链**：适用于非正式场合。一般只戴一条，左右脚均可。

（4）**项链**：通常，所戴的项链不多于一条。项链的粗细，应与脖子的粗细成正比。

（5）**耳环**：又称耳饰，还包括耳链、耳钉、耳坠等。通常仅为女性所用，并且讲究成对使用，即每只耳朵上均佩戴一只。

（6）**胸针、领针**：多为女性所用。穿西装时，应别在左侧领上；穿无领上衣时，应别在左侧胸前。发型偏左时，胸针应当居右；发型偏右时，胸针应当偏左。佩戴时的具体高度，应从上往下数，在第一粒、第二粒纽扣之间。领针是胸针的一个分支，是专用于别在西装上的饰物，男女均可使用。佩戴领针时，数量以一枚为限，不宜与胸针、纪念章、奖章和企业徽章等同时使用。

3. 领带使用方法　　领带属于男士的饰物。男士打领带，以穿着西装时为佳。公务活动和隆重的社交场合，适合使用单色领带，并以蓝色、灰色、黑色、紫红色为佳。多色领带一般不应超过三种颜色，可用于各类场合。领带有平头和箭头两种，下端为箭头的领带，属正规场合使用，平头较为时尚、随意。领带结要打成倒三角形，外侧应略长于内侧，其标准的长度，应当是下端的大箭头正好抵达皮带扣的上端。领带夹起到固定领带的作用，夹在衬衫上第4~5颗扣子之间。穿礼服和翼领衬衫时应用领结。

二、护士服饰礼仪

护理人员的美可以通过护士良好的职业形象来展现。护士的服饰在遵循着装基本原则的基础上，应充分体现护士的职业特点，做到庄重、美观、大方、便捷、合体。

（一）护士服

护士服是护士工作时的专用服装，有连衣裙式和上、下装式。颜色以白色居多，白色象征着纯洁、高雅，给人以端庄、神圣之感。随着不同色彩于人的心理影响的认识不断深入，许多医院选择护士服的颜色和款式也开始多样化。如儿科或妇产科的护士穿着粉色或小碎花的工作服，能够使母亲和孩子感到温馨、柔和；手术室的护士穿着墨绿色的工作衣裤，一方面有利于缓解医护人员的视觉疲劳，另一方面容易使人联想到生命、青春和希望；重症监护室的护士穿着蓝色的工作衣裤，是因为蓝色有清新和宁静之感，同时，蓝色能使人联想到天空和大海，可减轻恐惧感。

护士应保持护士服清洁、平整。穿着时要求尺寸合适，衣长过膝，袖长至腕，如有腰带应熨平系好，衣扣袖扣须扣整齐，禁用胶布、别针代替衣扣；内着衣装的领边、袖边、裙边不宜露在工作服外面。护士裤的长度在站立时裤脚前面能碰到鞋面，后面能垂直遮住1cm鞋帮，夏季穿裙装时应穿浅色或同色的内衣，且不外露。不得穿着工作服进入食堂就餐或出入其他公共场所（图3-1、图3-2）。

（二）护士帽

护士帽有燕帽和圆帽两种。

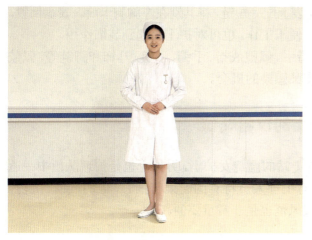

图 3-1　连体式护士服

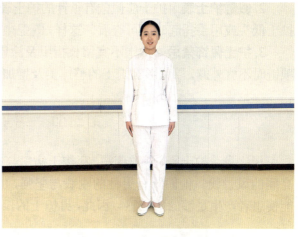

图 3-2　分体式护士服

1.**燕帽**　燕帽是护士职业的象征。燕帽适用于普通工作区，如普通病房和门诊的护士。戴燕帽时，要按护士职业发型梳理整齐，燕帽应平整无折，戴正戴稳，高低适中，距离前额发际 4~5cm，应选用与头发或帽子相同颜色的发卡夹于帽后固定（图 3-3、图 3-4）。

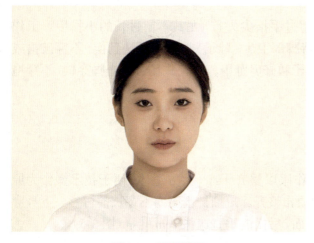

图 3-3　燕帽正面

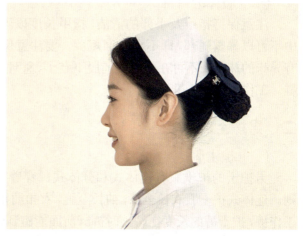

图 3-4　燕帽侧面

2.**圆帽**　圆帽适用于无菌操作要求比较严格的科室，如手术室、隔离病区等。戴圆帽时，头发应全部纳入帽内，前不露刘海，后不露发髻，帽的边缝置于脑后，边缘整齐。

（三）口罩

口罩须完全遮住口鼻，系带于两耳后，松紧适度。操作结束后，应先洗手再摘下口罩，不宜将口罩挂于胸前。一次性口罩要注意更换。

（四）护士鞋袜

护士鞋应选择软底、低帮、坡跟或平跟、具有防滑功能，鞋的颜色要与护士服装相协调，以白色、乳白色等浅色调为主，凉鞋应不露脚趾。袜子颜色以肤色为常用，切忌袜口露于裙摆或裤腿外面。必须保持鞋袜清洁，切忌穿破损的袜子，也不宜当众整理袜子，忌选用反差很大的黑色或多种颜色的深色袜子。

（五）护士佩饰的要求

1.**佩戴胸卡**　护士上岗要在左胸前佩戴胸卡，上有护士的姓名、职称和职务，便于表明自己的身份及接受监督。胸卡要正面向外，并保持整洁、干净。

2. 佩戴护士表　护士应佩戴有秒针的护士表，表上配一短链，将其别在左胸胸卡前。表盘倒置，护士低头或用手托起时即可查看。这样，既卫生又便于工作，也可对护士服起到装饰作用。

3. 护士佩饰禁忌　护士不宜留长指甲及涂染指甲、佩戴戒指、手镯、手链、耳饰和脚链等，佩戴项链时不宜外露，以免影响护士的整体美及增加交叉感染的机会。

第三节　男护士的仪容礼仪

相比身着护士服、头戴燕帽、穿梭于病房与护士站的温婉女护士，男护士也是护理队伍中一道亮丽的风景线。他们既有男性的刚毅与坚强，也有护理人员特有的温柔与细心，他们严谨、沉稳，能使患者产生足够的信任感。因此，男护士的仪表风范也是非常重要的。

一、男护士的仪容

（一）头面部的修饰

保持清洁得体，养成定期检查鼻毛、耳毛的习惯，并及时进行修剪。男护士若无特殊信仰和民族习惯，应及时修剃胡须，不要蓄须。早晚清洁牙齿，确保口腔无异味。头发经常清洗，不油腻、不板结、无发屑、不留长发，发式前不遮眉、侧不掩耳，后不及领，不剃光头，不染彩色头发。

（二）肢体的修饰

注意保持指甲及手部的清洁，指甲长度以不超过手指尖为宜，尤其不留过长的小指甲。工作中不可以暴露腿部，即不允许穿短裤。要注意保持脚部卫生，鞋子、袜子要勤洗勤换，不穿破损或有异味的袜子。不可在他人面前脱下鞋子、整理袜子和修剪趾甲。在正式场合不光脚穿鞋，不穿拖鞋。工作中以护士鞋为宜。

二、男护士的着装

（一）护士服

男护士的护士服有连体式和分体式。穿着工作服以整齐干净、大方适体、便于技术操作为原则。连体式护士服衣长至膝，袖长至腕，衣扣袖扣须扣整齐。短袖护士服内不穿长袖衬衫。下身穿工作裤，护士裤的长度在站立时裤脚前面能碰到鞋面，后面能垂直遮住 1cm 鞋帮（图3-5）。

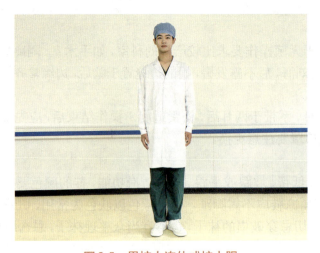

图 3-5　男护士连体式护士服

（二）护士帽

男护士一般佩戴圆帽，头发应全部纳入帽内，帽子的边缝置于脑后，边缘整齐。

（三）鞋袜

男护士可以选择和护士服色彩搭配的白色、软底、大小合适的工作鞋,注意鞋底要防滑,平时注意保持鞋子干净整洁。袜子颜色要与鞋子、衣服协调一致。

第四节　护士的仪态礼仪

案例导入

护士小郝值夜班,刚好病区的患者病情都比较平稳,她坐在护士站的椅子上,左脚支地,右膝盖顶在桌子边上,护士鞋挂在右脚尖上。这时一位家属拿着检查申请单来询问第二天做检查情况,小郝并没有站起来,接过单子看了看,为家属做了详细的指导。

请思考:

1. 护士的举止是否得当? 正确的做法应是什么样?

2. 作为一名护理人员,应如何规范自己的行为,展示良好的职业形象?

仪态也称举止、姿态,是指个人在日常生活中,处于静止或活动状态时,身体各部位的相互协调关系。一个人的仪态也是个人涵养的外在体现,具有向外界传递个人思想、情感和态度的功能,也影响着他人对自己的印象和评价。护士挺拔的站姿、端庄的坐姿、平稳的走姿、优雅的蹲姿、得体的手姿等均是塑造良好职业形象的重要内容。因此,护士不仅要学习优美的行为举止,还要将其运用到护理工作中。

一、站姿

站姿是人站立时的姿态,是体态美的基础,是保持良好风度的关键。护士的站姿应显示出稳重、端庄、挺拔,充满朝气和自信。女子站出"亭亭玉立"的优美、典雅,男子站出"玉树临风"的潇洒、稳健。

（一）基本站姿

头正颈直,目光平和,面带微笑,下颌微收,表情自然,两肩水平,外展放松,挺胸收腹,立腰提臀,身正腿直。

1. **"V"字站姿**　脚尖分开成 15°~30° 角,脚跟靠拢,呈"V"字形,两膝并拢。双手相握,放于腹前或自然垂直于大腿两侧,身体重心在两腿正中(图 3-6、图 3-7)。

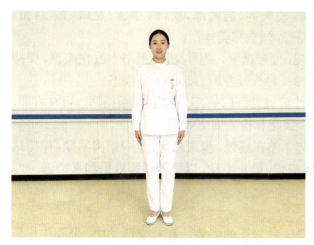

图 3-6　V字站姿(双手自然垂直)

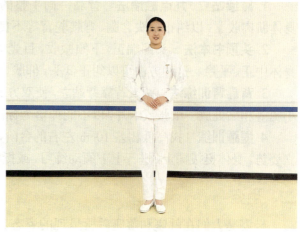

图 3-7　V字站姿(双手相握)

2. **"T"字站姿**　一脚在前,将脚跟靠于后脚内侧缘凹陷处,两脚尖向外略展开,呈"T"字。双手在腹前相握或贴于大腿两侧,身体重心在两脚掌中间。此种站姿双脚前后交错,在视觉上能较好地修饰腿型(图 3-8)。

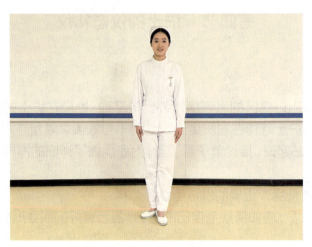

图 3-8　T 字站姿

(二)不同场合的站姿礼仪

在工作、学习和生活中,可根据场合的不同,采取不同的站姿。在庄严、隆重的仪式场合,如升国旗、接受奖励、致悼词等,应采取基本站姿,神情严肃,头正肩平,挺胸收腹;在门口迎接或导诊服务中,可采用双手相握和"T"字步的脚型;在主持活动时,女士可站成"T"字步,使姿势更优美。如长时间站立,可变化不同站姿,但动作幅度不可过大,头和躯干的总体要求不变。

(三)站姿禁忌

1. 身体不够端正　站立时头东倒西歪、肩斜、臂曲、胸凹、腹凸、背弓、臀撅和膝屈等,双手叉在腰间或是环抱在胸前。

2. 双腿叉开过大　站立过久,可采用稍息的姿势,但不可以超过肩的宽度。女子着短裙装时尤应注意。

3. 表现自由散漫　身体频繁变换体位,双腿抖动、用脚勾东西,或是将鞋后跟踩在脚下,身体倚墙、勾肩搭背、双手叉腰或玩弄衣服等,给人以自由散漫、无精打采的感觉。

(四)站姿的训练方法

1. 靠墙站立,九点触墙法　背靠一面平整的墙,使头部、肩胛部、臀部、小腿、足跟贴紧墙面,身体肌肉收紧,以纠正低头含胸、弯腰驼背等不良姿态,塑造完美体型。

2. 头顶书本法　头部端正,下颌微收,目光平视,面带微笑,挺胸收腹,把书本放在头顶,保持身体中正、平稳。这种方法可以纠正低头、仰脸、歪头、晃头及左顾右盼的不良姿态。

3. 背靠背训练法　两人背靠背站立,使双方的枕部、肩胛部、臀部、小腿、足跟相贴。可在肩部、小腿等相贴处放一纸张或卡片,以不能掉落为标准,强化和检验训练效果。

4. 提踵训练　找高低相差 10cm 左右的台阶,脚掌站在高处,脚跟悬空,全身肌肉紧绷,保持站立姿势,身体挺拔向上,进行上下颠动练习,或挺体提臀,静止不动,以练习提臀效果和平衡感。

二、坐姿

坐姿是人们在就座和落座后所呈现的姿态。是一种静态的姿势。在社交活动中,坐姿往往是人们所采用得最多的姿势。护士的坐姿应体现出沉着、冷静、诚恳和谦逊。

(一) 常见坐姿

上身直立,头部端正,面带微笑,目视前方或面对交谈对象。两臂自然弯曲,双手掌心向下叠放于大腿上或桌面上。

1. 正襟危坐式 正襟危坐式是最基本的坐姿,适用于正规的场合。要求:上身与大腿、大腿与小腿、小腿与地面均呈 90°,双膝双脚完全并拢,双手自然放于大腿上(图3-9、图3-10)。

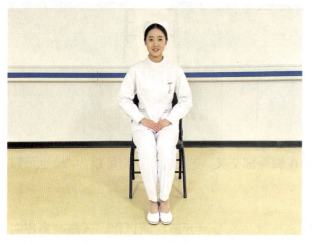

图3-9 正襟危坐式正面

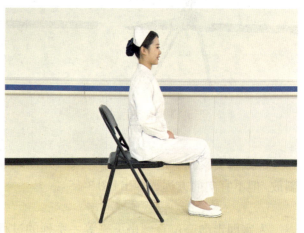

图3-10 正襟危坐式侧面

2. 双腿叠放式 适用于穿裙子的女士。造型优雅,有一种大方高贵之美。将双腿完全上下交叠在一起,交叠后的双腿间没有任何缝隙,双腿斜放于一侧,斜放后的腿部与地面呈 45°(图3-11)。

3. 双腿斜放式 适用于穿裙子的女士在较低处就座使用。双膝并拢,双脚向左或向右斜放,力求使斜放后的腿部与地面呈 45°(图3-12)。

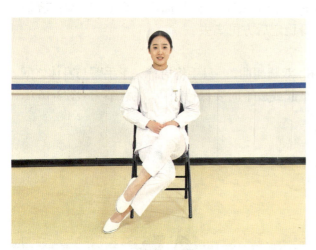

图3-11 双腿叠放式

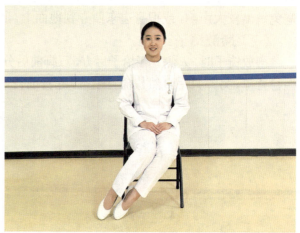

图3-12 双腿斜放式

4. 前伸后屈式 适用于女士的一种优美坐姿。要求大腿并紧后,一腿略向前伸,另一腿屈后,脚掌着地,双脚前后保持在同一条直线上(图3-13)。

5. 双腿交叉式 适用于一般场合,两大腿一上一下,交叉叠放,支撑的腿垂直于地面,上面的腿脚尖向下(图3-14)。

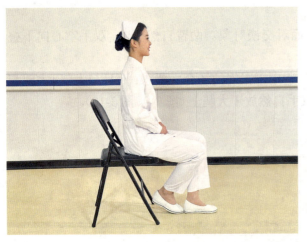

图 3-13　前伸后屈式

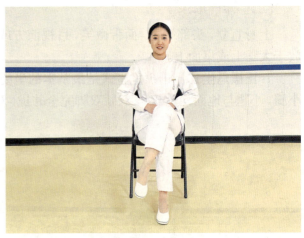

图 3-14　双腿交叉式

6. 双脚交叉式　适用于女士。双膝并拢，双脚在脚踝部交叉，交叉后的双脚可以内收，也可以斜放，但不宜向前方远远伸出（图 3-15）。

（二）入座与离座

入座即走向座位直到坐下来等一系列的过程；离座就是起身离开座位的过程。入座与离座时也要表达出尊敬之情、稳重之态，需注意以下几点：

1. 落座顺序　与他人一起入座时要讲究先后顺序，位尊者优先，平辈、亲友或同事之间可同时入座。抢先入座是失礼的表现。

2. 就座　在正式场合，入座时要从座位的左侧入座和从座位的左侧离座，即"左进左出"。就座时，动作要轻而缓，走到座位前面，背对座位，右脚后移半步，掌握好重心，轻轻坐下。一般坐在椅面的 1/2 或 2/3 处，女子穿裙装时，单手或双手把裙装捋平后再坐下。

3. 离座谨慎　离开座位前应该用语言或动作向身边在座人员示意，随后右腿退后半步起身离座，以免突然起身惊扰他人。离座亦应注意礼仪序列，地位高者可以先离座。离开时，动作轻稳，避免发出较大声响，或把身边东西弄到地面上，起身稳定后方可离去。

（三）搬放椅子

搬放椅子时，人侧立于椅子后方，双脚前后分开，双腿屈曲，一只手将椅背夹于手臂与身体之间，握稳背撑，另一只手自然扶椅背上端，起身前行。拿起或放下时要保持轻巧，注意节力（图 3-16）。

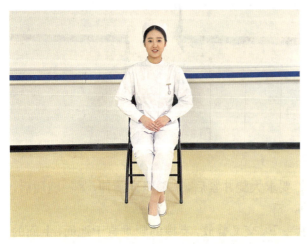

图 3-15　双脚交叉式

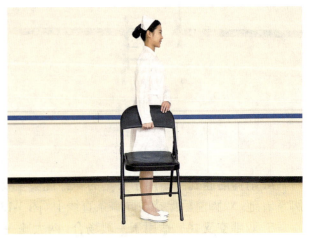

图 3-16　搬放椅子

（四）坐姿禁忌

1. 身体不端　落座后头靠椅背或垂头，下颌前伸或东张西望，腰未挺直，身体前倾后仰，躺在椅子上或趴在桌子上。

2. 手部失仪　双手端臂或抱于脑后；面前有桌子时，双手托腮或是双肘放于桌子上；用手抚摸小腿或脚部；将双手抱在膝上或将手夹在两腿之间。

3. 腿脚不宜　落座后将腿抬得过高，脚尖指向他人，对方可看到鞋底；腿脚抖动摇晃；女子将双腿分开；过分伸展双腿，或将一条腿架在另一条腿上成为"二郎腿"或翘"4"字形腿；骑在座椅上；将脚踩在他人的座位上甚至脱鞋脱袜子。

三、行姿

行姿即走姿或步态，是人在行走的过程中所形成的姿势。轻盈优美的行姿和矫健的步态、是一个人的风格、风度和活力的展现，体现出人的动感之美和精神风貌。

（一）基本行姿

1. 昂首挺胸，直线前行　行走时，以站姿为基础，头部端正，面朝前方，双眼平视，保持上体正直，挺胸、收腹、立腰、提臀。保持明确的行进方向，直线行走。

2. 步幅适中，均匀行进　行走时迈出的步幅与本人一只脚的长度相近，速度均匀，保持一致。

3. 协调平稳，形态优美　行进时身体向前倾斜，重心落在前脚掌上。双肩平稳，双臂在身体两侧自然摆动，摆幅以前摆约 35°，后摆约 15° 为宜。手掌朝向身体内侧，两腿直而不僵，步伐从容、轻松、敏捷、优雅。

（二）行走礼仪

人们在不同场合行走时应考虑周围环境因素，注意约束自己，尊重他人，符合行走礼仪规范。

1. 通过走廊　护士在工作时，步幅不宜过大，但频率可稍快，在病房或走廊里可快步走，但不能以跑代走。要靠右侧通行，把走廊左侧让给迎面而来或有急事需快速行进的人。在较窄的走廊里与他人相遇，离对方有 2m 处，应放慢脚步，面向他人，点头致意，并侧身相让，请对方先通过。

2. 上下楼梯　单人行走，右侧通行，注意礼让，并与身前身后之人保持一定距离。若为人带路，应走在被引导者之前。与尊者、异性一起下楼梯时，应主动行走在前，以保护身后之人。上下楼梯时不宜进行交谈，要留心脚下，更要注意不可站在楼梯上或拐角处交谈。

3. 进出电梯　注意安全，遵守规则。当电梯门关闭时，不要强行扒门或挤入；注意出入有序，进入时讲究先来后到，出来时则应由外向内依次而出；当电梯超载时，应主动退出；与尊长、女士、客人同乘电梯时，如电梯有人管理，则后进后出，如无人管理，则应主动控制电梯，先进先出；乘扶梯时，应站于右侧，左侧作为紧急通道。

4. 出入房门　护士工作中，在进出房门时也要体现出对他人的尊重。在进入病房前应先叩门，以免惊扰他人。出入时用手轻开轻关房门，不要用脚踢门。进出房门也应面向对方，不可背向他人，退出病房时，先后退几步再转身，以示礼貌。与他人同时出入时，应后入后出，以表尊重。如遇到他人与自己相反方向出入房间，则要主动礼让，一般是房内之人先出，房外之人后入。如对方为尊长、女士、来宾则优先对方。

（三）行走禁忌

1. 体态不正　弯腰弓背，摇头晃脑，耸肩夹臂或是两臂大幅度摇摆，扭腰摆臀，左顾右盼，方向多变，双手插兜或背在身后。

2. 步态不正　行走时两脚尖偏向内侧呈内八字步态，或两脚尖偏向外侧呈外八字步态。

3. 声响过大　行走时落脚过重或用脚蹭地面。

4. 影响他人　两人以上呈横排行走或是走走停停、忽快忽慢影响他人。抢行或横冲直撞。

5. 形象不佳 边走边吃,在公共场所两人勾肩搭背,搂搂抱抱。

四、手姿

手姿即手势,是手及手臂所做的动作。手是人身体上最为灵活自如的一个部位。因此,手势是体语之中最丰富、最有表现力的一种体态语言。在人际交往中,恰当地运用手势语,能有效地传递信息、表达情感、增强沟通效果。

(一)手势使用原则

手势的使用应该是随着特定的情境自然形成,在使用时,要把握三个原则:

1. 清晰明确 手势应与沟通内容结合,起辅助语言表达、突出重点、衬托主题、增强语言信息准确度的作用。

2. 自然适度 运用手势不宜过多过频,否则会让人感觉不稳重,甚至感觉轻浮。手势幅度也不宜过大或过小,应自然流畅,与语言相得益彰。

3. 体现个性 手势应富于变化并符合个人风格。

(二)基本手势

1. 垂放 多用于站立之时。双手可叠放或相握于腹前;也可双手掌心向内自然下垂放于大腿两侧。

2. 背手 多用于站立、行走时,既可显示权威,又可镇定自我。双臂伸到身后,双手相握,同时昂首挺胸。

3. 持物 既可用单手,又可用双手。需注意的是,持物时应动作自然,五指并拢,用力均匀,轻拿轻放。避免在拿物品时翘起无名指与小指。

4. 递物 应双手递物,如果不方便用双手时,应采用右手递送。在递送物品时,应为对方留出接取物品的地方。如果传递的是带有文字的物品,必须把物品的正面朝向对方,以便对方接过后阅读。递送带尖、带刃、容易伤人的物品,应使尖、刃朝向自己,或是朝向其他方向。递送食品时,注意不要把手搭在杯、碟、盘的边缘处。

5. 鼓掌 用以表示欢迎、祝贺、支持的一种手势,多用于会议、演出、比赛或迎候嘉宾时。以右手掌心向下,有节奏地拍击掌心向上的左掌,高度与胸平齐。必要时,应起身站立。

6. 夸奖 用以表扬他人的手势。伸出右手,竖起拇指,指尖向上,指腹面向被表扬者,其余四指弯曲并拢。不可将右手拇指指尖朝下或指向自己,有自大、藐视之意。

7. 召唤 与召唤对象距离较远时,可将右手轻轻抬至身体右前方,与头部平齐或略高于头部,手指并拢,掌心向下,上下摆动。

8. 指示 用以引导来宾、指示方向的手势。以肘关节为轴,将左手或右手抬高至一定高度,四指并拢,拇指自然张开,掌心向上,向目标展开手臂。

(三)禁忌的手势

1. 失敬的手势 用示指指人。示指只能指物,不可指人,因为示指具有攻击性。

2. 不稳重的手势 双手乱动、乱摸、乱扶、乱放,或是折衣角、咬指甲、抬胳膊、抱大腿、挠脑袋等。在他人面前,尤其是正式场合,面对尊者和长者时,更是应当禁止。

3. 不卫生的手势 在他人面前搔头皮、掏耳朵、揉眼睛的分泌物、抠鼻孔、剔牙齿、抓痒、摸脚等手势,均极不卫生,也非常不礼貌,属于不当之举。

五、蹲姿

蹲姿即下蹲的姿势。护士在工作中有时会遇到需要蹲下取物或操作的情况,此时应以节力、美观为原则。

（一）蹲姿基本要求

下蹲时保持头正颈直，挺胸收腹，臀部向下，身体不要过度前倾。如拾物时，目光应注视物品。下蹲过程中，如着裙装可用手背抚平裙摆顺势蹲下。

（二）常见蹲姿

1. 高低式蹲姿 左脚在前，右脚在后，两腿靠紧下蹲。左脚完全着地，小腿基本垂直于地面，右脚则脚掌着地，脚跟提起。右膝内侧紧靠左小腿内侧，臀部向下，基本用右腿支撑身体，形成左膝高右膝低的姿态（图3-17）。

2. 交叉式蹲姿 下蹲时左脚在前，右脚在后，左脚完全着地，小腿基本垂直于地面，右膝由后下方伸向左侧，右脚跟抬起，脚掌着地。两脚前后靠近，合力支撑身体（图3-18）。交叉式蹲姿通常适用于女性，尤其是穿短裙时，蹲下后两腿交叉在一起，造型优美典雅。

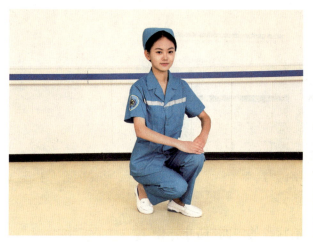

图3-17 高低式蹲姿

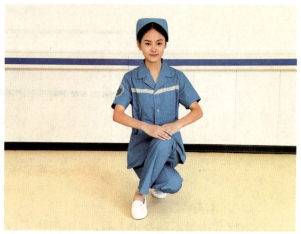

图3-18 交叉式蹲姿

（三）蹲姿禁忌

下蹲时，速度切勿过快，应与他人保持一定的距离。不可正面面对他人或者背部对着他人蹲下，以免使他人感到不便或显得对他人不尊重。身着裙装的女子，要注意两膝并拢。

知识拓展

君子九容

传统的儒家思想讲究身体的正和内心的中，认为坐立中正，容颜端庄，才能表达内心的郑重。"足容重，手容恭，目容端，口容止，声容静，头容直，气容肃，立容德，色容庄"（《礼记·玉藻》）意思是我们平时的举手投足之间要以稳重端庄之态，表达对别人的尊敬之情。作为护理工作者，更应注重自身的职业形象，做到内在美与外在美交相辉映。

第五节　护士工作中的仪态礼仪

优美的护士形象能给患者以美的享受，端正秀雅的仪态，护士内在的朝气与聪慧对患者疾病的治疗和康复起到非常重要的促进作用。护理工作中的体态语言有：端治疗盘、持病历夹、推治疗车等。

一、端治疗盘

治疗盘是护理人员在进行护理操作中常用的物品，端治疗盘应做到平稳、节力、姿势优美。

（一）端治疗盘姿态

端治疗盘时，护士在站姿和行姿的基础上，双手四指自然分开托住盘底，拇指置两侧盘边缘以下，上臂贴近躯干，肘关节屈曲 90°，治疗盘边缘距躯干约 5cm。在取放时或行进中注意保持治疗盘重心平稳（图 3-19）。

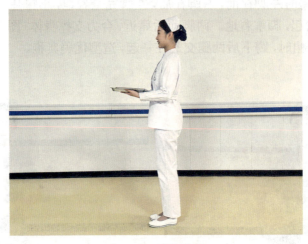

图 3-19　端治疗盘

（二）端治疗盘注意事项

1. 治疗盘边缘不触及护士服，双手拇指不触及治疗盘的内面，防止污染。
2. 进出房门时，可用肩或肘部将门轻轻推开，不可用脚踢门。
3. 端盘行走中注意礼让，坚持"患者先行"的原则。

二、推治疗车

（一）推治疗车姿态

治疗车一般三面有护栏，无护栏一面设有抽屉，用于存放物品。推治疗车时，护士保持标准站姿位于无护栏的一侧，用双手扶住车缘两侧，治疗车距身体约 30cm，上身略向前倾，双臂均匀用力，重心放于前臂，轻巧匀速地向前推进，停放平稳，勿使物品掉落（图 3-20）。

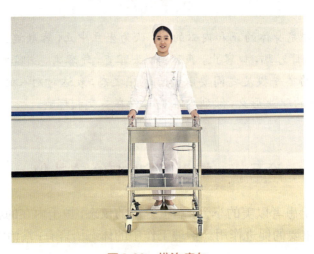

图 3-20　推治疗车

（二）推治疗车注意事项

1. 推车动作轻巧，避免噪声，避免用手拽着车走。

2. 推车在走廊与患者相遇时，应将车推向一侧，礼让患者。

3. 进入病房前应先停车敲门后，用手轻轻推开房门，推车入室，严禁用治疗车撞击房门或用脚踢门。

三、持病历夹

病历夹用以保存患者的医疗文件，护士工作中经常会持夹行走，正确的姿势能够体现出护士对医疗文件的重视，也能展示出护士优美的姿态和严谨的工作态度。

（一）持病历夹姿态

在良好站姿和行姿的基础上，一种是手持病历夹边缘中部，病历夹平面与身体纵向呈45°，另一手自然下垂或托病历夹下角。另一种是将病历夹正面向内，手握病历夹边缘的中部，放于手臂与躯干之间。翻阅病历或记录时，将病历夹托于左手及前臂，右手拇指、示指从病历夹缺口处滑至边缘，向上轻轻翻开。行走时，手掌握住病历夹中部并自然下垂，或放于侧腰部，另一手自然摆动（图3-21、图3-22）。

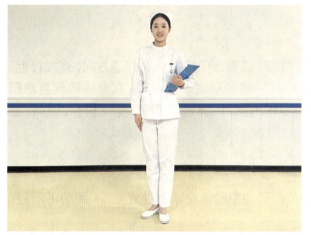

图3-21 持病历夹姿态（A）

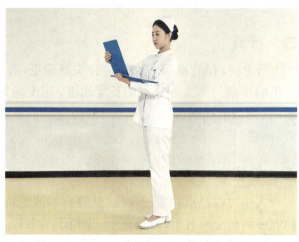

图3-22 持病历夹姿态（B）

（二）持病历夹注意事项

1. 病历内容属于患者的隐私，持病历夹时不做与治疗无关的事情。

2. 不随意乱放病历夹或带出工作场所。

第六节 男护士的仪态礼仪

随着护理工作发展的需要，越来越多的男护士加入护理工作者队伍的行列。他们体力好、精力足、动作快、耐力及适应力强，在生理和心理上均有明显的优势。特别是在一些特殊操作上，如搬抬患者、出诊等工作中男护士的力量和技巧可以提供更好的护理服务，提高患者的就医体验。大量男护士的加入，使护理工作更具竞争力。因此，工作中男护士也要注意自身的行为举止，显示出良好的职业素质。

一、站姿

站立时头正颈直，双眼平视，下颌微收，表情自然，挺胸收腹，两肩外展放松，立腰提臀，身正腿直。体现出男子的稳健挺拔。

1. 双腿直立，脚跟相对，脚尖稍分开约一拳，呈"V"字形，两臂自然下垂，掌心向内，双手贴于大腿两侧（图3-23）。

2. 双腿分开，双脚平行，距离与肩同宽或小于肩宽，两臂自然下垂，右手握于左手腕上方，自然贴于腹前或背后自然贴于臀部上方（图3-24）。

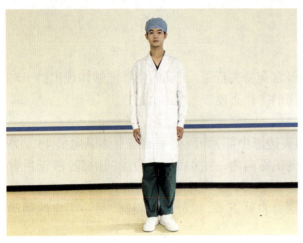

图 3-23　V 字形站姿　　　　　　　　　　　　图 3-24　平行站姿

二、行姿

行走时，昂首挺胸，双眼平视，头部端正，收腹、立腰、提臀。保持明确的行进方向，直线行走。迈出的步幅与本人一只脚的长度相近，速度均匀，保持一致。双肩平稳，双臂在身体两侧自然摆动，摆幅以前摆约35°，后摆约15°为宜。手掌朝向身体内侧，两腿直而不僵，步伐从容、协调、稳重、刚毅。

三、坐姿

入座时以稳重和缓的步履，从容自如地走到座位前轻而稳的落座。上身直立，头部端正，目视前方或面对交谈对象，双肩正平，坐椅子的2/3。

1. **垂腿开膝式**　双膝略分开，但不可宽于其肩部，双脚自然下垂于地面，上身与大腿、大腿与小腿均成90°，双臂自然弯曲，双手掌心向下，分别放于两膝上（图3-25）。

2. **双腿交叉式**　两大腿交叉叠放，大腿自然放置，脚尖向下。双手掌心向下叠放于两腿接近膝盖的部位（图3-26）。

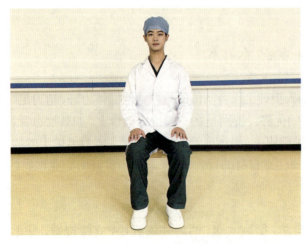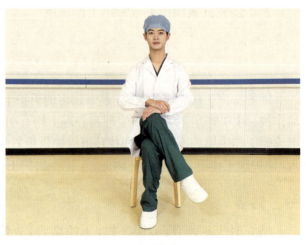

图 3-25　垂腿开膝式　　　　　　　　　　　　图 3-26　双腿交叉式

四、蹲姿

左脚在前，右脚在后，两腿适度分开下蹲，左脚完全着地，小腿基本垂直于地面，右脚则脚掌着地，脚跟提起，臀部向下，基本用右腿支撑身体，形成左膝高右膝低的姿态。双手掌心向下分别放于两腿接近膝盖的部位（图3-27）。

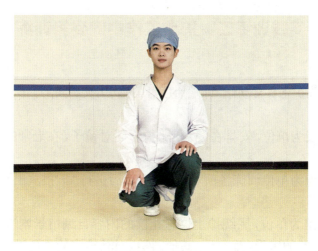

图 3-27　蹲姿

（张立伟）

思考题

1. 小杨是某职业院校护理专业的毕业生，目前正在求职，今天收到了某医院的面试通知。如果你是小杨，为成功通过面试，在仪容、服饰方面要做哪些准备？

2. 护士小刘根据医嘱为一位上呼吸道感染的患者进行静脉输液治疗。在操作过程中，小刘应如何正确使用治疗车和治疗盘？

ER 3-3

练习题

附：

实践训练一　护士淡妆整装上岗

【实训目的】

1. 根据仪容修饰的基本原则，正确实施发部、面容和肢体的修饰。
2. 结合护士工作特点，恰当地为个体设计护士职业妆。

【实训方法】

1. **洁面护肤**　清洁面部和颈部，涂爽肤水和润肤液，涂防晒霜。
2. **涂扑粉妆**　涂粉底液和干粉，减少粉底的油光感，以定妆。
3. **画眉**　设计好眉形，突出眉头、眉峰、眉尾的位置。眉头和内眼角在同一垂直线上，眉梢在鼻翼至外眼角连线的延长线上，眉峰在眉头至眉梢的外2/3处。画眉时掌握"从粗到细，从淡到浓"的原则，画出眉毛的立体感。
4. **画眼妆**　包括画眼线、涂眼影、涂染睫毛。
5. **晕染腮红**　根据年龄、肤色、脸型、着装及面部的妆调选择合适的腮红。

6. **修饰唇形**　用唇线笔勾画出理想的唇形轮廓,再涂唇膏,使整个妆面鲜明亮丽。

7. **头发修饰**　按护士工作要求梳理头发。

【实训评价】

1. **知识评价**　是否掌握护士的妆容标准,是否对面部仪容有较高的审美。

2. **素质评价**　是否积极参与,互相配合,共同协作。

实践训练二　护士工作中的姿势训练

【实训目的】

规范展示站、坐、行及护士日常动作,即端治疗盘、持病历夹、推治疗车、下蹲拾物以及握手礼仪。

【实训方法】

1. **集体训练**　以班级为单位,安排在健身房,护生面对镜子,在老师的统一指导下进行各项基本姿势的训练。

2. **小组训练**　以小组为单位训练各项基本姿势,然后进行"汇报演出",评选出每个项目的"最美护生"。

3. **角色扮演**　以小组为单位,围绕护士仪态礼仪的内容自编情景剧进行角色扮演。角色扮演后,角色扮演者谈角色体验的感受,观察员(其他同学)对其扮演的角色进行评价。

【实训评价】

1. **知识评价**　是否掌握站、坐、行及护士日常动作。

2. **创新评价**　节目是否新颖有创意。

3. **素质评价**　节目组织是否顺利,是否积极参与,互相配合,共同协作。

第四章 | 护士工作礼仪

ER 4-1
教学课件

ER 4-2
思维导图

学习目标

1. 了解护理操作中的礼仪。
2. 熟悉手术室护士工作礼仪。
3. 掌握门诊护士、急诊护士和病区护士工作礼仪。
4. 学会正确运用护士工作礼仪，通过尊重、关心和专业的行为，为患者提供优质的护理服务，并营造温馨和融洽的护理环境。
5. 具备高尚的职业道德、严谨求实的工作态度和主动服务的意识，能在工作中积极展示优雅干练的工作作风。

第一节　门诊护士工作礼仪

案例导入

患者，张某，70岁，因糖尿病并发白内障从外地来院治疗。其家属背着行李，扶着张某并拿着刚办好的入院手续来到护士站，向护士询问该如何住院。

请思考：

1. 如果你是主班护士，将如何接待该患者？
2. 作为责任护士，在张某住院期间该注意哪些工作礼仪？

护士工作礼仪是指护士在工作岗位上应当遵守的行为规范，是一种职业礼仪。在现代护理工作中，人们对护理人员的服务也提出了更高的要求。护理工作是科学和艺术的结合，护士除了要具备丰富而扎实的理论知识和熟练过硬的操作技术外，还要有良好的礼仪修养，以最佳的精神面貌和温文有礼的形象投身于护理工作，为患者提供优良的医疗护理服务，创造出健康友善的人文环境，建立和谐的护患关系，做文明礼貌的"健康使者"。

门诊（outpatient department）是患者就医的主要场所，也是代表医院形象的"窗口"。门诊具有患者多、流动性大的特点，门诊护理工作内容包括预诊、分诊、候诊、咨询、便民服务和健康教育等，为患者提供咨询、预防、治疗、保健、康复一体化的全方位服务。同时，患者由于身体上的不适和环境的陌生，往往伴有焦虑、恐惧、悲观等负面情绪。因此，护士的一言一行、一举一动都会影响患者的情绪。

一、门诊导医护士礼仪

现代化医院管理模式中，导医护士是一个必不可少的重要角色，导医护士的形象在一定程度上代表医院的形象。导医护士的主要职责包括导诊、咨询、观察应对突发情况、维持门诊秩序等。

在此岗位的护士要注意衣着、妆容、站姿、言行等整体形象，让患者感觉亲切而愿意求助；同时要熟知门诊的布局、就诊的流程、专业特色、自动就诊系统的应用、应急处理等，以能给患者专业有效的指导和帮助。公正维持就诊秩序，遇到插队的患者要晓之以理耐心劝说；要随时观察候诊患者的情况，对病重以及有特殊情况需要照顾的患者应优先安排就诊，并和其他就诊患者做好解释。

（一）注重礼仪规范

1. 良好的仪容仪表　门诊作为医院服务的窗口，患者首先接触的就是门诊护士，门诊护士的仪容仪表直接影响就诊患者对于医院的印象。门诊护士的仪容仪表应做到文明端庄，整洁简约，给患者留下良好的第一印象。上岗时按岗位要求规范着装，给患者以文明大方的感觉。

2. 得体的言谈举止　护士的言谈举止常常直接影响到患者对护士的信任乃至护理效果。门诊护士在和患者接触时必须做到态度诚恳、语言文明、举止有度、落落大方。护士应和蔼地与患者打招呼，主动询问有什么事需要帮忙，称呼、声音、语气、语音、语调尽可能使其感到亲切、温暖，护理操作时动作要轻柔准确。如门诊护士见到患者时应主动热情地迎上去说"您好！您哪里不舒服？""请问有什么需要帮助的吗？""请先到挂号处挂号，然后到诊室看病。""请坐，您有什么不舒服请告诉医生。"等。说话时态度和蔼亲切，语言柔和悦耳，举止规范端正，这是门诊护士礼仪最基本的要求，它有利于融洽护患关系，消除患者对医院的恐惧心理，增加亲切感。

3. 适当的目光表情　目光表情是服务于患者的一个重要方面。门诊护士与患者接触时应该面带微笑，表情自然；神态真诚，热情大方；眼神专注，认真倾听；礼貌和蔼，会意融通。这样可以表达出对患者由衷的关爱之情，并能与患者在良好的气氛中进行交流，拉近候诊患者与护士的心理距离，消除患者的陌生感和候诊的烦躁感。

（二）创造舒适的就医环境，热情接待每位患者

保持门诊的环境清洁，维持门诊的就医秩序，会让患者产生良好的首次效应。患者在干净清洁、环境优美、秩序良好的门诊环境里会产生一种美的享受，这样有助于减轻或消除患者焦躁心理。对于初次来门诊的患者，无论男女老少，都希望得到医务人员的重视、同情和理解，因此门诊护士应理解患者的心情，热情接待每一位患者，采取多种有效的方法，维持良好的就诊秩序，提高诊治效率并尽可能帮助患者。

（三）主动介绍，耐心解答

对于大多数患者而言，医院是一个陌生的环境。这时门诊护士应主动与患者交流，让其了解医院的环境，向患者介绍医院与其相关的专科特色，介绍出诊专家及主要检查项目、步骤、科室位置等。护士在维持就诊秩序的同时，一定要耐心解答患者及其家属的问题，对于一些不了解或不确切的问题，要一边请患者稍等，一边请教其他医务人员予以解决。这些都有助于提升患者对医院的信任感，使其更顺畅地接受门诊治疗。

二、门诊治疗护士礼仪

患者在门诊就诊后有可能需要继续接受护理治疗，在为患者进行护理治疗的过程中，门诊护士除了要规范、娴熟的完成各项护理操作外，还应注意工作中的文明礼貌行为，让患者感受到优质的护理服务。

（一）进行护理治疗前

护士应礼貌亲切地与患者打招呼，并以真诚的微笑、端庄的举止对待患者，还要主动地向患者讲解相关治疗措施的意义、方法及注意事项。当患者有疑问时，要耐心细致地讲解，尤其是老年人，一定要做到让患者真正理解和掌握，要充分尊重患者的知情权。在治疗前还要充分准备相关物品，保证患者的安全，使其获得较好的治疗护理效果。

（二）进行护理治疗时

进行治疗时，应首先协助患者取舒适体位，操作时严格执行操作规程，做到态度和蔼、动作轻柔，神情专注。当操作完成后，应当向患者致谢，并讲解需注意的内容。门诊经常会遇到一些突发事件，护士应沉着冷静、忙而不乱，准确地做好各项工作。如操作失败时，一定要立即真诚地向患者致歉，即使遇到某些患者的挑剔、为难，也要保持冷静、耐心，始终以礼相待。整个护理治疗过程中，要求患者配合时一定要"请"字当先，不要以命令式的口气对患者说话，做到言谈有礼，举止有度。

（三）完成护理治疗后

患者在治疗结束离开门诊前，要认真地交代医嘱及注意事项，注意语言的科学规范、言简意赅、通俗易懂。可以利用电视、宣传手册、科普视频、板报、集体讲授或个体咨询等方式向患者宣传防病治病的基本知识，增强人群的健康保健意识。随着人类健康需求的不断提高，健康保健知识的宣传已经成为护理工作中必不可少的一部分。在患者治疗结束离开时，护士把患者送到诊室门外，说上几句祝福、送别的礼貌语，让患者感受到护士礼貌周到和温馨和蔼的服务。

> **知识拓展**
>
> ### 服务工作中待客的 3S 程序
>
> 3S 是指起立（Stand up）、微笑（Smile）、目视对方（眼神的接触，See, eye-contact）。起立是最基本的礼貌，用身体语言表示欢迎之意。微笑的魅力总是无穷的，当客人到达时，微笑的表情会把热情之意无言地传递给对方。如果你起身、微笑，却不看着对方，客人会觉得你之前的动作与他无关，通过眼神才能真正把你的诚意传达给对方。

第二节　急诊护士工作礼仪

急诊（emergency department）的服务对象多是发病较急、病情较重或需要紧急抢救的患者。急诊护士应根据急诊护理工作的特点，针对患者不同实际情况和心理状态，采取适当的接待和救护方式。

一、急诊接待礼仪

急诊护士面对的是急危重的患者，社会对急诊护士的服务水准要求会更高。急诊护士应不断地完善服务理念，针对不同病情和心理状态给予及时的心理疏导和恰当的接待礼仪。急诊接待礼仪有利于帮助患者树立信心，促进患者早日康复，增进护患和谐。

1. **陈述利弊，稳定情绪**　急诊患者由于病情危急，来势凶猛，患者和家属都缺乏心理准备，表现出情绪紧张、惊恐不安。护士在紧张环境中有条不紊地进行救治工作之余，还要给患者和家属提供必要的、适当的安慰和解释，晓以利弊，尽快使患者和家属消除紧张情绪，以利于进一步对病情作出处理。

2. **抓紧时机，果断处理**　急诊抢救的目的是要在最短时间里，用最有效的措施来保证维持生命的主要器官不受或少受到损害，以缓解急性发作症状，为进一步治疗争取时间。护士根据患者病情应迅速进行必要的救治处理。救治工作的方法要准确，决策要果断，措施要得力，充分体现护士处理问题的针对性、及时性，增强患者对护士的信任度。

3. **急不失礼，忙不失节**　急诊患者的接待虽然要求紧张及时，但是不等于可以不顾礼节。护士应考虑到患者的特殊心理，态度要更为温和礼貌，处理病情果断而及时，繁忙中仍能不失礼节，耐心而富有关爱之情，这对于患者不仅仅是态度上的关心，更重要的是给予患者信念上的支持。

二、急诊急救礼仪

对急诊患者进行救护时，护士应充分做好急救前的准备工作，积极、有效、主动地配合诊治和抢救，做到急而不慌、忙而不乱，以从容礼貌的工作态度来稳定患者和家属的情绪，争取得到更好的配合，有利于救护工作的顺利进行。

1. 充分准备，急而不慌　平时就要做好各种抢救器械、设备、药品、物品的准备工作，做到仪器、设备处于功能状态，药品物品齐全，备用充足。同时，急诊护士还必须做好自身的准备工作，要培养高度的责任心、娴熟的操作技术、扎实的理论知识和敏捷的动作，以及敏锐的观察力和处乱不惊的应变能力。

2. 忙而有序，配合抢救　在患者诊治过程中，护士要始终做到急而不乱、忙中有序，配合医生做好心肺复苏、吸氧、建立静脉通路、止血等。急诊救护工作涉及医疗、护理、检验、影像、收费、药房以及行政等多方面，要求各科室人员要以救治患者为中心，护士应协助做好各科室之间的协调工作；救治过程中护士应以大局为重，服从救护工作的安排，理解尊重，密切配合，全力以赴地投入工作。

3. 团结协作，亲切告知　由于患者起病急、病情重，患者家属没有心理准备，常表现为焦躁、坐立不安、担心能否抢救成功，急于想知道更多的抢救情况，甚至想进急救室目睹抢救现场等。护士要对家属这种焦急的心情予以理解，耐心回答他们提出的各种问题；为保证抢救秩序的正常进行，劝说家属在急救室外等待，及时向家属反馈患者的抢救情况；给予家属适当的安慰和必要的心理疏导，对家属的过激言行要冷静对待、充分理解，妥善处理好与患者家属的关系，从而获得家属对抢救工作的支持。

4. 做好疏导，获得支持　急症患者在意识清醒的情况下，心理较复杂，承受压力较大。急诊护士要针对每个患者的具体情况做好心理疏导工作，用体贴、关心的语言缓解患者紧张恐惧心理，减轻压力。同时进行健康教育，对病情变化、护理治疗过程及效果给予适当的解释和预告，帮助患者接受诊断、治疗、护理，增强战胜疾病的信心。

第三节　病区护士工作礼仪

病区（inpatient area）是患者在医院接受治疗的主要场所，患者面对陌生的环境、陌生的医护人员，复杂的检查项目及各式各样的治疗护理措施，往往会产生恐惧与无助的感觉。在住院过程中，传统的护理服务已经不能满足患者的需求，他们希望得到更高层次的服务，护患之间需要建立一种相互尊重、理解、支持的信任关系，因此对护士服务的水平和质量有了新的要求。在病区护理工作礼仪方面，护士要掌握患者入院、出院等工作礼仪。同时，应针对不同病区患者的特点，在护理工作中做好个性化服务工作。

一、患者入院时的护理礼仪

患者在进入病区时首先接触的是护士，护士的礼仪修养常常直接影响到患者对护士的信任乃至护理效果。因此，在患者入院初期护士就应做到仪表端庄，举止大方，谈吐礼貌，使患者感到亲切和温暖。

（一）住院处护士工作礼仪

1. 协助患者办理入院手续时的工作礼仪　新入院患者来到病区首先进入护士站，接待的护士应起立面对患者,微笑相迎。当患者需办理入院手续时,护士应指导或协助患者及家属持住院证到住院处办理入院手续,告知所需的注意事项,如:填写登记表格,缴纳住院押金等。由于患者来到陌生的医院住院治疗,会因人生地不熟而感到孤单,此时心情常常也比较焦急,在办理住院手续的过程中如果出现急躁不耐烦,此时护士一定要耐心、细致地对患者作详细的住院指导和安排,主动询问有什么事需要帮忙。

2. 护送患者入病区的工作礼仪　护送患者进入病区时,护士要热情主动地关心患者,在交谈过程中尽可能了解掌握患者更多的疾病信息,解决他们的实际困难。如主动热情地帮助拎包或提取行李,护士要采用朝向患者侧前的行走姿势,切忌只顾自己走在前面把患者甩在身后,这不仅是出于礼貌,也利于随时观察患者的病情和意向,及时提供更优质的护理服务。对行走不便的患者可扶助步行,对不能行走或病情危重的患者可用轮椅或平车护送,并根据病情安置合适的体位,注意保暖,不中断输液和给氧等治疗,以确保患者的安全和舒适,整个过程护理操作动作既要轻快敏捷,又要娴熟稳重。在护送过程中还可以根据情况给患者介绍病区的基本情况,耐心细致地解答患者或家属的提问,消除患者的焦虑等,使患者能尽快适应新的环境。送入病区后要礼貌、耐心、仔细地与值班护士就患者的病情、物品等情况进行交接,做到服务有始有终,护理环环相扣。

(二)迎接患者入病区的工作礼仪

在患者住院期间,与患者接触时间最长的是病区的护士。俗话说"三分治,七分养",提高护理人员的服务质量和礼仪修养,会对患者产生药物治疗达不到的效果。

当新入院患者来到病区,接待护士要立即起身迎接,亲切地问候,同时双手接过门诊病历和入院证,并向患者介绍责任护士。此时,责任护士留给患者的第一印象非常重要。护士首先应和蔼地与患者打招呼,主动亲切地介绍自己及主管医生,例如"您好!我是您的责任护士,我叫×××,您叫我小×就行了,有什么需要可随时找我。您的主管医生是××医生,他马上就会来看您。您安心积极配合治疗,我们会尽可能让您早日康复的。"然后再根据患者的病情、过往住院经历等具体情况耐心细致地进行入院介绍。如果病情允许可带患者到病区走一圈,介绍病区环境,如护士办公室、医生办公室、治疗室、处置室等,之后送患者到床旁,安排患者衣、食、住等最基本生活需要,告诉患者有关设备的使用方法及介绍住院的相关规章制度,并与同病室的病友相互介绍,满足患者归属的需求,从而减轻患者初入院的紧张焦虑。在介绍过程中须注意使用礼貌用语,注意语气和措辞等,尽量多用"请""谢谢"等文明的语句,避免使用"不准……""必须……"等命令式语言。这种文明的语言、温和的态度,使患者在愉悦的心境中能更好地接受护士的介绍,从而更快地适应患者的角色。

二、患者住院期间的护理礼仪

患者住院期间在各病区中接受治疗、护理及休养,接触最多的就是护士,护理人员的言行举止将会对患者产生重要的影响。这就要求护士在进行护理工作时必须做到亲、轻、稳、准、快。

1. 自然大方,轻盈快捷　护士在站、坐、行等基本体态及各种操作中应姿势规范,动作优美、舒展。比如,行走时庄重自然,轻盈快捷,推车时要平稳,开关病区门要轻,各项操作要轻快准确,让患者感到安全、优雅、轻松、细腻、灵巧。护士镇静、自然的神态能使患者对护士的水平和能力产生信任感,而护士表现的惊慌失措或举止浮躁则会加重患者的害怕、恐惧心理,从而会使患者对医院的救治水平和工作质量产生怀疑。

2. 亲切温暖,关怀尊重　新入院的患者,都存在一个逐渐适应新环境的过程,每位患者住院后都希望被认识,受到重视,并常认为自己被尊重就会得到较好的治疗和护理。护士亲切温柔的语言,热情关切的问候最能使患者感到温暖,是患者摆脱孤独感和树立战胜疾病信心的最重要因素之一。护士在查房、治疗、操作时一张真诚的笑脸,一声亲切的问候,一个合适的称呼,要求患者做配合治疗时一个简单的"请"字，得到患者配合后说声"谢谢"等，都会使患者感受到护士的关爱，从而产生一种亲近、信任和敬重之情，缩小护患之间的距离。

3. 灵敏准确，快速及时 快速及时、安全准确的护理服务无疑会获得患者的信赖和尊重。护士在临床护理中，必须做到思维敏捷、动作准确无误。特别是遇到患者病情紧急危重的情况下，凭借科学的态度和丰富的知识经验，给予及时准确的判断和处理，是为患者赢得治疗时间的关键，也是护士职业素质的基本要求。

4. 业务精湛，技术娴熟 患者入院后都有一种安全感的需要，这是他们最基本的需要。他们希望能通过医护人员的诊断、治疗、护理减轻或消除病痛，恢复身心健康。因此，作为护理人员，娴熟的技术，规范的操作是消除患者顾虑，赢得患者满意，树立信心和安全感的重要因素，同时也是护士完成护理任务的关键。因此，要成为一名合格的护士，就必须熟练掌握各项操作技能，并不断刻苦钻研业务，掌握现代护理新理念和新技术。

5. 坚持原则，满足需要 对患者提出的需要，要尽量给予满足，以取得患者的配合。例如，患者在住院后，往往急于了解自己的病情和治疗方案，预后怎样等问题。这时责任护士就应针对患者的具体情况给予耐心、详细的健康指导，介绍疾病的相关知识，根据患者的症状、体征、年龄和身体情况给予恰当的解释。当患者的需求得到及时的满足，就会取得患者的理解和配合，减轻或消除其焦虑和恐惧心理，有利于患者的治疗与康复。当然，满足患者的需要也不能一味地迁就，无原则地满足，不能违反医院的规章制度和违背社会公德、社会利益、不能侵犯他人的权益。

知识拓展

护理查房

　　主查者（护理部主任、总护士长或护士长）站于病床右侧，参与查房的其他人员位于病床左侧，责任护士要站在左侧第一位，旁听者立于床尾。护理业务查房流程：①主查人说明查房目的；②责任护士报告患者情况，重点说明现存护理诊断、护理计划、护理措施、护理效果及尚需解决的护理诊断；③护理体检：主查人根据责任护士的报告和护理病历记录情况询问患者并进行护理体检；④评价与指导：主查人依据获取的资料，如患者护理诊断、护理计划落实情况等相关问题组织护士进行讨论，做出评价。

三、患者出院时的护理礼仪

　　患者因身体康复或其他原因需要出院时，为了使护患关系有一个良好的结束，护士要一如既往地做好各项工作，更需要注意患者出院时的护理工作礼仪，做到有始有终。

1. 出院前的祝词与指导 得知患者身体康复（或好转）要出院时，护士应表示高兴和祝贺，真诚地感谢患者在住院期间对医院工作的支持和配合，谦虚地对自己工作的不足之处、对患者关照不周的地方表示歉意，并表达对患者一如既往的关怀之情，随时都会为患者提供力所能及的帮助等。同时，责任护士还要指导和协助患者办理出院手续，做好出院指导，告知患者服药、随访、康复锻炼、复查的时间和出院后生活上的注意事项等。

2. 出院时的送别礼节 患者离院时，责任护士应热诚地送上一段距离，将患者送到门口或车上，祝贺患者的康复（或好转），并嘱托："请您走好""请您慢走""请您多多保重"等，但切忌说："欢迎您下次再来"。同时向患者行握手礼、挥手礼或行鞠躬礼告别。一般可送到电梯待门关闭后或送到病区门口待患者走出视线或送到车上待车开动时方可转身返回。

ER 4-3

入院出院患者的护理礼仪

第四节　手术室护士工作礼仪

手术室是医院手术科室的中枢，手术室护士工作特殊，其任何差错事故都可能给手术带来不可挽回的影响。护士礼仪在手术室护理中的应用，可以使患者安全、舒适地接受手术，确保了围手术期患者的安全，增进了护患关系，提高了护理质量。手术室护士必须严格要求自己，以最好的精神面貌，最佳的心理状态，最文明的工作态度，最优秀的效率和质量完成护理工作。

一、术前的工作礼仪

手术是一种创伤性的治疗手段，大多数患者是害怕手术的，特别是第一次手术，患者多表现出焦虑、恐惧和紧张的心理。手术室护士应在积极协助医生进行手术治疗的同时，自觉以文明礼貌的言行，关心尊重患者，尽可能减轻或消除因手术而引起患者产生的焦虑、恐惧和担心等不良心理反应，确保手术成功、顺利。针对术前患者食欲下降、失眠、心神不宁、焦躁烦恼等表现，护士务必认真做好患者的术前疏导工作，用礼仪化的言行、和蔼可亲的态度、科学准确的措辞和教育式开导缓解其不良的心理反应，进而获得患者术中的积极配合和术后的良好疗效。

1.亲切交谈，积极沟通　护士应根据不同的患者，不同的交流氛围，适时地应用一些倾听、交谈、沉默等沟通技巧，对年幼患者也可应用触摸等沟通技巧。在了解患者的生活习惯（吸烟史、饮酒史）、社会背景（职业、社会地位等）、性格爱好、接受手术的态度和对医疗护理工作的协作程度后，启发患者说出自己对手术的看法，再有针对性地给予恰当的说明和解释，给予患者激励和安慰，消除患者不安心理，解除患者的顾虑，使患者对手术治疗做好充分的心理准备。还需注意不宜在进行术前谈话时，一开始就向患者机械地宣读一番术前各种注意事项，使患者感觉如接受宣判一般。护士应具有较强的洞察力，耐心听取患者的主诉和要求，观察其心理反应，及时给予心理指导。

2.讲究技巧，满足需要　护士术前访视患者时要语言规范，举止行为礼貌、稳重，态度和蔼、诚恳，仪表整洁、端庄，步态轻盈、灵巧，舒展自如，给人轻巧、美观、柔和之感。用通俗易懂的语言温和地与患者交流沟通。选择好适宜的时间，应避开治疗和进食的时间，交谈时间一般为10~15分钟，不宜过长，以不引起患者紧张感和疲劳感为宜。与患者交谈时应正视患者，尽量少用医学术语，对不知道或不明白的事情，不要含糊地回答患者，应礼貌地对患者表示歉意后，请医生或其他有权解释的知情人作解答。交谈中避免说一些会引起患者不安的话题，如癌症、死亡等。也不必要对手术过程进行详细说明，以免增加患者的心理压力。

大多数患者，经过术前谈话，多能减轻心理负担，对手术能有较好的心理准备，但也有一部分患者，虽然接受了手术，但却对手术效果怀有不同程度的疑虑，对术后出现切口疼痛不适、功能障碍等症状缺乏足够的思想准备，加上手术本身的损伤，可能出现一些不良心理反应。因此，对手术患者的语言运用既要讲究临床医学语言的科学性，还要充分发挥礼貌语言的艺术性，调动患者的主观能动性，发挥语言的心理治疗作用。

二、术中的工作礼仪

1.礼待患者，视如亲人　护士对待每一位患者，无论其年龄长幼、地位高低，都应像对待自己的亲人一样，始终以高度的责任心和细心，照顾和帮助手术患者。如护士推着或扶着患者进入手术间时，可边走边向患者介绍手术间的布局、设备，以打消患者对手术室的恐惧感及神秘感。进入手术间后，将患者扶到手术床上，轻柔、带有保护式地帮助患者摆麻醉体位，同时向患者介绍正确体位对手术、麻醉及术后并发症产生的重要性，像亲人一样爱护、安抚患者，尽量满足患者的要求。常以亲切、鼓励的话安慰患者，如"请放心，我在这儿"等。在手术开始前，护士可根据患者年龄和性别谈论一些轻松的话题,以缓解紧张的情绪。在麻醉过程中要注意遮盖患者,尽量减少身体的暴露,保护患者的隐私,维护患者的安全,以免发生坠床。切忌让患者赤裸身体躺在手术台上,更不能拿患者的身体(如胖瘦或生理缺陷)开玩笑。当手术将要结束,患者进入麻醉苏醒期时,护士先来到患者耳边,用手握住患者的手部,小声而亲切地呼唤患者的名字,轻声对患者说"您醒醒,手术已经做完了,您不痛吧?"促使患者早些苏醒过来。

2. 举止从容,言谈谨慎 手术中,由于麻醉方式不同,患者的心理反应也不同,在非全身麻醉的手术中,患者对医护人员的言谈很留心,对器械的撞击声和自我体验都非常敏感。参加手术的人员,除了认真仔细地进行手术,还要尽量做到举止安详,不要在非全身麻醉患者面前露出惊讶、可惜、无可奈何等表情,更不能议论一些加重患者负担的话或与手术无关和容易引起患者误会的话,如"糟了""血流不止了""错了"等。患者处于应激状态下是非常敏感的,对医务人员的一举一动、一言一行、只言片语及当时的情景联系起来,误认为是产生问题的原因。因此,手术中,医护人员应尽可能减少交谈,做到言语谨慎,以免患者受到不良的心理暗示,造成心理负担。

三、术后的工作礼仪

重视术后患者的病情,及时发现问题,对保证患者安全是十分重要的。手术完毕以后,并不是治疗的终结,许多病情变化都发生在术后。

(一)术后对患者的鼓励和安慰

当手术结束,护士应微笑着主动告知患者手术顺利结束了,各项生命体征正常,送回病房后交代术后的注意事项,注意语气亲和,语速稍慢。术后1~3天手术室护士来到病房访视患者,查看伤口情况,指导早期功能锻炼,耐心倾听患者诉说并征求患者意见。护士本着有利于患者的角度出发,用微笑的面容,诚恳商量的口吻,真诚的态度,积极地帮助患者解决实际的困难。术后患者身体虚弱,又因切口的疼痛,出现情绪烦躁,心境不佳,护士要体谅患者的心情,关心爱护患者。除了通过用药物和心理暗示法减轻患者的痛苦外,还应细致、耐心地照顾患者,鼓励患者进行相应的活动,减少并发症的发生,促进切口愈合等。

(二)严密观察患者术后病情变化

1. 及时帮助患者缓解疼痛 术后患者所感知的疼痛,不仅与手术的部位、切口的方式和镇痛剂的应用有关,还与患者个体的疼痛阈值、耐受能力、年龄、文化程度、社会背景、对疼痛的经验、对疼痛的态度等多种因素有关。护理人员应及时帮助术后患者缓解疼痛,科学地使用药物止痛方法减轻疼痛感。除术后遵医嘱给予止痛剂之外,还可以教给患者通过各种手段分散其注意力、冥想美好的事物等方法减轻患者的疼痛感。

2. 勤观察,常沟通 护士还要密切观察患者术后的情况,关心患者,经常耐心细致地与患者或家属交流,询问病情和术后情况,直到病情平稳。手术后的患者常会伴随一些不适症状,对此要科学地给患者及其家属讲清道理,争取得到患者和家属的理解和配合,让患者认识到术后病情是逐渐好转的,以增强患者术后康复的信心。

3. 正确指导术后的活动 术后适当的活动对患者病情康复是很重要的,护士应正确地指导手术后患者的活动。例如,鼓励肺部手术后的患者多咳嗽、咳痰,保持呼吸道通畅;腹部手术后患者要适当活动,以加速血液循环,促进康复;骨科手术后患者要保持功能位,加强功能锻炼等。这些工作不仅需要护理人员的口头嘱咐,还需要护士在具体操作上给予患者示范,及时指导患者如何配合术后的治疗和护理,以有效减少术后并发症的发生。同时,要注意多给患者鼓励和表扬。

(三)鼓励患者积极面对术后的特殊状态

某些患者由于病情治疗的需要而切除了人体部分器官或组织,如某些乳腺癌患者术中切除了乳房,直肠癌患者术中切除了直肠,建立了人工肛门等。术后患者往往由于不能适应自己的形象,而出现自我形象紊乱。某些突然伤残的患者，心理上的创伤也会更明显。因此，护理人员对具有此类生理、心理特征的患者，要给予真诚的同情、关心和帮助，让患者理解由于病情治疗的需要均会经历一段适应期，鼓励患者勇敢地面对现实，帮助他们树立战胜疾病的信心和勇气。

第五节　护理操作礼仪

各种护理操作是护士为患者实施治疗与护理，帮助和促进其恢复健康的重要手段之一。在为患者进行护理操作过程中，护士要严格按护理规程进行，并以友善、礼貌的态度和娴熟的技术给患者提供礼貌周到的优质服务，这将有助于建立良好的护患关系，提高护理质量，从而使得患者以更积极的心态配合疾病的治疗与护理。

一、护理操作前的礼仪

1. **举止得体，仪表端庄**　在给患者进行护理操作前，要做好充分的准备，保持良好的仪容仪表和得体的行为举止，以提高患者对护士的信任感。护士应衣冠整齐、清洁无污，行走时要轻快敏捷、悄然无声，推治疗车（或持治疗盘）的动作要规范美观，入病房门口先敲门再进入，并随手将房门轻轻带上，进入病房应面带微笑、礼貌亲切地与患者打招呼、问好，然后再开始操作前的各项工作。

2. **言谈礼貌，解释合理**　操作前护士应以礼貌的语言向患者确认身份并清晰地解释本次操作的目的、患者需做的准备、注意事项、操作方法、操作过程以及患者有可能出现的感觉等，以减轻患者的不安和恐惧心理，取得患者的配合。

例如，一位新入院的患者需要第 2 天清晨抽血化验，护士应以这样礼貌关切的方式给患者进行操作前的解释：

护士："叔叔，你好！我是刘××，是明天的早班护士，您可以叫我小刘，请问您就是 6 床的王×先生吧？"

患者："你好，小刘！我是王×。"

护士："医生根据您的病情，特为您开了化验单，明天早上请您不要喝水、吃东西，六点半我来为您抽血。"

患者："好的。化验什么项目啊？准备抽多少血？"

护士："化验项目有肝功能、血糖、血脂、需要抽 5ml 的血。抽血不会影响到您的健康，但对您的病情诊断却是相当重要，我会规范操作的，请您放心。您不要紧张和害怕，一定要配合我的操作。叔叔，您记得今天晚饭后到明天早上抽血前都一定不要吃任何东西。"

患者："好的，我记住了。"

护士："那就谢谢您了，明天我会准时过来抽血的。您先休息，如果有事情就请按床头呼叫器，我们一定会随喊随到，全力以赴。再见！"

患者："好的，谢谢你们，再见！"

二、护理操作中的礼仪

1. **态度和蔼，由衷关怀**　在护理操作过程中，对待患者的态度要和蔼亲切，言谈举止、表情和体态语的表露都必须是发自内心地对患者由衷的关怀。操作治疗的同时，注意与患者的沟通，主动询问患者的感受，耐心地解释操作的方法和意义，及时为患者解除困难和疑虑，或给予适当的安慰，消除患者对操作治疗的恐惧和神秘感，争取得到患者最大限度的合作。

2. **操作准确，娴熟轻柔**　过硬的理论知识、熟练的操作技术，是作为一名合格护士最基本的职业要求，也是对患者的尊重和礼貌。整个操作过程中，一边娴熟地给患者进行护理操作，一边礼貌体贴地安慰和鼓励患者，使患者感觉得到亲人般的呵护。这样既可减轻患者在接受护理操作过程中所产生的不适感，又能增加患者对护士的信任感，让患者更好的配合完成操作，提高护理工作质量和效率。例如，对一名53岁脾脏切除术后的男性患者因咳痰困难而进行排痰指导，应简要向患者讲清具体排痰的配合方法，鼓励患者协助完成排痰操作。可这样进行指导：

护士："叔叔，您不要因有痰难以咳出而着急，我来帮您咳痰。先给您拍拍背，这样使痰液受到震动而容易咳出，现在我已帮您按住了伤口，您可以像我这样（护士做示范动作），把痰咳出，您试一下。好的，就是这样，请把痰吐在床旁的痰盂里。好，再咳一次，很好，是否感觉舒服一些？因为要防止肺不张、肺部感染，必须把痰咳出来，您也会因呼吸通畅而感觉好一些。"

患者："是的，痰咳出后我感觉舒服多了，但我感到伤口很痛。"

护士："您的伤口疼痛肯定与咳嗽震动有关，我们歇一歇，过一会儿我再来帮您，如果你有事就按呼叫器叫我来处理。"

患者："好的，谢谢。"

护士："不用谢，这是我应该做的。"

上述整个护理操作，在护士精心娴熟的运作下，既可使患者排出痰液，从而消除咳嗽困难的症状，又可让患者受到亲人般的爱护，进而减轻心理压力，产生强烈的操作配合动机。

三、护理操作后的礼仪

1. 诚恳致谢，尊重患者 当患者配合护士完成护理操作时，护士都要对患者的合作表示诚恳的感谢，这是护士良好的礼仪修养和高尚职业道德的具体体现。

2. 亲切嘱咐，真诚安慰 护理操作结束后，不但应对患者致以诚挚的谢意，还要根据病情给予患者亲切的嘱咐和安慰。这不仅仅是出于礼貌和关心，也是护理操作实施中一项必要的程序。例如，护士给一位因肺部感染的年轻高热患者进行酒精擦浴后，可以嘱咐与安慰如下：

护士："小王，酒精擦浴做完了，你配合得很好，谢谢你！我现在帮你穿衣服。你脚底的热水袋我取走了，头部的冰袋还得暂时放一放。请你盖好被子，半小时后我会再来为你测量体温，你先休息一下。"

半小时后，护士来到小王的病床前，热心地问："小王，你感觉怎么样？"

小王："我感觉好多了。"

护士再次给小王测量体温后说："小王，很好，现在你的体温是37.8℃，我可以替你取走头部冰袋了。请你多喝水，好好休息，有事按呼叫器找我。"

护理操作礼仪规范的培养，不仅要通过勤奋学习和反复实践，逐步熟练掌握操作前、中、后的每个技术环节和注意事项，而且需因时、因地、因人制宜，灵活运用，举一反三，恰到好处，真正让每位患者和需要健康帮助的人得到优质护理服务。

ER 4-4

护士标准职业
礼仪与行为
规范

第六节　护理操作礼仪范例

护理操作的礼仪要根据操作的具体要求和操作对象的不同性别、年龄、职业、个性等，分别给予区别应用，因时、因地、因人制宜，做到触类旁通、举一反三，而不是机械的生搬硬套。护理操作的礼仪规范，就是要掌握好操作前、操作中、操作后的每个注意事项。下面列举的是护理操作的少数实例，希望通过这些例子，能给护理工作者们提供举一反三的帮助。

一、静脉输液

患者王某，男，48岁，中学教师，胃溃疡穿孔行胃大部分切除术后，给予输液治疗。

1. 操作前解释

"王老师（根据职业、年龄、性别给予合适的称呼），上午好！今天感觉如何？伤口还疼得厉害吗？看起来您的脸色和精神都好了很多，我看下您的手腕带……，对的。现在我来为您输液。由于您目前还不能喝水、吃东西，所以今天要给您输的液体有6瓶，共3 000ml，输液的时间有点长，需要先协助您排便吗？"（根据患者的需求，给予患者尿壶）

2. 操作中指导

"请把您的手伸出来。"（铺上治疗巾，扎紧止血带，选择好进针血管）

"王老师，放心，您手上的表浅血管很明显，我会为您一次进针，顺利输液的，请您握紧拳头。""第一遍消毒完毕了，请您不要动，我准备第二遍消毒。""有回血了，液体流的很顺畅，您穿刺部位疼吗？""输液的速度是根据您的年龄、病情和药物的性质调节的，请您和您的家人不要自行调节。"（穿刺、固定、调节输液速度）

3. 操作后嘱咐

护士："王老师，开始输液了，我现在用胶布固定好针头，这次输液时间有点长，您活动时务必小心，手臂可以平行移动，不可上下移动，防止针头刺破或脱出血管，无故给您增加痛苦。""液体滴速我已调节为每分钟60滴，这种滴速比较适合您的身体状况，请您不要自行调节。"

患者：（看了看滴速）"每分钟60滴液体，是不是输得太快了？"

护士："王老师，滴速正好合适。因为输液速度要根据年龄、病情和药物性质进行调节，滴速应调慢些的适应对象主要包括年老体弱、儿童、心脏病患者和某些特殊药物的应用者，您体质好，无心脏病，将滴速调节为每分钟60滴是完全可行的。另外您这次输液的液体多，输液太慢，不仅今天输不完，而且会影响到您的治疗，还会妨碍您的休息。"

患者："如果输液速度太快，会产生什么后果？"

护士："滴速快了会加重老年患者或心脏病患者的心脏负担，导致肺水肿与心力衰竭，您尽管放心，这个滴速，您不会出现这些异常情况的，一会儿输含钾药物时，我会适当给您调慢。"

ER 4-5

静脉留置针密闭式静脉输液法

患者："我很放心，只是好奇，想问一问，谢谢你对我的关照。"

护士："您别客气，还有什么问题要问吗？若有事您按床头呼叫器，您安心输液，我们会值班巡视，及时留意为您更换液体，您好好休息。"

二、口腔护理

患者王某，女，71岁，家庭妇女，因急性肠梗阻急诊住院。目前正在禁食，持续胃肠减压，生活不能自理，每日口腔护理两次。

1. 操作前解释

护士:"王奶奶(根据职业、年龄、性别给予合适的称呼),上午好!现在感觉如何?肚子还疼得厉害吗?你的身体这样虚弱,又插着胃管,需要我们每天帮您进行口腔护理。"

患者:"口腔护理是什么?应当如何做呀?"

护士:"就是由我们护士帮您漱口、刷牙。通过口腔护理可清除您口腔的病菌,达到预防口腔炎症的目的,您放心,我保证整个护理过程稳重娴熟,轻柔细致,您会觉得舒适满意的。"

2. 操作中指导

护士:"王奶奶,您的假牙要刷洗一下,我帮您取下来刷洗后再给您泡在冷开水杯里,你能吃东西时我会及时给您带上的。""请您张开嘴我看看好吗?请再张大一点……好,您配合得很好……觉得累吗?一旦感觉到不舒服请立即告诉我……马上就好了。"(护士一边细心操作,一边指导患者密切配合,同时注重观察患者的反应,并不断鼓励患者予以合作。)

3. 操作后嘱咐

护士:"王奶奶,您感觉舒服吗?整个过程您配合得很好,非常感谢!今天下午,我还会来为您再做一次。您还有别的事情吗?"

患者:"小姑娘,你真好,谢谢你!"

护士:"奶奶,您别客气,这些都是我应该做的。请您放心,在这里我会像您的亲孙女一样照看您,有事您只要按床头呼叫器就可以了,我们马上就会过来处理,平时我会经常过来看您的,请您休息吧。"

口腔护理

三、心电监护

案例

患者王某,女,35岁,小学教师,因心律失常,室性早搏频发,需进行心电监护。

1. 操作前解释

护士:"王老师,您好!现在心慌得厉害吗?您心慌主要由频发性室性早搏所引起的,所以需要进行心电监护,这样就可随时观察心率、心律的变化,有利于我们掌握和医治您的病情,请您不要紧张,它不影响您的休息与活动。"

2. 操作中指导

护士:"王老师,我帮您把窗帘已经拉上了。请您平卧,解开上衣扣子,露出胸部,好的,就这样。我需要把电极片贴在您的胸部,在贴敷之前要先打磨皮肤,可能有点疼,但请您放心,我的动作会尽可能的轻柔……您觉得怎么样?痛吗?如果你感到很痛,请立即告诉我……马上就好了……好了,电极已贴附好……监护仪已显示您目前的心率95次/min,心律不齐,有偶发的室性早搏,现在我来帮您穿好衣服。"(护士一边细心操作,一边指导患者密切配合,同时注重观察患者的反应,并不断鼓励患者予以合作。)

3. 操作后嘱咐

护士:"王老师,您翻身时动作要尽可能轻缓,千万不要把导联线或电极片拽脱,以致监护仪出现干扰波,影响监护效果。另外,电极片可能会引起皮肤瘙痒,如果有这种现象,我会为您及时更换电极。您别紧张,在中心监护站我们可以观察到您的心电图变化,如有什么异常我们会为您立即处理的。如果24小时后您的室性早搏明显减少,我会为您停用心电监护仪。现在请您安静休息,有事按呼叫器,我会立即赶来的。"

知识拓展

护理服务规范

1. 履行护理职责，热情、细心护理每一位患者，为患者排忧解难。按照整体护理的要求，做好基础护理、心理护理和分级护理。

2. 对待患者热情亲切，仪表端庄大方，尊重患者的信仰和风俗习惯，对患者一视同仁，维护患者的合法权益。

3. 认真执行医嘱，按时巡视患者，细致观察病情。医护密切合作，协助医师向患者作必要的解释、说明工作，消除患者顾虑，使患者配合治疗。

4. 遵守各项护理操作规程，严格执行"三查十对"制度，防止护理差错事故发生。一旦发生差错事故，按规定及时报告。

5. 主动向患者做健康教育，帮助患者树立战胜疾病的信心。积极维护良好的医疗秩序，为患者创造整洁、宁静、温馨的诊疗环境。

（孙 静）

思考题

吴女士，51岁，因乳腺癌术后1个月要进行化疗。吴女士听说化疗会引起恶心、呕吐、脱发等副作用，非常紧张。此时责任护士小王正准备给患者进行静脉输液。

请问：

1. 如果你是责任护士，在护理操作中应注意哪些礼仪要求？

2. 对于吴女士的不良情绪，应该如何安抚？

ER 4-7

练习题

附：

实践训练三　护士工作礼仪训练

【实训目的】

通过训练，熟练掌握礼仪规范在护理工作中的应用，使所学内容有机地融合在一起。

【实训准备】

（一）环境准备

建立模拟病区。在学校临床护理实验室构建高仿真的模拟病区，像医院病区那样，为学生提供多种护理操作场所（或在有条件的学校附属医院病区内直接进行）。

（二）学生准备

1. 课前复习病区及手术室护士的工作礼仪规范内容和要求。

2. 让学生进行角色扮演，每4个学生分成1组，分别扮演医生、护士、患者及家属，学生根据自己的角色着装整齐，符合该角色规范要求。

【实训方法】

1. 情境训练。在模拟训练的过程中，指导学生配合护士着装、行为举止、面部表情、语言等要求，充分运用文明礼貌的言谈交流，以和蔼的态度，得体的举止，给予标准化患者（SP）亲人般的关怀，用熟练的操作技术为标准化患者提供优质的护理服务。

2. 学生分组演示并讨论。进行角色扮演。有计划地参照上述常见护理操作礼仪范例中的情景，分别扮演患者、陪护、护士等角色，换位思考，讨论优化护理方案。

3. 教师总结评价，并有针对性地强化训练。学会礼貌待人。认真开展护理操作礼仪规范实训，依据不同的护理操作场景，要求护士在模拟实训中学会以和蔼的态度、得体的举止、礼貌的言谈、熟练的技能为患者提供优质护理服务，真正掌握护理操作的礼仪技巧，通过礼貌、和蔼的善待患者，真正得到患者的理解配合和支持，成为一名深受患者欢迎的护理工作者。

第五章 | 求职礼仪

教学课件

思维导图

学习目标

1. 了解求职礼仪的概念和特点。
2. 熟悉求职面试过程中的细节要求和礼仪要点，求职信和个人简历的制作方法。
3. 掌握求职过程中的具体礼仪规范、求职面试的方法和技巧、上岗礼仪的要求。
4. 学会恰当运用求职及面试技巧和得体的言行展示自我形象，完成模拟面试。
5. 具备正确的求职和面试礼仪观，做到知行合一，塑造护士良好形象。

第一节　求职礼仪概述

案例导入

　　小王在求职过程中已顺利通过了用人单位的几道招聘程序，正式进入面试阶段。面试当天，小王细心打扮。在等待面试时，小王与其他人说话，夸自己很优秀等话题，被引导员多次提示"小声谈话"。小王对提醒不屑一顾。面试过程中，小王表现得非常着急，常常在面试人员还未说完整个题目时，就表示知道了面试人员的要求，并按照自己理解的意思作答……

请思考：
1. 小王的面试会成功吗？
2. 小王在与面试人员的面谈中出了什么问题？
3. 在求职面试中我们应该注意哪些？

　　成功寻求到一份理想的工作，除了具有良好的专业素养外，还要有较强的沟通能力和礼仪修养。在求职面试时有效地推荐自己，可以让自己有机会在竞争中脱颖而出，求职成功。

一、求职礼仪概念

　　求职礼仪（job hunting etiquette）属于公共礼仪的一部分，是求职者在求职过程中应遵循的礼貌行为和仪表规范。它是通过求职者的应聘材料、仪容仪表、言谈举止等方面体现其内涵素质、道德情操及个性特征等。求职礼仪贯穿在求职的整个过程中，对于能否求职成功具有十分重要的作用。

二、求职礼仪的重要性

　　1. **能够体现求职者的文化素养**　用人单位特别注重求职者的礼仪素养，一些用人单位已经将礼仪作为录取新职员的条件之一。用人单位通过层层考试、面试，既保证了公平，又可以对求职者的文化素养有全面的了解。求职者也可以通过礼仪展示自己的文化素养。

　　2. **能够体现求职者的道德水准**　"惟天下之静者，乃能见微而知著"（苏洵《辨奸论》）。礼仪体现在生活中最细微的举手投足之间，招聘者总是通过最细微处观察和认定个人的礼仪层次，进而推断个人修养和道德水平。

3. 能够体现求职者的个性特征　礼仪能规范个人举止，防止因疏忽细节而误事；其中面试就是对求职者的综合能力、语言表达能力和礼仪素养的考察，能够反映个性，在求职中，细微的举止最能反映个性，直接影响用人单位的评价。

4. 能够促进顺利完成求职面试的全过程　礼仪能给人以美的享受，使用人单位愿意与求职者交谈，有兴趣和耐心进一步了解应聘者，甚至当发现对方与其他应聘者相比有欠缺的地方时，也能给予理解、关怀和鼓励，有助于顺利完成面试的全过程，从而使求职者事半功倍，脱颖而出。

三、求职礼仪的特点

1. 广泛性　社会不断发展，对于每一位毕业生来说，为了实现自己的人生目标，在毕业后都需要通过求职来获得一份满意的工作，来实现自己的人生价值，我国人口众多，每年都有大量的人力涌入求职队伍之中。尤其是近些年来，随着我国高等教育的普及，大学毕业生人数急剧增加，导致劳动力与社会需求之间"供大于求"的趋势极具显著。因此，求职礼仪具有广泛性，在整个人类社会的发展过程中普遍存在，并被人们广泛认同。

2. 时机性　求职礼仪具有很强的时机性。为了获取一份工作，都会做大量的准备工作，但是求职的结果往往取决于双方的短暂接触，尤其是面试，更是求职者成功与否的关键。因此，对于每一位求职人员来说，要想在众多应聘者中脱颖而出，抓住面试的时机至关重要。

3. 目的性　求职双方目的明确。招聘单位旨在通过对求职者的综合表现评价，希望录用综合能力强、整体水平高的医护人员。而求职者则希望给招聘方留下最佳印象，获得面试的成功。求职者需明白成绩、技能、仪表、言谈、举止行为等是能否被录用的重要条件，应进行有目的的准备，从而实现求职成功。

四、求职的形式

求职的形式一般包括四种：书面求职、面试求职、操作考试和网络求职，几种形式可以单一出现，也可综合出现。

五、求职前的准备

求职前的准备主要是做好一系列准备工作，准备工作越充分，越能够体现应聘者对招聘单位、招聘工作人员的尊重，也才能够体现出作为一名求职者应具备的修养。求职前的准备包括生理准备、心理准备、信息准备、专业能力准备、求职信或简历准备。

（一）生理准备

良好的身体素质是体现一个人全面发展的重要指标，也是学习和工作的个人必要条件。因此，求职者平时就要养成良好的卫生习惯和健康的生活方式，积极参加体育锻炼，保持健康的体魄和状态，面试时才能给招聘单位留下精力充沛、健康向上的印象。

（二）心理准备

1. 充足的自信　每一个应聘者首先要明确自己的职业发展方向，在客观把握自身实力水平的前提下，确定出适合自己的护理岗位，先问自己，是否充分相信自己？有没有信心应聘成功？一个应聘者，只有表现出坚定的态度和从容不迫的风度，坚信自己有实力能胜任某项工作，才能赢得招聘单位的赏识和信任。缺乏自信或自信心不足的人常常表现为过分自责，因为一点小的挫折就过分自卑，或盲目羡慕别人，忽略自己的长处，拿自己的短处与别人的长处比较。有的人又对自己估计偏高，产生"肯定能被某某医院招考录取"的想法，而放弃其他求职的机会，一旦未能如愿，就跌入职业迷茫状态。这些都不利于自我推荐。

2. 顽强的意志　"有志者事竟成"决定事业成功与否的关键是人的意志品质。一项对诺贝尔奖获奖者的研究表明，他们所取得的成就各具特色，但无一例外的具备两大共同特征：一是学识渊博，二是目标明确，兴趣持久，坚韧顽强，具有不达目的、誓不罢休的精神。因此，每个人要明确自己的要求，清楚自己的优缺点、专业特长、个性特点、兴趣爱好、业绩、职业向往等，充分做好准备，以增加求职的成功率。要有明确的人生信念和目标，并为自己的信念和追求目标奋斗不止，不被一时的困难和失败所吓倒，不为压力和风险所动摇。竞争往往是成功与失败并存，每个人还应该具备经受挫折和失败的心理准备和承受力，保持良好的心理状态。

（三）信息准备

求职者在正式面试之前，要善于利用网络、广告媒介和校园招聘会等途径收集就业信息，必须对市场就业信息、用人单位、面试时的题目范围以及求职方法等相关情况有充分了解，避免出现常识性错误，减少受骗上当的风险，提高实用性，助力面试成功。

（四）专业能力准备

1. 系统的学习能力　主要是指自学能力，具体包括确定学习目标的能力、制订学习计划的能力、阅读分析能力、解决问题的能力、自觉调节学习计划的能力、查找图书或检索信息资源的能力等。这是护生获取新知识，学习和掌握新科学新技术的一种能力。系统的学习能力是不断更新知识提高社会适应能力的保证。在学校期间，要培养精益求精的学术作风，坚持不懈地努力学习。

2. 实际动手能力　操作考试成绩是衡量护士业务水平高低的一个重要指标，应聘护士通常要经历护理技术操作考试。求职者在技能操作中应熟练掌握操作流程，动作标准规范，护理技术是否熟练掌握，流畅展示，将直接影响到操作考试成绩。如果个人的理论学习成绩优异，而动手能力却不强，也很难适应护理工作需要，容易导致应聘失败。

3. 社交与协作能力　护理工作每天要面对不同的人，要求护士不仅要具有较强的系统学习能力，而且还需要有较好的社会交往与协作能力。随着医学科学技术日新月异的变化发展，社会化程度不断提高，人与人之间、上下级之间、单位与单位之间、地区与地区之间、国与国之间的交往与合作日益频繁，新型的护理人际关系也日趋复杂。每个人在日常的生活、工作中，不可避免地要涉及各种各样的关系，每个护士都应该持续提升与人相处的沟通与协作能力，处理好各种复杂的关系。

4. 开拓创新能力　职业院校加强对学生职业能力的培养，要求学生们以满腔的热情、坚强的毅力和一丝不苟的精神勇于开拓，大胆创新，通过创新创业培训、竞赛等方式，不断提升学生的创新能力及水平，这是护生应具备的一种能力，也是临床工作中护士的必备能力。

（五）书面求职材料的准备

书面求职材料包括求职信和个人简历。对于高校毕业生来说，推荐自己的主要形式是个人求职材料。一份完整的个人求职材料应该包括求职信、个人简历、毕业生推荐表复印件（含学习成绩）、身份证复印件、学历学位证书复印件、英语和计算机等技能等级证书或各类荣誉证书复印件。求职信是毕业生向用人单位介绍自己的实际才能、表达自己就业愿望的书面材料。用人单位可以通过求职信，了解求职者的文化修养、知识技能水平、思想、性格等。个人简历能让用人单位了解求职者的知识、能力、取得的成效成果、兴趣爱好和特长等。可见，求职信和个人简历是求职材料中需要下功夫填写的重点。

六、书面求职礼仪

（一）纸质求职信的书写

求职信是提供给招聘方认识求职者形象的工具，是求职者给对方的第一印象。第一印象的作用十分重要，可以是被录取的条件，也可以是被淘汰的理由。求职信是应聘者与用人单位之间最便捷的联系方式和了解形式，是自我推销的广告，是一幅自我描绘的"彩照"，往往附在个人简历中。求职信一般以500字左右为宜。若内容太多，煞费苦心所写的内容，因对方没时间看，而成为废品。如确有必要展示的内容，可以作为附件或留作面试时展现。求职信也不能太短，说不清问题或没有突出特长，缺乏诚意，反而给求职者带来负面的影响。

1. 纸质求职信的礼仪要求

（1）**规范**：求职信是求职应聘时必备的材料，也是用人单位全面了解求职者情况的重要依据。求职是一项正式的社会活动，求职信书写规范是最基本的礼貌，求职信中的称谓、问候语、正文、祝颂词、署名及时间等，都应合乎书信的写作规范。还应注意书写完整、简洁，形式灵活，突出重点。篇幅一般不超过两页A4纸，由电脑编辑打印。信纸要选用白色、质地优良的纸张，避免色彩鲜艳夸张或印有卡通图案的信纸，做到庄重、整洁、大方。笔墨应以黑色、蓝色为宜，红色笔书写或打印意味绝交，应禁止使用。如果写得一手好字，建议亲笔书写求职信，展示自己的特长，给招聘方留下良好印象。

（2）**谦恭**：求职信应多使用礼貌用语，语气谦恭、诚恳，注意自谦与敬人，体现出彬彬有礼的态度和良好的个人素养。

（3）**真诚**：为了给招聘单位留下良好的第一印象，求职信中要真实介绍个人的基本情况和信息，诚恳表达自己的渴望之情。所提供的求职材料内容要真实，特别是自己的经历、学历、成绩、奖励情况等应如实填写，不弄虚作假和夸大其词，为增加简历的真实性和可信性，可在结尾附上有助于求职成功的相关证件和材料，如获取的资格证件、学术成就、社会活动或兼职聘书、推荐信等。

（4）**灵活**：针对用人单位最关注的问题，突出自己与众不同的一面，介绍自己的特点，包括专业知识、工作经验、个性特征、各方面特长等。材料丰富灵活，不同的单位侧重点不同，比如可以说出应聘单位的院训、文化理念等，从而提高面试的成功率。

2. 纸质求职信的书写内容　求职信一般包括开头、正文、结尾和落款四部分。

（1）**开头**：包括称呼、问候语、求职缘由和意愿等。

1）称呼：要得体、准确、有礼貌。称呼顶格写在第一行，称呼之后用冒号。一般来说，收信人应该是招聘单位里录用实权的人。要特别注意此人的姓名和职务，书写要准确，马虎不得。因为他们第一眼从信中接触到的就是称呼。最初的印象，对于这份求职信最终效果有着直接影响，因而要慎重为之。求职信往往是首次交往，未必对用人单位有关人员的姓名熟悉。因此，在求职信中可以直接称呼职务头衔，如"××医院院长""××医院护理部主任""××医院××科护士长"等。不清楚具体单位的，可写成"××处负责同志""尊敬的某领导"等。明确用人单位负责人的，可写出负责人的具体职务、职称，如"尊敬的李主任""尊敬的张部长"等。求职信的目的在于求职，带有"私"事公办的意味，因而，称呼要求严肃谨慎，不可过分亲昵，以免给人阿谀奉承、唐突之嫌。

2）问候语：另起一行写问候语：称呼之后的问候语（承启语、应酬语）起开场白的作用。无论是经常通信还是素昧平生，信的开头应有问候语。向对方问候一声，是必不可少的礼仪。问候语可长可短，要体现求职者的一片真诚，而不是"应景文章"。问候语要切合双方关系，交谈不宜言深，以简洁、自然为宜。常用的问候语"您好！"。

3）求职缘由和意愿：首先要说明自己获得的招聘信息的方式或途径，再说明自己对该工作岗位的兴趣，如"我是××学院护理学院即将毕业的学生，想在贵单位找一份工作"，并积极肯定地表达自己能满足招聘信息中所列出的各项要求。

总之，求职信的开头应开宗明义，直截了当地说明求职意图，使信的主旨明确、醒目、一目了然，引起对方注意。

（2）**正文**：包括个人基本情况、求职资格、工作能力、社会经历和个人素质等，是求职信的主要部分。

个人基本情况包括姓名、毕业学校、专业、毕业时间等。求职资格方面要有的放矢突出自己的成绩、特长和优势，要详细阐述自己所具备的各项条件，所掌握的与求职岗位有关的知识和技能，自己对该工作岗位的特殊价值。如果招聘单位要求写明薪金待遇时，作为求职者应该根据自身能力和市场行情提出恰当的薪金要求。在最后，提醒对方查阅附加材料，有利于引起招聘单位对求职者的进一步关注和了解。要根据收信人的特点、求职者与收信人的特定关系进行措辞（包括敬语谦辞的选择，语调的掌握等），做到谦恭有礼。总之，主体部分要以突出重点、言简意赅、内容清楚、叙事准确、文辞通畅、字迹工整、语气自然为原则告知情况，达到求职目标。

（3）结尾：求职信的结尾部分主要是进一步强调求职的愿望。婉转地提示招聘方给予回复，并请求前去参加面试或试用，以供单位进一步考察等。如"希望得到您的回音""盼复"等。附上自己的电话、电子邮箱及地址等联系方式。结束语的最后部分书写表示祝愿的祝颂词，虽然只有几个字，但表示求职者对收信人的祝愿、钦敬，也有不可忽视的礼仪作用。祝颂词有格式上的规范要求，一般分两行书写，上一行空两格，下一行顶格。祝颂词可以套用约定俗成的句式，如"此致""敬礼""祝您身体健康！""工作顺利！"等。无论何种表达，都要注意用语恰当、得体，掌握分寸，以免留下不良印象。

（4）落款：包括署名和日期。在结尾祝颂词的下一行的右下方进行署名，日期在署名下方另起一行的右下方。若有附件，可在信的左下角注明，如"附1：个人简历""附2：成绩表"等。附属资料并非多多益善，而是应当扬长避短，突出与应聘岗位相关的内容。

3. 求职信的书写技巧

（1）**字迹要工整、漂亮**：工整、漂亮的字体能让人心情舒畅，潦草的字迹令人印象不好。求职信的书写一定要力求美观、整洁。如果能写一手好字，可以亲笔书写求职信，并在署名后注明"亲笔敬上"等字体，显示求职者的书法特长。如今计算机技术早已应用到日常生活中，求职信的书写完全可以借助于计算机技术，使其更清楚、更美观。无论是手写稿还是打印稿，都要认真阅读、检查，尽量保证用语准确、文章流利，无错别字、重字、漏字。

（2）**学会用多种文字写求职信**：外语已成为一种越来越重要的交际工具，大多数用人单位已将外语水平的高低作为了衡量求职者能力高低的一个标准。因此，毕业生在写求职信的时候，可以根据求职单位的情况，用多种文字写求职信。比如中英文对照，或者中德文对照等，这样就既能表明外语水平，又能表示对用人单位的尊重。

（3）**精心挑选照片**：随同求职信的照片一定要精心挑选。无论是免冠半身照，还是全身照，时间越近越好，图像要清晰、优美。照片不要选用浓妆艳抹和夸张或露透服饰的。

（4）**真实体现自身水平**：如果确实掌握了多项技能，获得多项证书，就要不吝展示。切忌夸大事实。

（5）**突出自身特色**：专业水平和社会经验，对求职成功会很有帮助。比如，参加专业性比赛获得的名次，大学参加的社会实践或实习等，并说明这些活动对求职者加强了哪些方面的能力等。

（二）网络求职信的书写

现在，求职信很少使用邮寄的形式来发送，而是以网络邮件的形式直接发送给用人单位。以电子邮件的形式发送时，一般在邮件标题上注明求职信件，比如标题可以为"求职者××应聘贵公司××职位"。网络求职信一定要内容简洁，重点突出。求职信可以直接在邮件正文中编辑，篇幅不宜过长，最好不用滚动屏幕就能看完。简历放在求职信后面，学历和工作经历要注意时间顺序为倒序，把最近的学历和工作经历写在前面，让招聘者尽快了解求职者目前的情况。求职信和简历最好不要放在附件中，以免招聘者无暇下载而被忽略。注意不要在同一个招聘单位应聘多个职位，要突出重点，根据自己的实力选择恰当职位。

（三）个人简历的书写

个人简历又可以称之为履历表、个人简介或个人基本情况表，它和求职信一样，是护生求职时不可缺少的应用文书。所不同的是求职信主要表达求职的愿望，而个人简历则是对护生的个人情况、学习经历、工作经历、技能特长、优点、成就进行简洁而又全面的概述，是向招聘单位进行自我推荐的文书资料。

个人简历通常有两种格式：按其外形来分，可分为表格式和文字叙述式两类。这两类格式就其使用对象来说没有什么明确的差别，只是表格式的简历，一般都附有照片，制作比较复杂，但其外观形式看上去要比文字叙述式简洁、明了。也可以说，表格式是文字叙述式简历的一种演变，随着计算机文字处理的广泛普及，已被广大求职者所采用。

1. 个人简历的书写要求

（1）**格式恰当，篇幅适宜**：对应聘者来讲，表格式和文字叙述式简历都比较适宜。个人简历篇幅以一页 A4 纸为宜，即使经历丰富，也不宜超过两页。

（2）**条理清楚**：个人简历并不需要过分强调有"文采"，但一定要表述清楚。如刚进学校时作为一名护生做了哪些工作，取得了什么样的成绩；后来又做了哪些工作，做得怎么样，是否获得过什么奖励等，一步步地写清楚，要层次分明、条理清楚。

（3）**字迹清楚准确**：书写是一种艺术，优美文字构成的个人简历，能使求职者更具有吸引力。千万不要因一"字"之差而被用人单位淘汰。具体地讲，不应出现错别字，正确使用标点符号，文字格式符合要求，不要出现低级错误。

（4）**措辞表意，得体适度**：简历行文时既不要用第三人称，也不要用第一人称，最好是省略主语，或者使用主语隐含于句子之中，使用主语隐化的句子可以避免自夸之嫌。使语句显得活泼、轻快；履历用词应尽可能精炼，不必使用完整的文句，应尽可能使用短语表意，使履历短小精悍，通俗易懂；履历行文要让事实说话，要避免抽象、空洞的措辞，应以客观的态度，具体的事实及准确的数据说话。

（5）**文面美观，外观新颖**：在一般情况下，简历使用 A4 纸为宜，纸质要尽可能硬。纸张颜色以白纸最为理想，但精致的浅灰色或浅棕色也还不错，尽量不要选择太花哨的颜色。印刷品也应该选择黑色字体，白纸黑字，便于阅读。简历需打印清洁，不要有任何明显改正和修改的印记。要做到清楚、整洁、美观，书写要工整，不要留下污垢、不要涂改。

简历的排版打印要精心设计，标题之间及内容之间的空行以及每行的间隔适中，版面四周须留出足够的空白，显得空间美。

2. 个人简历的基本内容　为了获得理想的求职效果，不同的求职者会写出不同风格不同形式的简历。但在简历所包含的内容方面，人们几乎达成了共识。一份完整的个人简历一般包括五部分：简历封面、个人信息、求职目标、资格和能力、辅助资料。

（1）**简历封面**：一份精美的简历封面可吸引招聘者眼球，能让对方感觉到求职者具有创新精神，而且能表达自己的诚意，提高求职成功率。

（2）**个人信息**：简历的个人信息，一般应列出自己的姓名、性别、联系方式、年龄、政治面貌、学校、院（系）及专业，获得何种学位及概括自己的愿望。表格式简历中往往需要在照片处粘贴近期免冠彩色证件照片。端庄的形象往往是加分的亮点，所以求职者应该以干净整洁的形象，女生宜化淡妆入镜拍照，可适当修饰照片，但切忌失真。

（3）**求职目标**：求职目标为求职者有意向的岗位。

（4）**资格和能力**：资格和能力是个人简历的重要部分。描写时，语气要积极诚恳，适当增加代表性事例，增强说服力。

1）列出个人经历：针对所应聘岗位的相关要求，按时间顺序列出所受教育培训及学习经历，如起止日期、学校名称、专业、证明人、担任职务等。另外，由于现在的教育体制改革，学校及学科名称变化很大，可对学校和专业进行一些简单的介绍。适当地介绍学校和专业便于用人单位能够尽快地了解学历背景。

2）展现学习能力：学习成绩优异者，可将获得奖学金、技能竞赛获奖、创新创业获奖等荣誉称号一一列出，增加竞争分量。

3）突出社会实践：简述自己上学期间的社会实践、专业实习、其他经历和适宜从事的工作等。在校期间参加或组织的各项社会实践活动，是一笔丰厚的社会实践经历财富，对于一些比较注重实践经历的招聘单位，求职者一定要将上学期间的实习兼职、志愿服务或社会实践等经历列出，体现出自身的组织能力、交往能力、创造能力等综合素质。

4）列出其他特长：列出其他与招聘单位相关岗位相关的特长，说明该特长与应聘岗位的关系和作用，可以增加被录用的机会。

（5）**辅助资料**：在个人简历的最后，附上相关证明和材料，以增强个人资料的真实度和可信度。包括毕业证、各种荣誉证书、英语等级证书、计算机等级证书、技能竞赛获奖证书、"1＋X"职业技能等级证书、发表的学术论文、在校期间参加的各种社会实践活动的证书以及社会兼职聘书等资料。最后可以附上毕业院校的就业推荐资料，包括推荐材料和院校及护理学院（系）或班主任意见等内容。

总之，个人简历中要将自己的情况，如学历、经历等都要如实列出，包括担任过哪些职务，参加过哪些社会活动，取得过哪些成绩，获得过什么荣誉，均要一一写明，尤其是工作经验与取得的成绩，获得的奖励等更须注明。最后附上简短的小结。小结要写上自己最突出的几个优点，最好与应聘职位相称。资料一定要个性突出，要有自己的风格和特色，既要引人注目，又不令人反感。

> ### 知识拓展
>
> #### 求职信（示例）
>
> ×××主任：
>
> 　　您好！
>
> 　　感谢您百忙之中阅读我的信件。
>
> 　　获悉贵医院护理部拟招聘专科学历护理工作人员，本人冒昧求职，望您能给予考虑。
>
> 　　本人就读于××学院3年制护理专业，掌握护理学专业基础知识、相关医学基础知识、护理专业各项操作技能，特别学习了有关现代护理学的专业知识，广泛阅读了人文素养方面的书籍。在校期间学习成绩优异，多次获得国家奖学金，通过了国家计算机等级考试并考取了养老护理员证书、口腔护理员证书等。有较好的英语听、说、读、写的能力，能进行一般的口语交流。
>
> 　　本人在××医院实习一年，积累了一定的临床工作经验，培养了良好的交际能力与管理协调能力，具有较好的团队协作精神。
>
> 　　相关材料一并附上，诚望您能给我面试的机会。谢谢！
>
> 　　此致
>
> 敬礼
>
> 求职人：×××
> ××年××月××日

第二节　面试礼仪

面试是指用人单位相关人员对应聘者进行的有目的的面谈。面试是双方交流和认识的过程，面试官通过与应聘者的交流获取相关信息，考察其专业技能、人文素质、职业道德、学习能力、表达能力及团队协作精神等综合素质。面试是求职过程的最后一关，也是决定求职成功与否的决定性环节。遵循和把握面试中的礼仪，可以帮助求职者抓住面试机会，实现就业目标。

一、面试礼仪概述

(一) 面试类型

可分为单独面试和小组面试。单独面试是指考官与应试者一对一或者多对一的面谈交流过程，要考察应聘者的思想政治素养、表达能力等。小组面试也叫集体面试，一般将应试者随机或者按照一定类型进行分组，多名应试者面对一个或者多个考官同时进行面试。

(二) 面试方法

可分为常规面试和情境面试。常规面试是指考官和应试者进行的面对面测试，这是最常见的面试形式。情境面试是随着各用人单位人力资源工作的日趋完善而出现的一种新型的面试形式。情境面试以情景展现、环境模拟等形式对应试者进行考察，具有灵活性、针对性、仿真性等特点，已逐渐成为当前面试中的主流。

(三) 面试形式

可分为结构化面试、非结构化面试和半结构化面试。结构化面试是由多个有代表性的考官组成一个考官小组，按规定的程序，对应聘同一职位的应试者使用相同的考题进行提问，并按照相同的追问原则进行追问的面试过程。结构化面试的优点是能保证整个面试有较高的信度和效度，面试的试题、操作实施等按结构表进行。结构化面试多用于比较重要的面试场合，比如录用公务员常采用结构化面试。

非结构化面试则是一种漫谈式的形式，考官与应试者随意的交谈。无固定的题目，无限定的范围，应试者可以自由地发表言论。这种面试便于观察应试者的知识面、价值观、判断力组织管理能力和逻辑思维能力等。

在实际工作中，最常用的是半结构化面试，对面试的部分因素做出统一的规定，如规定统一的面试程序和评价标准，但面试的题目可以适当地变化。

(四) 面试过程

面试的过程一般分为 3 个阶段。

1. 自我介绍　一般要求 1 至 3 分钟自我介绍，面试考官会对应试者的精神面貌、表达能力、对岗位的渴望做出判断并形成第一印象。

2. 自由问答阶段　这是面试中最关键的部分，面试官通过应试者的回答，将应试者的资质和职业兴趣与单位可提供的工作岗位进行对应，主要目的在于考察应试者的能力与素质是否适合他所应聘的岗位和组织。

3. 结束阶段　面试官会回答应试者困惑的问题，必要时再次对单位或相关岗位做简要介绍，告知如何得到面试结果或进一步的安排。面试结束后，对应试者的面试表现进行综合分析与评价，形成对应试者的总体判断，并给出结论。

二、面试前的准备

(一) 适当了解用人单位情况

在求职之前，求职者不但应对自己有一个全面的认识，还应了解用人单位的相关情况。了解用人单位情况常用的途径包括与用人单位的雇员交谈、利用图书资料查阅用人单位的相关资料、利用网络寻找相关信息等。

1. 用人单位信息　包括单位的性质、规模、发展前景、招聘岗位、招聘人数等。

2. 用人条件信息　包括对招聘人员的性别、年龄、学历、阅历、专业、技能、外语等方面的具体要求和限制。

3. 用人待遇信息　包括工资、福利、待遇（如奖金、假期、补贴、住房、保险、医疗等）。

（二）进行面试前的情景模拟训练

1. 自我介绍练习　自我介绍一般控制在 3 分钟内，做到内容熟记于心，谈论自如。应反复进行自我介绍演练，如反复大声朗读或在熟人、朋友、家人面前模拟演练等。

2. 对面试问题的预估与准备　集思广益，对招聘方可能提出的面试问题进行预估、梳理并模拟解答。常见的问题包括"你为什么选择我们医院？""这个工作岗位吸引你的地方是什么？""你希望自己五年内有何发展？""你的生活和职业目标是什么？""你如何对待那些你不喜欢的人？""你期望的薪金是多少？""医院经常要加班或节假日轮班，您怎样合理安排？""如果被聘用你有哪些要求？""如果应聘失败您如何打算？"等。

（三）面试时的着装和仪容准备

人际认知理论指出："在双方初次接触时，求职者的仪容、仪表对相见双方彼此印象的形成起到90% 的作用。"因此，面试前求职者一定要重视自己的应试服装和仪容的准备，给招聘者留下良好、深刻的第一印象。

1. 着装　应聘着装应遵循"朴素、端庄"原则，总体来说，求职者服装要合适、得体，注意搭配，表现正统不呆板、活泼不轻浮的气质。着装要清洁整齐，可穿正装或职业装。

2. 仪容　面试要注重仪容仪表，面容整洁，头发梳理整齐，前发不遮额，侧发不遮耳，后发不过领，指甲清洁，不涂指甲油。女士化淡妆，男士头发应干净、清爽、整齐，发型应简单、朴素，鬓角短，胡须刮净。注意细节，如衣物上有头屑、指甲过长或过脏、袖口污黑发黄等均不宜。男士一般不宜涂脂抹粉或使用香水。

3. 饰品　护士不宜佩戴戒指、手链或较粗较长的项链，可以佩戴手表，女士可佩戴款式简单大方的围巾或丝巾。

4. 个人卫生　面试前注意个人卫生，沐浴更衣，勿进食带有强烈异味的食物（如大蒜、韭菜、腐乳、喝酒等），避免出现身体散发出汗味、口腔异味等，以免引起招聘者的反感。必要时可用口腔清新剂或咀嚼口香糖来减少口腔异味，但在与人交谈时，应避免咀嚼口香糖。

三、面试中的礼仪

（一）遵时守信

守时是一种美德。当因某种原因不能准时到场时，求职者应及时通知招聘方并表示歉意，并说明什么时候能够到场。一旦迟到，求职者应主动、诚恳地说明迟到的原因。

（二）保持肃静

关闭手机或调至震动、静音模式，等待过程中不大声喧哗，面试过程中不要接打电话。

（三）言行得体

求职者言语表达应礼貌、标准、连贯、简洁，语言、语音、语气、语调、语速规范，言谈内容恰当。举止得体、谈吐高雅，体现自身良好的文化修养、精神面貌、审美情趣和性格特征，给招聘者留下良好的第一印象。

（四）以礼待人

对接待人员要注意礼节，以礼相待，多用礼貌用语"请""谢谢"等。

1. **入室敲门**　求职者进入面试室前，首先礼貌地敲门，待准入后方可进入。即使房门虚掩或处于开放状态，也应轻轻叩三声，得到允许后，轻轻推门而入，随手关门（图5-1、图5-2、图5-3）。

2. **主动问好**　进门后，求职者应主动向面试者微笑并点头致意，礼貌问候，使用敬语，如使用"尊敬的评委""您好""见到您很高兴"之类的话。双手持个人资料，资料的正面朝向招聘人员，身体略前倾，大方递出（图5-4、图5-5）。

3. **正确握手**　与面试者主动打招呼后，如果面试者先伸手行握手礼，求职者此时应积极响应，给予礼貌的回握；如果面试者没有主动握手，求职者不宜主动行握手礼。

4. **礼貌入座**　在招聘方未请求职者入座的情况下，不要主动落座，否则会被视为傲慢无礼。入座前，求职者表达谢意，再坐定。若没有得到指定，应选择招聘方对面的座位入座。同时，要注意采取正确的坐姿。坐定后身体略向前倾，如果是异性之间的交谈，不宜过分屈就，以免给人留下不庄重或轻浮的感觉。

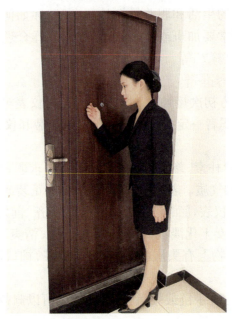

图 5-1　敲门礼仪

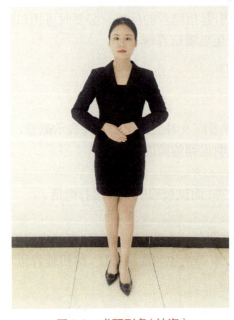

图 5-2　求职形象（站姿）

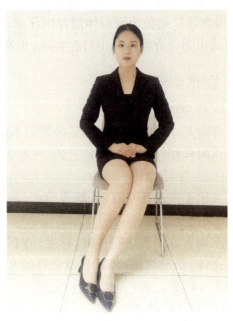

图 5-3　求职形象（坐姿）

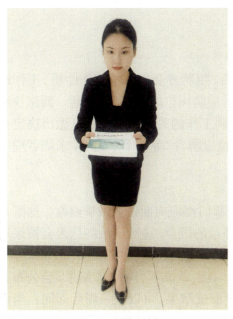

图 5-4　递交物品礼仪

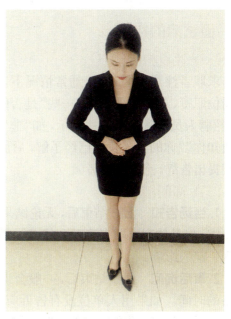

图 5-5　鞠躬礼仪

（五）自我介绍

自我介绍一般 1 至 3 分钟，大多单位要求 1 分钟以内，面试考官会对应试者的精神面貌、表达能力、对岗位的渴望做出判断并形成第一印象。自我介绍时，要充满自信、态度诚恳、自然大方、目光亲切、语言幽默、语气平和、轻松自然，同时，注意自谦，介绍内容要有针对性，切忌大话、空话，以免给面试者造成自我炫耀之感。

（六）大方交谈

1. 交谈时　可通过对方的表情、语气、肢体表达，观察对方的反应，以此调整自己的思路和话题，必要时可以适当使用专业术语，展现求职者良好的专业素质和个人修养。

2. 答题时　回答问题时，要听清问题、条理清晰、从容镇定、温文尔雅、谦虚诚恳。

（1）**浅显问题深入答**：有些问题看似简单，如果不注意，很容易停留在表面的理解。如，问"你有女（男）朋友吗？"一般考察对象是本地或异地，是否会影响工作的稳定性，是否会在短时间内结婚。若只是聊聊家常，是为了让你放松警惕，以获得更多的信息。回答此类问题时，一定要说明不会因为个人原因影响工作。

（2）**深奥问题简单答**：有些问题，感觉理论性太强，一时难以把握时，要仔细分析并联系自己所掌握的知识，用简单的道理和事实进行解析，尽量条理性作答。

（3）**原则问题坚定答**：对于政策性、原则性较强的问题，要按照党的方针政策及相关规定，态度坚定地进行评价分析，要有高度的政治敏感性。

（4）**陌生问题伸展答**：要镇定地搜寻相关的资料，结合自己日常学习和生活伸展发挥。

（5）**实践问题总结答**：目的是考察应聘者的一些经历和体验。回答时要注意有条理地归纳总结，多谈自己的收获和成长。

3. 倾听时　应仔细聆听对方讲话的内容。用目光注视面试者，配合点头或者巧妙地插入简单的话语，如"是的""对""您说得对"等，赢得面试者的好感，提高面试者的谈话兴趣，获得更多的信息，创建和谐、融洽的面试气氛。切忌贸然打断对方讲话，如果非说不可，应争得对方的允许"老师，对不起，可以请教一个问题吗？"切忌出现心不在焉、东张西望、接打电话、紧盯手机、时不时看手表等不礼貌行为。

四、面试后的礼仪

（一）礼貌告辞

求职者注意把握时间，通常情况下，做完自我介绍之后，招聘方会先介绍工作性质、工作内容和岗位职责、福利待遇等，问一些"是否能胜任？""谈一下对应聘岗位的设想"等问题。面试快结束时，招聘人员通常会有一些暗示，如"非常感谢你对我院招聘工作的关注""我们一旦做出决定会及时通知你""你的情况我们已经了解，后面我们还要面试几位应聘者"等。暗示之后，求职者应主动礼貌提出告辞，感谢招聘者。

（二）询问结果

1. 当场告知　面试结束后，无论结果如何，求职者在告辞时都应向面试者诚挚道谢。这既是礼仪要求，也是体现求职者真诚和修养的最后机会，如果有补录的机会，这对于最终是否会被录用也起到一定的影响。

2. 事后询问　面试结束后，一般会当天公布面试结果。有的单位不当场公布结果，会公布查询结果的时间。如果用人单位没有告诉应聘者什么时候回复面试结果，可以在一周后询问。当面询问或电话询问时，要充满信心，即使没有被录用，态度也要热情，可以诚恳地询问自己存在的不足，认真总结经验，准备迎接下一次的面试。也可以写信或发邮件书面询问并致谢面试机构，信的开头一定要提及自己的姓名、简单情况及面试时间，信中可提及面试过程中具体的某一细节及从中学到的东西并表示感谢。信的结尾表达自己对用人单位的兴趣，以及自己的信心。用情真意切的语言打动应聘单位，很可能在招聘单位难以取舍时，这封信会产生决定性作用。

第三节　上岗礼仪

如果说求职礼仪是自我推销，那么上岗就是展现自我能力的开始。作为一名刚刚参加工作的人员，要想给他人留下深刻的"第一印象"，就要掌握上岗礼仪有关知识。

一、上岗须知

当你得到用人单位的录用通知时，一定要记准报到时间，提前 15~20min 到岗，准时上班，切忌迟到，这是最起码的劳动纪律。如果有紧急情况不能按时到达，应及时与录用单位联系并征得同意，不得擅自迟到、早退。上岗后，要虚心请教，积极做好各项准备工作。立足本职，上班时间不做私事，也不要用单位电话机打私人电话。新人上岗应虚心学、勤快干、多请教、肯吃苦、少计较、善相处。

二、着装得体

给人以干净利落、有专业精神的印象。女性尽量穿职业装，裙装过膝，颜色不要过于艳丽，切忌穿过于暴露的服装，不穿响底高跟鞋。化淡妆，切忌浓妆艳抹。男性穿西装，以黑色、深蓝色为主，系领带。严格按要求规范穿戴工作服装。

三、遵纪守法

单位的各项规章制度需要每一位员工遵守，它是每一个单位正常运转的保障，如上下班时间、岗位工作职责、请假制度及奖罚制度等。应尽快熟悉领导的姓名及其分管的工作，尤其是直接上司、分管领导等，了解机构的设置和理念，以便自己尽快融入团队。不要越级汇报工作，层层上报及反映问题，严格遵章守纪，严格履行岗位职责及规范，执行工作流程。不违法乱纪。

四、热爱本职工作

热爱本职工作是每个劳动者的基本素质，也是员工与用人单位保持稳定和谐的劳动关系的基础。良好的开端是成功的一半，当你刚走向工作岗位时，要以热忱的态度做好自己的本职工作，这既是对帮助过你的人最好的报答，也是自身价值和能力的检验。工作勤勉敬业、时刻满怀激情、精益求精、尽职尽责。勤勉敬业是做好一切工作的前提，是一种发自内心的持久的动力，而不是一时的激动和热情，它是一种职业素质、职业精神的表现，是一种做事做人的境界。"既来之则安之"，每个人既然选择，请您坚持！

面试实用礼仪

（唐万珍）

思考题

1. 护士面试时如何做好自我介绍？
2. 护士面试后怎样询问结果？

练习题

附：

实践训练四　面试实用礼仪

【**案例资料**】

某妇幼保健医院到我院招聘护理专业毕业生 10 人，其中急诊科 2 人、手术室 2 人。要求大专以上学历，有良好的道德素质，热爱本职工作，学习成绩优秀，技能过硬的应届毕业生，其中急诊科和手术室需要能吃苦耐劳人员，如有体育特长者优先考虑。

面试要求：带个人简历，自我介绍 1~2min。

【**实训目的**】

1. 掌握护生个人简历的制作技巧。
2. 掌握自我介绍技巧。
3. 掌握护生面试礼仪规范。
4. 掌握求职过程中仪容、仪表、仪态礼仪。

【**实训要求**】

以案例资料为基础，训练求职（面试）中的礼仪要求。除参加面试者和招聘人员外，班上其他同学作为现场观众点评。

1. 护生课前做好充分准备。
2. 根据老师要求对求职简历进行完善思考。对自我介绍内容进行反思。
3. 认真对待求职服饰和妆容。
4. 情景训练要求。
(1) 个人简历、自我介绍准备充分。
(2) 着装得体自然，充分展示大方、自信。
(3) 举止端庄、稳重，体现良好的教养。
(4) 注意语言表达自然、语速适宜，应用礼貌用语。

【实训用品】

学生准备：3分钟左右自我介绍、求职简历1份、着求职服饰、化淡妆。

教师准备：优秀简历制作、自我介绍模板、面试服饰和妆容准备、求职（面试）评价表（表5-1）、笔和面试的相关资料。

表5-1　求职（面试）评价表

序号	姓名	评分标准					总分（100分）	备注
		整体印象（20分）	自我介绍（20分）	语言表达（25分）	技能操作（25分）	特长展示（10分）		
1								
2								
3								
4								
5								

【实训场地】

礼仪室、会议室等。

【实训方法】

1. 教师以自己的穿着和妆容为例，详细讲解仪容仪表规范；展示优秀简历、自我介绍模板。
2. 由教师模拟面试官，学生扮演求职护士，进行现场模拟面试。
3. 面试过程中，要求学生进行自我介绍、展示个人简历、回答考官问题等面试环节。
4. 模拟面试结束后，进行学生自评、互评以及教师点评。
5. 指导学生求职礼仪的要点，学生以扮演角色、角色互换的方式进行练习。
6. 指导老师根据学生具体情况进行个别辅导。

【实训评价】

1. 在面试前按要求充分做好准备，在面试过程中态度端正，按要求训练。
2. 充分运用面试礼仪，提高场面的沟通能力和应变能力。
3. 培养学生严谨、务实、精益求精的工作态度。
4. 成员分工明确，准备工作充分，团队配合默契。

第六章 | 护理工作中的人际关系

教学课件

思维导图

学习目标

1. 了解人际关系概念、形成与发展、影响因素与作用及人际关系相关理论。
2. 熟悉人际关系中不良心理预期矫正,建立良好人际关系的策略。
3. 掌握护理工作中人际关系的基本规范。
4. 学会运用人际关系中不良心理的矫正。
5. 具备理解、尊重他人,正确运用人际关系相处策略的能力。

案例导入

霍桑效应实验

霍桑效应实验是由哈佛大学的心理学教授梅奥主持,20 世纪 20 年代在美国芝加哥西部电器公司所属的霍桑工厂进行的心理学研究。霍桑效应实验表明,人不是经济人,而是社会人,不是孤立的、只知挣钱的个人,而是处于一定社会关系中的群体成员,个人的物质利益在调动工作积极性上只具有次要的意义,群体间良好的人际关系才是调动工作积极性的决定性因素。

请思考:

哪个因素是提高团队的工作效率的关键因素?

第一节　人际关系概述

人际关系在人们的社会生活中具有十分重要的作用。人际关系归根结底是一种社会关系。因此,在一定程度上,人际关系影响社会生产力的发展和社会进步。新型的进步的人际关系反映了一种新型的先进的社会关系,先进的社会关系要求产生新型的政治、经济关系,反作用于生产力,促进社会发展。一个人如果身处相互关心爱护,关系密切融洽的人际关系中,则心情舒畅,益于身心健康。良好的人际关系有助于保持心境轻松平稳,态度乐观。不良的人际关系,可干扰人的情绪,使人产生焦虑、不安和抑郁。在社会生活中,每一个人的人际关系状况都会对其人生产生重要影响。

知识拓展

人际关系的重要性

著名医史学家亨利·西格里斯曾经说过:"每一个医学行为始终涉及两类当事人:医生与患者,或者更广泛地说,社会与医学团体,医学无非是这两群人之间的多方面关系。

1977 年，心理学家克林格（E.Klinger）做了一项科学研究，研究结果显示：良好的人际关系对于生活具有重要意义。当被调查者问及"什么使你的生活富有意义？"的时候，几乎所有人的回答都是"亲密的人际关系是首要的"。在这些被调查者的回答中，人际关系的重要性远远超过了成功、名誉和地位。

一、人际关系的概念

人际关系（interpersonal relationships）与人类起源同步发生，是人类社会中最普遍的现象，贯穿于人类社会历史演变过程的始终。人际关系受政治关系和生产关系的制约，同时，它渗透在社会关系的各个方面，直接影响着人们的社会环境和心理环境并对社会关系具有反作用力。

人际关系是指人与人之间，在一段过程中，彼此借由思想、感情、行为所表现的吸引、排拒、合作、竞争、领导、服从等互动之关系，广义地说亦包含文化制度模式与社会关系，即人们在生产或生活活动过程中所建立的一种社会关系。主要表现为人们心理上的距离远近、个人对他人的心理倾向及相应行为等。这种关系会对人们的心理产生影响，会在人的心理上形成一定距离感。

不同视角下对人际关系的理解也不尽相同。文化学视角下的人际关系解释：不同的文化影响并制约不同的社会行为，进而形成不同的人际交往行为方式，产生不同的人际关系。因此，人际关系其实是以文化为纽带的社会交往关系网。传播学视角下的人际关系解释：人际关系是通过人际交往实现的，人际交往的一个重要组成部分就是人际传播。此时，人际关系就表现为一种以传播为手段，并通过传播努力实现各自利益的相互关系。社会学视角下的人际关系解释：协调人际关系不是少数人的动机，而是人生必备的本能，是作为社会人的一种共性，积极、合理、健康的人际关系正是一种建立在社会规范和个体合理定位基础之上的有序的社会关系。心理学视角下的人际关系解释：人际交往本身是为了交流有关认识性、情绪性、评价性的信息而相互作用的过程，交往双方在此过程中实现对情感、思想、兴趣、性格等的相互影响与交流。人际关系是一个较为抽象的名词，它体现了人际关系的复杂性，具有非常鲜明的个性特征，取决于个性心理和情感的发展水平，取决于个人的社会化程度。

二、人际关系的形成与发展

（一）人际关系的形成

人与人之间的关系状态从毫不相关到紧密相连是一个变化过程。基于莱文杰和斯努克建立的人际关系发展模型，可以把人际关系从完全没有到亲密关系的建立和发展分为以下几个阶段。

1. **零接触**　两个人之间彼此陌生，互不相识，甚至没有意识到对方的存在，此时，双方的关系处于零接触状态。双方完全无关，无任何情感联系，不会建立任何人际关系。

2. **注意阶段**　注意阶段是人际关系的准备阶段，同时也是人际关系发展的必经阶段。此阶段一方受对方吸引，或双方互相注意，意识到对方的存在，此时人与人相互作用开始，一方或者双方的初步印象形成。此阶段持续时间较短暂，产生注意的原因也极为偶然，但有时良好的开端是人际关系重要因素。

3. **表面接触阶段**　表面接触阶段是人际关系建立的初级阶段，从双方开始交谈即产生了直接接触。最初的接触是表面的，彼此间鲜有情感卷入。表面接触阶段在人际关系的发展上至关重要，在现实生活中，多数人际交往仅停留在表面接触阶段，如商务上的交易、工作上的应对。

4. **卷入阶段**　伴随沟通的扩展，双方共同心理领域与情感逐渐融合，按照情感融合的相对程度，卷入阶段分为轻度卷入、中度卷入和重度卷入三种。轻度卷入的人际关系，即双方的心理世界领域重合部分较小，双方的情感融合局限在此领域。中度卷入的人际关系，即双方的心理世界领域有较大的重合。因此,彼此的情感融合范围也较大。深度卷入的人际关系,即双方的心理世界领域高度重合。同时,情感融合范围也覆盖了较大范围。然而,这种人际关系深度仅有极少数人能达到。

(二)人际关系的发展阶段

人际关系的发展阶段与发展状态有着密切联系,由浅入深的4个阶段如下:

1. 定向选择阶段 在现实生活中,人们并不会与任何人都能建立良好的关系,人们往往根据自身的需要选择交往对象。首先,注意和选择具有某种人际吸引特征,符合自己交友标准或与自己生活和工作有直接关系的人,一旦选定交往对象,就试图利用机会接触对方,进行初步沟通,相互了解,开始确立初步的交往关系。

2. 情感探索阶段 该阶段是交往双方寻求和建立共同的情感联系领域的一个过程。随着交往频率的增加,交流内容逐渐扩展,双方开始进行自我暴露,有一定的情感投入,但有所保留,还不能敞开心扉。若发现彼此间共同的情感领域较多,则情感交流加深,人际关系进一步发展。

3. 情感交流阶段 此阶段中交往双方有了更深层次的情感交流,并期望引起对方关注与共鸣。双方在相互信任的基础上,主动进行自我暴露,愿意提供建议或评价性反馈信息,双方均可真诚接受对方的肯定或批评。

4. 稳定交往阶段 双方心理上的相容性显著增加,沟通内容更为深刻和广泛,允许对方分享深层次的个人情感世界和生活空间,双方关系保持一种动态的稳定。表6-1可以直观的显示人际关系发展状态及其阶段的一般规律。

表 6-1 人际关系建立及发展阶段

交往者	人际关系状态		发展阶段
◇◇	零接触状态		
◇——→◇	单向注意	开始注意状态	定向选择阶段
◇◇←—→	双向注意		
◇◇	表面接触状态		
◇◇	轻度卷入	情感卷入状态	情感探索阶段
◇◇	中度卷入		情感交流阶段
◇◇	深度卷入		稳定交往阶段

注:"◇"代表人际交往者。

三、人际关系的行为模式与划分

人际关系的行为是指具有一定人际关系的各个方面表现出来的相互作用行为,也是具有人际关系的各方之间相互作用、相互影响的状态。人际关系主要表现在人的行为。因此,人际关系的行为也是人际关系的外在表现。

(一)人际关系的行为模式

人与人之间心理距离的体验必然影响个体行为。个体在语言、表情、举止上会不自主且不经意间表现出此种情感上的体验。这些外在的行为被对方感知,又进一步影响双方关系。即某种人际关系会表现出相应的人际行为模式,一方的行为表现会引起对方的回应。社会心理学家称此心理现象为"人际关系行为模式"。

1. 霍尼的人际关系行为模式　社会心理学家霍尼将人际关系行为模式分三类。

(1)**谦让型**："朝向他人"行为特征。此种类型的人喜欢讨好他人，投其所好。适合从事教育工作、社会工作、医务工作等。

(2)**进取型**："对抗他人"行为特征。此种类型的人喜欢挑战，在与他人交往中习惯性考虑对自己是否有益，准确评估对方的资源。此种类型适合从事竞争型强的工作，如法律、商业等。

(3)**分离型**："疏离他人"行为特征。此种类型的人经常考虑别人是否会影响或干扰自己。这类人适合从事绘画、音乐、科研等工作。

2. 利瑞的人际关系行为模式　美国社会心理学家利瑞通过研究概括了八种人际关系行为模式。

(1)**管理－服从型**：由管理、指挥、劝告、指导、教育等行为得到对方尊重和顺从等。

(2)**同意－温和型**：由合作、赞同、友谊等行为得到对方协助、温和、友好等。

(3)**求援－帮助型**：由信任、尊重、赞扬、请求帮助等行为得到对方帮助、劝导等。

(4)**害羞－控制型**：由怯懦、礼貌、害羞、敏感、服从等行为导致对方控制、骄傲等反应。

(5)**帮助－接受型**：由帮助、支持、同情等行为得到对方接纳和信任等。

(6)**反抗－拒绝型**：由反抗、怀疑、厌倦、异样等行为导致对方惩罚或拒绝等反应。

(7)**攻击－敌对型**：由反抗、怀疑、厌倦等行为导致对方惩罚或拒绝等反应。

(8)**炫耀－自卑型**：由夸张、拒绝、自炫等行为引起对方不信任或自卑等反应。

(二) 人际关系的划分

人际关系的类型和形式不容易划分，人际关系可以根据不同的角度划分。

1. 按交往的密切程度划分　可分为初级关系与次级关系（首属关系与次属关系）。前者是指建立在感情基础上的人际关系，它反映了人与人之间广泛、深入、直接的交往，如朋友关系。后者是以事缘为基础的人际关系，如上下级关系。

2. 按人际关系矛盾的性质划分　可分为对抗性关系和非对抗性关系。前者指交往双方的根本利益不一致，发展方向完全相反，如剥削与被剥削关系。后者指交往双方在根本利益上是一致的，发展方向也大致相同，在局部存在不一致之处，如一个科室的护理人员的关系。

3. 按人际交往的选择划分　分为垂直关系和水平关系。中国传统社会价值观更注重垂直关系，中国古代社会的君、臣、父、子及夫妻之间的关系主要是垂直关系。现代社会的夫妻之间、兄弟之间主要是水平关系。

4. 按人际关系规范化程度划分　分为正式关系与非正式关系。前者指已经制度化、比较稳定、受一定原则制约、有一定程序的关系，如组织关系。后者指未制度化，没有固定模式、不受原则制约，如恋爱关系。

5. 按人际关系建立的基础划分　分为业缘人际关系、血缘人际关系、地缘人际关系和网缘人际关系。

(1)**血缘关系**：是指血缘的或生理的联系为基础而形成的人际关系，是人类最早的人际关系。比较重要的血缘关系包括种族、氏族、宗教、家族、家庭等。不同的时代以及不同的社会制度，会使血缘关系联系的紧密程度以及表现的地位和作用不相同。在原始社会中，血缘关系是社会组织的基础，地位非常重要。而随着社会化程度的不断提高，血缘关系的地位和作用在减弱。

(2)**地缘关系**：是指人类社会的区位结构关系或空间与地理位置关系，即直接建立人们空间与地理位置关系基础上的人际关系。人类要生存就必须占有一定的空间或位置，由此形成了人与人之间的地缘关系。地缘关系可以维系社会的稳定，相对稳固的地缘关系能够保障人们生产与生活的正常秩序，但同时也容易把人们约束在一个狭小范围内，束缚人们发展。

(3)**业缘关系**：是指人们以广泛的社会分工为基础而形成的复杂的社会人际关系，是随着阶级社会的产生而形成的，是在血缘与地缘关系的基础上发展起来的一种关系。在消灭了剥削制度的国家中,业缘关系已不再具有统治与剥削意义。但业缘与职业体系束缚人们发展的现象还在一定意义上存在着。

(4)**网缘关系**:是一种通过网络虚拟空间建立起来的新型人际关系。它同传统的血缘关系、地缘关系、业缘关系既有密切的联系,又有很大的不同。网络交往主要通过电子邮件、网络电话、网上娱乐与学习等方式进行。网缘关系具有虚拟性、开放性、超地域性等特征。网络交往作为一种新型的人际关系,丰富了社会关系的组成,也丰富了人们的文化生活和情感生活。网络交往不能取代现实交往,因为在网络的时空里,交往人们不在现场,人与人之间缺乏面对面交往所具有的特征。因此,在网络世界中,现实世界中制约着人际交往的所有物理环境、社会环境、人文环境的差别均消失。

除以上分类外,按内容可以把人际关系划分为人际经济关系、人际政治关系、人际法律关系、人际道德关系、人际信仰关系、人际文化关系等。按人际关系的状态而言,又可以把人际关系划分为正常关系、竞争关系、协助关系、障碍与冲突关系以及封闭状态关系。从交往的不同角度来分类,如交往频率、交往距离、交往媒介、交往层次、交往的复杂程度和交往双方所属社会群体性质等,而把人际关系划分为不同的类型。此外,人际关系还可以按其关系媒介归结为亲子关系、夫妻关系、同事关系、同学关系、邻居、球友、网友等,这种划分更符合我们的文化和习惯,带有社会学的色彩,更让大众普遍容易接受。

四、人际关系的需求

美国心理学家舒茨提出人们对人际关系呈现两种行为方式,主动型人格特质和被动型人格特质的行为表现,同时需求包含三个向度:包容的需求、控制的需求和感情上的需求。

(一)包容的需求

包容的需求是指希望和别人交往,建立和谐的关系,具有积极交往、参与、融合相属的行为特点。如果缺乏这种需求和动机,就会在人际交往中表现出孤立、排斥、退缩和忽视。人际包容心理需求倾向的行为表现为以下两个方面。

1. **主动包容型**　具有主动包容行为类型的人能主动与他人交往,坦然共处于群体之中,热情参与人与人之间的交往或合作性工作。

2. **被动包容型**　具有被动包容行为类型的人期待别人接纳自己。主要原因是成长过程中过于以自我为中心,成长环境中的人际关系过于单一。

(二)控制的需求

控制的需求是指希望在权力上与别人建立和维持良好的人际关系,具有运用权力和权威去积极地影响、支配和超越他人的行为特点。一旦这种控制需求得不到满足,就会表现出抗拒权力、忽视秩序的行为;而缺乏这种需求或动机的个人则表现为受人支配、顺从、追随别人。

1. **主动控制型**　主要表现为大胆、主动支配他人、爱发号施令,喜欢运用权力、权威来领导、控制、影响和支配他人等行为特征。

2. **被动控制型**　主要表现为模仿、等待、追随他人、服从,愿意与他人协作等行为特征。

(三)感情上的需求

感情上的需求是指希望在感情上和别人建立良好的关系,具有对他人表示亲密、友好、热情、照顾等行为特征;而缺乏这种需求和动机的个人则表现为对他人冷淡、厌恶和憎恨。

1. **主动型**　这种类型的人希望以友情或爱情为纽带与他人建立并维持良好关系。主动对他人表示亲密,主要表现为热情、主动、大胆,与人表示亲密、友情关照等行为特征。

2. **被动型**　这种类型的人也希望以友情和爱情为纽带维护良好的人际关系,但主要表现为期待他人对自己表示亲密,而不能主动大胆表达个人情感的行为特征。

五、人际关系相关理论

(一) 人际认知理论

1. 人际认知的概念 认知是指人的认知活动，人际认知指个体推测与判断他人的心理状态、动机或意向的过程。人与人之间是通过相互认识而实现各种交往和互动，人际认知包括对他人的仪态表情、心理状态、思想性格、人际关系等方面的认知。

2. 人际认知的内容

(1) 自我认知，包括对自己身体状况的认知(如健康、胖瘦等)、对自己心理状况的认知、对自己社会关系的认知。

(2) 对他人人际的认知，主要对象包括对他人仪表的认知、对他人表情的认知、对他人人格的认知、对人际关系的认知、对社会角色的认知等。

(3) 人际环境认知，是指对自身交往的小空间进行有目的的观察，包括自己与他人的关系以及他人之间人际关系的认知，以此判断了解自我和他人的共同生活空间的整合性、选择性。

(二) 人际吸引理论

1. 人际吸引的概念 人际吸引(人际魅力)，是人与人之间产生彼此注意、欣赏、倾慕等心理上的好感，以促进人与人之间的接近，建立感情的过程。人际吸引则是人际交往的第一步，是形成良好人际关系的重要基础。

2. 人际吸引的过程

(1) **注意**：指对某一交往对象进行人际感知后，注意到对方的存在，对其产生兴趣并加以关注的过程。注意阶段包含：对交往对象的注意、抉择和准备初步沟通等多方面的心理活动。

(2) **认同**：指对选择的对象深入交往，接纳和内化交往对象的行为及表现，并对其给予积极和正面的评价、认同，使交往双方心理上的距离缩短。

(3) **接纳**：指情感上与对方相容，常以同情、关心、喜欢、好感等形式表达与对方的情感联系。在这一阶段，双方关系的性质开始出现实质性变化，人际关系安全感已经得到确立，因而谈话也开始广泛涉及自我，并有较深情感卷入。如果此时关系破裂，会对双方带来心理压力。

(4) **交往**：交往互动是在人际吸引后的必然行动。它反映人际吸引已经形成，且进一步发展。交往初期，双方尽力展示自己的诚意。随着交往的深入，双方的关系便发展为心理上的高度依赖，形成良好的关系，相互吸引力得到强化。

六、人际关系的影响因素及作用

(一) 人际关系的影响因素

人际关系受到仪表、认知、情感、人格、能力等多种心理和行为因素的影响。

1. 第一印象 第一印象(first impression)是知觉主体与陌生人第一次接触或交往后的所得印象。对人们形成对人或事物的总印象具有较大影响，即先入为主。在社会心理学中，由于第一印象的形成是最初获得的信息比后来获得的信息影响更大的现象，因而也被称为首因效应(primary effect)。与首因效应相比，在总的印象形成上，新近获得的信息比原来获得的信息影响更大的现象，被称为近因效应(recent effect)或称为最近效应。可能是肯定的，也可能是否定的，常常成为人们决定自己第二次乃至以后交往行为的依据。初次见面时，仪表即成为评价对方的重要依据，健美的体貌往往容易给人留下美好的印象。因此，护士的仪容仪表对建立良好的护患关系至关重要。

2. 认知水平 认知因素是人际知觉的结果，包括三个方面，即自我认知、对他人的认知和对交往本身的认知。对自我的认知会影响人际交往中的自我表现，对他人的认知会左右对他人的态度和行为，对交往本身的认知会影响交往的目的、广度和深度。人际交往是满足对方心理需要的过程，不能只考虑自己的满足而忽视对方的需要，否则会引起交往障碍。

3. 情感因素 人际交往中的情感因素，是指交往双方相互之间的好恶程度、情绪的敏感性、对交往现状的满意程度，以及对他人、对自我成功感的评价态度等。人际交往中的情感表现应该适时适度，随客观情况的变化而变化，不良情感反应会影响交往。如果交往中反应冷漠，对常人喜怒哀乐的事情无动于衷，会被他人认为你麻木、无情、不宜交往；如果情感反应过于强烈，不分场合和对象地恣意纵情，会让别人觉得你轻浮不实；如果情感不够稳定，变化无常，也会让人觉得你不宜交往。

4. 人格品质 人格品质是指每个人独有的性格。包括个人能力、兴趣、气质、为人处世等，是影响人际关系建立和发展相对稳定的因素。良好人格品质对人际关系具有巨大的影响力，且这种影响稳定而持久。仪表在人际交往的初期为主要影响因素，但随着情感卷入的程度加深，人格品质则是更为持久的因素。

5. 社交技巧 社交技巧是使人们能够交流、学习、寻求帮助、以适当方式满足需求、与他人和谐相处、交友、发展良好关系、保护自己以及总体上能够与社会和谐互动的工具。社交技巧建立核心的性格特征。例如，信用、尊重、责任、公平、关怀和公民责任，这些特质有助于建立内在的道德方针，促使人能够在思维和行为上做出正确的选择，从而提高社交能力。社交能力是指人们在社交场合中与他人建立良好关系，以及实现社交目标的能力。在当今社会中，社交能力已经成为非常重要的技能之一。社交能力的好坏不仅影响到个人的事业发展，还与人们的情感生活息息相关。

在人际关系中除上述因素外，还有诸多其他因素，如经济因素、时空上的接近、社会文化背景、思想态度的相似性、需要的互补性、感情的相悦性、兴趣爱好的一致性等。综上所述，我们可以看出具备稳健、良好的人际关系需要具备综合能力。

（二）人际关系的作用

1. 正确评价自己 良好的人际关系可以有助于自我评价。在现实生活中，每个个体对自身的评价都可能因个体所处的环境、接受的教育、内在环境等而产生差异，当自我评价同时得到他人的认可时，评价就能够得到正向强化。

2. 取长补短 "金无足赤、人无完人"。在人们的交往过程中，通过行动上相互帮助、性格上的相互影响、情感上的互相交流等，可以达到取人之长、补己之短的作用。

3. 信息交流 信息交流的基本形式是人际交往。在人们的交往过程中，可以及时、准确、广泛地获取到相关的信息和知识。如医生与护士的信息沟通，可以准确地收集资料、评估病情等。

4. 促进健康 良好的人际关系，可以令人身心舒畅，提升工作热情及安全感。长期处在关系紧张或压抑的工作环境中，则可能导致溃疡性疾病、神经衰弱、高血压等身心疾病。

5. 提升效率 营造和谐、友爱、融洽、团结的工作氛围。和谐的人际关系可以有效提升医护工作者的工作效率，增进团队中个体的协作精神和饱满向上的工作情绪。

七、建立良好人际关系的策略

（一）培养表达能力

珍惜在大庭广众下发表个人见解的锻炼机会，临场经验丰富，表达能力则会提升，同学们积极参加演讲、对话和辩论活动，口头表达能力强，有利于提升竞争力。注重人际能力融合的培养，勇敢地面对世界、接纳世界，融合于社会，首先需要调整自己的观念。接纳世界并非消极等待和向困难屈服，更不是没有任何原则地去苟同消极落后甚至错误的理念与行为，甚至同流合污。而是要你用积极主动的态度去接纳现实，并有勇气和决心去消除生活中的消极现象，弘扬主旋律，尽一份当代人应尽的责任。

（二）提高个人素质

人际融合能力并不只是简单地体现在能否接纳世界、认同世界，它还是一个人的综合素质的反映。人际融合能力的强弱与一个人的思想品德、知识技能、活动能力、创造能力、处理人际关系能力以及健康状况等密切相关。一句真诚的话语，一次放松的谈心，一个会意的笑容或眼神，都可以换来健康、乐观、平和的心境，营造出宽松和谐的人际空间。关键是，我们有没有不断学习、不断提高这方面能力的意识。当问题接踵而来，而且复杂度不断升高的同时，系统地找出问题的成因，以最高效的方式解决问题显得尤为重要。

（三）保持良好心态

保持良好的心态才可以生活愉快，在与人相处中亦是如此，正确地对待自己的优点和缺点，在与人相处中扬长避短，发挥自己的优势，同时在别人的身上发掘闪光点弥补自己的不足，学会细致分析。人际交往能力与社交经验的关系如此密切，如果可以提升自身的人际交往能力，不仅可以减少与他人发生冲突，亦可以拥有更愉快的交往经验。人与人共同点很多，而那些最容易引起共鸣、认同的共同点，则是需要寻找的，是建立良好关系的开端。

（四）坚持诚信待人

诚信，就是建立人际关系最重要的根基，有了诚信，人与人之间的关系会变得和谐融洽，免去多余的猜忌和隔阂，彼此的交流就会更加顺畅，增进信任。在真诚的前提下掌握必要的人际交往技巧，有意识培养增进人际吸引的个性特征，理解并尊重他人的个人心理空间，检视自己的行为，不干扰别人的事务和浪费他人的时间。有一种失误是很难得到谅解的，即言而无信。如果我们曾表示可以完成某件事，结果没做到，对方就会怀疑我们说话的可靠性。一旦发现自己有力所不及的情况时，应该及早告诉对方。尽管当时对方会不高兴，也比日后发现我们食言要好的多。相处要量力而行，绝不要夸大自己，也不能贬低他人。即使对最亲密的朋友，也要注意保持对他们个人心理空间的敏感理解和尊重。交往当中要多与对方进行思想、信息、情感的交流，不要仅限于陪伴。当然，也要设法让别人意识到自己的心理空间的范围，当别人有可能侵入自己的心理空间时采取适当的方式对别人说"不"，把握好人际交往的适度和空间性是我们保持长期的人际关系的重要保障。改善人际关系是需要不断积累和学习，良好的人际关系的形成和发展对于个体成长具有重要意义。

第二节　人际关系中不良心理与矫正

> **案例导入**
>
> 小王和小李是形影不离的好朋友，两人的学习成绩都很好。他们有共同的兴趣爱好和人生目标，他们互相帮助，互相关心。当小王当选为学生会学习部部长时，小李心情低落。小李认为两人的学习成绩、工作能力等都不相上下，各方面表现也差不多，小王却能当学习部部长，而自己却"一事无成"。小李越想心情越糟糕，心中开始滋长不满和怨恨情绪。从此，两个好友开始疏远。小李甚至造谣中伤使小王受到伤害。两人关系越来越紧张。
>
> **请思考：**
>
> 1. 小李是属于哪种不良心理？
> 2. 在日常生活中，我们应该如何处理不良心理？

一、人际关系中的不良心理

良好的心理素质，是人们进行广泛社交活动的必要条件。相反，心理状态不佳，会形成隔阂甚至沟通障碍，在一定程度上阻碍了人们结交朋友和适应社会。因此，我们在工作生活中应该注重自身修养，努力克服以下各种人际交往中的不良心理。

（一）报复心理

一个人的行为对另一个人在利益上形成一定损害，后者想办法打击损害自己利益的人。它是一种应对、反抗外部不利因素的自我防御保护结构心理成分。报复心理有时表现为针锋相对，有时则比较隐蔽，或伺机惩罚对方，或迁怒于他人。"君子报仇，十年不晚"则是对这种不良心理的诠释。

（二）嫉妒心理

嫉妒是指对才能、名誉、地位或境遇比自己好的人心怀怨恨。嫉妒心理是一种冷漠、贬低、排斥、敌视的心理状态，让人感到难过和痛苦。它包括焦虑、恐惧、悲哀、猜疑、羞耻、自咎、消沉、憎恶、敌意、怨恨、报复等不愉快的心理状态。在人际交往中要克服嫉妒，需要抛弃个人主义的思想，深化对事物发展规律的认识，正确看待人生价值。

（三）孤僻心理

孤僻心理是指一个人因为某种原因而不想与他人接触，或拒绝与他人沟通，从而缺乏与他人的交流而形成的孤单、寂寞的情绪体验。这不仅指人际关系的问题，也可以表示个体精神上的孤独感。孤僻的人猜疑心较强，容易神经过敏，做事喜欢独来独往，经常会陷入孤独和空虚中，长此以往，容易形成孤僻型人格障碍。

交际本身是交际者间的互动过程，互相开放、交互作用是其前提，是人与人之间的感觉、知觉、交流的双向作用。个人孤僻心理一旦形成，不仅不受欢迎，也极不适应于工作中的交际活动。

（四）羞怯心理

羞怯心理是一种正常的情绪反应，这种反应往往会导致大脑中枢神经活动的暂时紊乱，使记忆发生故障，思维混乱，主要表现为紧张、难为情、脸红和退缩。羞怯者有强烈的自我意识，过分考虑自己给别人的印象，总有一种自卑感，并过分夸大自己的缺点和不足，使自己总处于思想消沉的状态之中。

羞怯心理产生的因素一般分为两类：一是先天遗传的神经活动类型；二是后天的心理活动发展的结果，后者为主要因素。护士群体中年轻女性较多，羞怯在交际中较为常见，如果不能有意识地锻炼自己，就会成为交际的心理障碍。

（五）猜疑心理

猜疑心理表现在交往过程中，自我牵连倾向太重。所谓自我牵连太重，就是总觉得其他什么事情都会与自己有关，对他人的言行过分敏感、多疑。交际的要义是相互信任，猜疑心理产生的客观因素是对他人的行为动机缺乏了解，无根据地否认他人的正常活动。《列子·说符》中的"疑人偷斧"就是对猜疑心理的生动刻画。

（六）焦虑心理

焦虑是对亲人或自己生命安全、前途命运等的过度担心而产生的一种烦躁情绪。其中含有着急、挂念、忧愁、紧张、恐慌、不安等成分。它与危急情况和难以预测、难以应付的事件有关。

（七）自卑心理

有些人容易产生自卑感，甚至瞧不起自己，只知己短不知己长，甘居人下，缺乏应有的自信心，怯于表现自己，无法发挥自己的优势和特长。有自卑感的人，在社会交往中办事无胆量，习惯于随声附和，没有自己的主见。这种心态如不改变，久而久之，有可能逐渐磨损人的胆识、魄力和独特个性，会阻碍个人计划与理想的实现。怯懦心理是束缚思想行为的绳索，理应断之、弃之。

除以上不良心理外，害羞心理、自负心理、自傲心理、互利心理、作秀心理、逆反心理等均不利于个人的身心健康，对于人际交往也都会产生不同程度的影响。有不良心理的人使人不愿接近或难以接近。不良心理阻碍一个人的社交关系的发展，所以大家要避免这些异常心理，以免影响社交，不能结交到朋友，最终让职业生涯和生活质量都会受到影响。处理好人际关系的关键是要意识到他人的存在，理解他人的感受，既满足自己，又尊重别人。希望我们每个人都时常检查自己，预防不良心理，用热情健康的良好心理品质去接触身边的每一个人，去享受美好的人间之情。

案例导入

小张的苦闷情绪

小张以总分超过"重点线"五十多分的绝对优势考入某大学。他因此产生了一种优越感，总觉得自己高人一等。在与同学的交往过程中，他总是不自觉地扮演着"优胜者"的角色，不经意间伤害了别人，造成与同学之间的冲突和摩擦。同学们对他印象不佳，渐渐地不愿意与他交往。小张逐渐陷入了极度苦闷的情绪之中。

请思考：
1. 小张属于什么心理？
2. 在现实生活中，我们如何应对不良心理？

二、人际关系中的不良心理矫正

人际关系不良可以采取多种方式进行调节和矫正。一是内调，过健康的生活，看健康的书籍，分析人际关系不良的因素，改善自身所处的环境与状态。接触健康的人和事物，逐渐壮大自身的积极心理因素，从而改善不良人际关系。二是外调，自身无法改变的不良人际关系不属于严重情形的，可以通过主动接触朋友亲人来影响自己，接触正直、善良、热忱的亲人朋友，主动分析他们的意志和毅力，进而改善自身不良状态，如果情况较为严重可以找专业人士，寻求专业的心理辅导与治疗。

（一）进行积极的自我暗示

自我鼓励，并相信可以事在人为。当你觉得在某种情况下你的某种信息不够时，这时可以通过自我暗示给自己一点勇气，相信自己一定能成功，或者问自己，每个人都可以做到，自己也同样可以做到。当你敢于迈出第一步，以积极的心态参与一些社会活动，积极地与他人沟通，这样会逐渐发现，与他人有效沟通并不难，随即沟通能力也会有所提升，从而改善人际关系。

（二）恰当的自我评价

过分自卑与自负均会影响人际关系。纠正自负心理可以从以下几个方面：①要正确全面地认识自己，以辩证的眼光来看待每件事情，包括要认识到金无足赤，人无完人，不仅要看到优点，又要看到缺点，并加以改正；②勇于承认自身缺点，乐于接受别人的批评，不要固执己见；③逐渐学会与他人平等相处，自负的人往往唯我独尊，把自己凌驾于他人之上；④学会换位思考，发现别人的优点；⑤养成谦虚的良好习惯。

心理学家认为，自卑者不仅要从各个方面认识自己的长处，而且要正确对待自卑情结。自卑情结的人往往谦虚、体贴、不争名利、随和、谨慎、善于思考。大多数人更信任他们，并乐于与他们相处。指出自卑情结的这些优点并不是为了维持自卑情结，而是要使他们认识到自卑情结也有其优点。不要因为自卑而绝望，了解这些优势可以增强我们对生活的信心，为消除自卑情结奠定了心理基础。

（三）要真诚和热情

在人际交往中，若对方感受到你的真诚和热情，显然会得到对方正面和肯定的评价。在人际交往中，需要充沛的热情，同时又要坦诚言明自身的利益，这样才能显得真诚而又合情合理。没有人拒绝和真诚与热情的人成为朋友，这有益于人际关系。

（四）理智控制

生活不能万事如意，挫折在所难免。一旦遇到挫折，很多人都会呈现愤怒、焦虑、苦恼、悲伤、痛苦等消极的情绪，影响其正常工作、学习与生活。此时，应善于用理智控制强烈的感情，不要冲动，一方面要多侧面、多角度地思考问题，不钻牛角尖；另一方面要进行心理换位，想想："我是对方会怎么办？"或"某某遇到这种情况会怎么办？"在思考的过程中令自己冷静下来，并按理智的判断去采取行动，避免一时冲动后又产生后悔、自责等消极情绪。

现代社会中，一些人因为心理原因，出现沟通障碍。要么拒绝沟通，要么不喜欢沟通，这样会影响到个体的人际关系，有可能成为感情和事业的阻碍。因此，学会克服心理障碍，才能提升人际关系。在现在医疗护理服务过程中，尤其要注意保持稳定的情绪和良好的人际关系，更好地完成各项医疗和护理任务。

第三节　护理人际关系

案例导入

张某，男，56岁，肺癌患者。值班护士小刘刚从病房回来，正好看到患者家属在护士站翻看病历。小刘没有过多解释急忙将病历从患者家属手中夺走，患者家属与小刘发生言语冲突。王护士发现后，微笑着把患者家属劝到办公室，耐心解释："对不起，刚才有些鲁莽，希望您能理解我们急切的心情。按照医院管理规定，病历是不能随意翻阅的。如果您有需要解答的问题，可以随时联系我们值班护士，我也可以带您找主管医生，您看可以吗？"

请思考：

1. 你认为刘护士和王护士中哪位与患者的关系更和谐？
2. 这个案例对你有什么启示？

一、护理人际关系概述

在现代健康服务过程中，护理人际关系贯穿于整个医疗护理服务过程中，护理工作中的人际关系尤为关键，良好的护理人际关系是整个医疗护理服务系统健康有序发展的重要条件之一，也是促进医护人员和患者身心健康的主要影响因素。

（一）护理人际关系的概念及意义

1.护理人际关系的概念　护理人际关系是护理人员在护理工作中形成的多种网络人际关系的总和，是护理人员为满足社会医疗护理需求，与服务对象、家属及相关医疗护理机构各部门人员建立的合作关系。

2.护理人际关系的意义　在医疗护理服务过程中，护理人员为患者提供整体护理的同时，也需要与其他医务工作者配合与协作。因此，良好护理人际关系的建立，一方面对护理人员的自身需求、职业成就感、责任、利益等具有重要意义，另一方面对每位服务对象乃至整个医疗护理服务环境都具有重要现实意义。

（1）**有利于营造良好的健康服务氛围**：营造良好服务氛围，可以优化患者就医服务体验。人们在社会交往中会形成不同的社会心理氛围，良好的人际关系可以促进相互间的信任，有利于工作的开展。在医疗护理服务过程中，良好的护理人际关系能有效促进护理人员与患者之间、护理人员与相关医疗机构各部门人员间的相互信任、理解与关爱，创建和谐的工作氛围，团结和谐的工作氛围更促进了人际关系的健康发展。例如，护理工作者组织患者做体操、打太极拳等，营造了良好氛围,有利于患者身心健康的同时,也促进了护患关系的开展。

(2)有利于提高护理工作质量和效率:营造良好的护理人际关系有利于医护工作者之间的信任与协作,同时,也更有利于医疗与护理工作的开展。研究显示,医护工作者与被服务对象均在良好的心理状态时,医院暴力、医疗纠纷可以大幅降低,从而激发医疗护理工作者的工作热情,更有效地提高护理工作质量。

(3)有利于陶冶护理人员的情操和性格:广泛的人际交往和良好的人际关系可以让护理人员更有效地进行情感上的交流、互动,同时可以借助交流开阔眼界、历练性格、丰富经验。良好的人际关系一方面有利于陶冶护理人员的情操和性格,拥有良好的性情,另一方面使得护理工作更加顺利,享受更高质量的人生。研究显示,良好的护理人际关系也可以有效降低护理人员的离职率。

(4)有利于贯彻以人为本的护理理念:在医疗护理工作中,正在兴起人文关怀的护理理念。通过护理工作过程中所表现的态度的和蔼可亲、生活上的关怀照顾、技术上的精益求精等均在深化整体护理内涵。护理服务需要高品质化,多元化,营造关心服务对象的氛围,展现护理人员在医疗护理工作中的崇高无私的道德风范。同时也是生物-心理-社会医学模式在临床实践中的要求。

(5)有利于促进护理学科的发展:护理学是一门综合性应用学科,护理学科的特性在于其专业实践性,护理学科的建设和发展必须解决好护理实践活动问题。因此,建立良好的护理人际关系,有利于护理管理、护理科研的发展,促进交流,同时帮助护理人员更快了解专业新要求、新动向,以创新的理念促进服务对象的康复,发展护理专业。

(二)护理人际关系的特征

在医疗护理事业发展过程中,护理人际关系作为人际关系在医疗护理情境中的具体体现,遵循人际关系的基本规律。由于活动范围、交往情境的特殊性,护理人际关系特征归纳为以下几个方面。

1. **专业性**   是指护理人际关系具有明确的专业目的。护理人际关系的建立主要目的是提升服务对象的医疗护理服务效果的特定专业任务。在医疗护理服务中,护理人员与服务对象、医生以及其他医务人员的关系,均属于专业关系,是由共同的专业目的而联系在一起。

2. **时限性**   是由护理工作的专业性质、专业任务以及特定时间跨度所决定。护理人际关系中的护患关系时限性表现尤为突出。患者入院后护患关系即形成,直至患者出院。护理人员之间、护理人员与医生及其他医务相关人员的专业关系持续时间较长,然而,就单一专业任务而言,仍具有时限性。

3. **多面性**   所谓多面性是指人际关系具有多因素和多角色的特点。个体在社会交往中扮演着不同的角色,在护理行业不断发展过程中,护理人员的角色范围逐渐扩展,护理人员在传统临床工作中的护理角色外,还需要承担疾病预防保健知识宣传、康复训练指导、卫生咨询知识宣教、科研工作者、教育工作者角色等。在扮演各种角色的同时,又会因物质利益或精神因素导致角色的强化或减弱,这种集多角色、多因素于一身的状况,使护理人际关系具有多面性。

4. **复杂性**   人际关系的复杂性体现于两个方面:一方面,人际关系是多方面因素联系起来的,且这些因素均处于不断变化的过程中;另一方面,人际关系还具有高度个性化和以心理活动为基础的特点。在医疗护理服务过程中,由于人们的准则和目的不同,则会呈现心理距离的拉近或疏远,情绪状态的积极或消极,交往过程的冲突或和谐,评价态度的满意或不满意等复杂现象,增加了护理人际关系的复杂性及处理难度。

5. **协作性**   在医疗护理服务中,由于服务对象目标的一致性,护理人员需要与其他护士、服务对象、医生以及其他相关医疗人员建立良好的人际关系,利于协调、合作完成服务目标和任务。

6. **社会性**   人是社会的产物,社会性是人的本质属性。医疗模式的转变使护理服务对象从患者扩展到社会人群。护理的活动范围不断扩大、活动频率逐步增加、活动内容日趋丰富,护理人际关系的社会属性也不断增强。因此,护理人员与服务对象间的人际关系带有社会属性。

二、护理人际关系的主要类型

（一）护士与服务对象之间的关系

在医疗护理服务过程中，护患关系贯穿于整个服务过程，涉及多方面的人际关系，也是护理工作中人际关系的核心。良好的护患关系是促进患者身心健康的重要因素之一，也是医疗护理服务的主要任务。

广义的护患关系是指护士与患者及其家属、陪护、监护人的关系。狭义的护患关系是指护士与患者之间的关系。护患关系是护士职业生活中最常见的人际关系，是护士与患者之间的一种工作关系、信任关系和治疗关系，其实质就是满足患者需要。因此，护患关系除了具有一般人际关系的特点外，还具有专业性人际关系的性质与特点。

1. 护患关系是帮助系统与被帮助系统的关系　护患之间通过提供帮助与寻求帮助形成特殊的人际关系。帮助系统包括医生、护士、辅助诊断人员以及医院的行政管理人员等；被帮助系统包括患者、患者家属、亲友和同事等。帮助系统的作用是为患者提供服务，履行帮助职责，而被帮助系统则是寻求帮助，期望需求被满足。在帮助与被帮助两个系统中，护患关系不仅代表护士与患者个体间的关系，还是两个系统间的关系体现。护士群体中任何个体对患者的态度、责任心等都会影响患者对护理质量的整体评价。因此，良好的护患关系要求护士与患者之间的相互尊重、信任，建立良好关系，要求护士对所有患者一视同仁。

2. 护患关系是一种专业性的互动关系　护患关系是相互影响、相互作用的专业性互动关系。这种互动不仅局限于护士与患者之间，也表现在护士与患者家属、朋友和同事等社会支持系统之间，是一种多元性的互动关系。互动双方的个人背景、情感经历、受教育程度、性格特点、对健康与疾病的看法以及不同的生活经验都会对相互间的感觉和期望产生影响，并进一步影响彼此间的沟通和护患关系的建立与发展。

3. 护患关系是一种治疗性的工作关系　治疗性关系是护患关系职业行为的表现，是一种有目的、需要认真促成和谨慎执行的关系，是护士职业的要求，带有一定的强制性。护士作为一名帮助者，有责任使护理工作起到积极的治理作用。良好的治疗性关系能有效地减轻或消除来自疾病、环境和诊疗过程中对患者形成的压力，有利于疾病的康复。

4. 新型护患关系　随着医疗市场和医院管理体制改革的不断深化，外资医院、私立医院、合资医院的兴起，人才素质、服务质量竞争激烈，护理服务是重要的竞争环节，护士的服务态度直接影响医院的对外形象。因此，护患关系是护理工作者必须面对的重要课题。新型护患关系的主要特点为护理服务内容的多元化、利益经济化、服务社会化、责任法制化。

护患关系的实质是满足患者的需要，护士是促进护患关系向积极方向发展的主要推动者，护士应对护患关系的建立与发展负主要责任。

（二）护士与医生之间的关系

在医疗护理服务中，需要护理人员与医生协作和配合。护士与医生在临床医疗工作中是共同合作的团队，良好医护关系是全面提升医疗服务水平的重要保障。医护关系是护士与医生共同建立的工作性人际关系，目的是为促进服务对象的健康和生命。

（三）护士之间的关系

护际关系是指护理人员之间的人际交往关系。护士作为医疗行业的前线人员，在高度紧张的工作环境中，护理人员之间的团结协作显得尤为重要。在实际工作中诸多因素影响护际关系，造成工作不协调，甚至形成矛盾，严重影响工作效率。

（四）护士与其他医务人员之间的关系

医疗卫生服务系统是一个有机整体，给服务对象提供优质整体服务是任何一个部门都无法独立胜任的,需要整个医疗卫生服务系统各部门间的配合。因此,护士首先需要理解各层次人员由于专业不同、工作性质不同,所以工作重心大相径庭。护理人员要充分发挥其在健康服务体系中的人际枢纽作用,遵循人际关系的基本原则,尊重相关部门工作人员,更好地为服务对象的健康服务。

三、护理人际关系规范

关系规范被认为是合作成员间的行为相互理解、相互认可的共同期望,是合作双方共有的一系列隐性规则或规范。

护理工作中人际关系规范即护理人员进行人际交往的行为准则。护理人员基于一定的行为准则,有助于协调各种人际关系,利于解决护理工作过程中的各类问题。护理工作中人际关系的基本规范归纳为以下几个方面:

1. 坦诚互信,积极交流 坦诚相待是建立良好人际关系的关键。人与人之间的交流应该是真诚的,不掩饰自己的原则和想法。积极交流,则可以架起良好人际关系的桥梁。在与他人沟通时,应该以平等的态度互相倾听和理解,同时学会正确处理自己对他人的批评和接受他人的批评。在医疗护理工作中应做到坦诚对待他人,并主动与他人进行有效沟通,建立良好护理人际关系。

2. 尊重人格,平等待人 相互尊重是人际关系中最基本的原则之一。尊重他人的人格和权利可以让人们建立起互信、互敬、互助的关系。在与人相处时,不仅要尊重对方的意见和想法,还应该尊重对方的身体、财产和隐私等方面。尊重他人、平等待人才能建立真诚互信的关系;反之,不尊重或歧视会造成人与人之间的矛盾,使人际关系恶化,甚至对他人造成严重的身心损害。作为现代护理模式的工作人员,更应该树立人格平等的观念,保护他人的隐私,尊重服务对象的人格,培养护理人员平等待人的意识。

3. 诚实谦让,文明礼貌 文明礼貌待人,是人的基本修养。在人际关系中,我们要主动关心他人的生活和事业,当对方需要帮助时,要尽力予以支持和帮助。同时也要学会感恩和回报,及时对帮助过自己的人表示感谢和回报,诚实谦让能增进相互之间的信任与团结友爱。然而,谦让也应该是有分寸的,是识大体、顾大局的理性谦让。在现代医疗护理服务中,护理人员更需要全面提升个人素养,有效助力和谐的护理人际关系。

4. 竭诚服务,不谋私利 我们在建立、发展护理文化的过程中,弘扬中华优秀传统文化与美德,用救死扶伤、不谋私利、献身事业、不贪名利、广施仁爱、不计报酬的要求来规范护士的言行,使护理事业日益兴旺发达,将"以德兴护"作为自己的行为准则与道德规范。在医疗护理实践中,坚持以人民健康为中心,不谋私利。

5. 实事求是,不弄虚假 严谨的科学态度和审慎的工作作风是护理工作的基本规范。护理工作的每一项工作内容都要做到严肃认真、及时准确,任何一点失误和差错都有可能给服务对象的身心健康造成影响。因此,任何时候都不能弄虚作假,在工作中如果发现有发生失误或差错的可能,都应该及时纠正,一旦出现差错事故,要勇于从失误中总结经验,对过程如实上报,不推卸责任。要针对护理工作越来越专业化、精细化的特点,加强专业知识和专业能力训练,补上知识弱项、能力短板,在风险挑战面前敢于担当、追求卓越。

6. 恪守信誉,保守秘密 在医疗护理服务中,服务对象具有知情权、选择权和隐私权。在开展临床药物或医疗器械试验、应用新技术和有创诊疗活动中,遵守医学伦理道德,尊重患者的知情同意权。护理人员应当意识到保护服务对象的隐私权既是职业道德的要求,也是法律的要求和应尽的义务。维护服务对象的合法权益,为其保守医疗秘密。在医疗护理活动中,医护人员需要恪守信誉、保守医疗秘密,良好的职业道德修养有助于建立和谐的护患关系。

(毕雪晶)

1.小红是个性格较为外向的女生,颇为自信。上中学时成绩优异,上大学后成绩一般,为了吸引别人注意,每天特别注意打扮。

请思考:

(1)小红这样做有效吗?

(2)你认为小红应怎样做才能被别人接纳和喜欢?

2.患者张某,诊断为癌症晚期,因病重无法下床,情绪非常低落,对治疗前景感到悲观。护士小刘每次为张某护理时,都会鼓励他坚强面对疾病,同时还为张某播放他喜欢的音乐。在护理过程中,小刘让张某感受到了关爱和温暖,逐渐恢复了信心。

练习题

请思考:

(1)护士在工作中会面临哪些人际关系?

(2)在护理工作中,人际交往起到的作用有哪些?

第七章 | 护理工作中的人际沟通

教学课件

思维导图

学习目标

1. 了解沟通的概念和特点，人际沟通的概念、特点、作用和原则。
2. 熟悉人际沟通的影响因素及在护理工作中的作用。
3. 掌握护士人际沟通能力的培养。
4. 学会怎样提升护理人际沟通能力。
5. 具备高尚的职业道德和主动服务的意识。

第一节 沟通概述

案例导入

患者刘某，男，72 岁，因患糖尿病 20 余年，出现糖尿病足两个月入院。刘某较固执，治疗欠配合，血糖控制不理想，足部的溃烂无明显好转。刘某家属很着急。在一次换药时，患者家属向护士小唐咨询治疗情况，并反映刘某的治疗效果欠佳。小唐冷淡地说："他自己饮食不控制，血糖怎么控制得住。现在患者多，我顾不上，你们自己多上点心，不然患者的并发症还会加重。"患者家属认为护士在推卸责任，与护士发生了言语冲突。

请思考：
1. 本案例护患沟通发生冲突的原因？
2. 护士小唐应如何与患者家属沟通？

人们在个人生活、社会交往、商务职场等领域花费时间、消耗精力来建立人际关系，并期望在人际交往中获得认同感、归属感、获得感和幸福感，而沟通（communication）是一切人际关系得以建立的根本途径。可以说，人际沟通（interpersonal communication）是建立人际关系的基础，是维系人际关系的手段。

一、沟通的概念

沟通原意为两水渠之间通过开沟使其相通。早在春秋末期就有挖沟使两水相通的故事，如"秋，吴城邗，沟通江、淮"（《左传·哀公九年》）。现代意义上的沟通是指人与人之间、人与群体之间信息的传递和反馈的过程，以求思想达成一致和感情的通畅。现实生活中，沟通无处不在，无时不有，是人类社会活动不可或缺的组成部分。

二、沟通的要素

沟通是一个复杂的过程，也是一个互动的过程，由七个基本要素构成，即信息及其编码和解码、信息发送者、信息接收者、沟通渠道、信息反馈、沟通背景和干扰因素。

　　一个单向沟通模块里，信息发送者的表达对应的是编码过程，当这个信息传达给接收者，接收者的理解就是解码过程。顺畅的沟通模式是信息发送者的编码被接收者正确解码，完全理解。容易卡壳的沟通模式是信息发送者的编码被接收者错误解码，这样就造成信息不通畅，谈话不在同一个频道。这其中还存在两种可能，一种可能是接收者解码能力的问题，一种是发送者编码能力的问题。

　　沟通是为了相互理解，首先就是要确保双方都能明白对方的真实意图，所以一方面信息接收者进行正确解码对于沟通非常重要。另一方面也不要忽视对于信息发送者来说，正确编码也很重要。

三、沟通的特点

　　1. 社会性　生活在社会中的个体因为沟通的纽带连结成为社会群体，形成不同的社会关系，沟通是社会形成的工具。沟通双方带着社会属性在社会的背景下进行人际的交流，沟通的效果必然要受到诸多社会因素的制约。

　　2. 互动性　沟通是信息发送者和信息接收者之间的互动过程，沟通双方在沟通过程中始终处于不间断的相互作用中，刺激与反应互为因果。信息接收者对信息发送者进行反馈，他们的角色就实现了互换，这种角色互换在沟通过程中不会间断。同时，沟通内容和形式也会随之相应调整。

　　3. 目的性　在沟通中，沟通双方都有各自的动机、目的和立场，可传递信息或传达情感。沟通双方总是希望自己发出的信息能正确被对方接收、理解，并得到相应的反馈。而双方的动机、目的和立场可能相同也可能不相同。

　　4. 情境性　沟通总是在特定的时空和社会背景下进行，必然要受到具体情境的制约。情境因素包括时间、地点、社会、心理等，它们有可能有利于沟通的进行，促进沟通达成双方想要的效果，也可能会妨碍沟通的进行，成为沟通的障碍因素。相同的语言符号，在不同的情境中，会有不同的意义。

　　5. 关系性　沟通是建立和改善关系的重要途径，也是沟通的目的之一。良好的沟通会促进关系的发展，不良的沟通会造成关系的恶化。另外，沟通的内容和方式的选择，反映不同的关系，不同的关系类型，沟通的内容和方式会截然不同。

　　6. 可塑性　沟通能力不是与生俱来的本领。许多研究和观察表明，沟通能力的强弱受先天性格的影响，但后天的学习训练也非常重要。随着人生阅历的增长，尤其是有意进行不断地学习和训练，人们的沟通能力都能得到不断的提升。

第二节　人际沟通

一、人际沟通的概念

　　人际沟通（interpersonal communication）是指人们运用语言或非语言符号系统进行信息（包含思想、观念、态度、情感等）交流沟通的过程。它通过信息发出者和信息接收者对意义信息和符号信息进行编码与解码过程，使两类信息形态交替转换，使沟通双方彼此理解、认同，从而有效地完成人与人之间的信息交流，为人际关系的建立奠定牢固的基础。

　　人际沟通中，信息转换包括两个方面：一是要将意义信息转换为发出者的语言、眼神、表情、手势、体态、人际距离等不同形态的符号信息；二是通过一定形式，再将符号信息转换为意义信息，使接收者能够理解信息内容，最终完成信息传递。

二、人际沟通的类型

根据不同的划分标准，人际沟通可以分为不同的类型。

（一）正式沟通与非正式沟通

按沟通的渠道分为正式沟通与非正式沟通。

1. 正式沟通　正式沟通是指在组织系统内部按照正式的组织和程序，根据组织规定的线路和渠道进行的信息传递与交流，如组织内部的文件传达、指示汇报、各项制度、组织之间的公函往来等。正式沟通具有沟通渠道比较固定、易于保密、约束力强、沟通效果好的特点，适用于重要的信息和文件的传达、组织的决策等，不足之处在于比较刻板、沟通速度慢、缺乏灵活性还有互动性。

2. 非正式沟通　非正式沟通是指组织在正式沟通渠道之外进行的信息交流。当正式沟通渠道不畅通时，非正式沟通就会起到十分关键的作用。这是一种建立在日常人际关系基础上的自由沟通，与正式沟通相比，非正式沟通没有明确的规范和系统，不受正式组织体制的约束，不受时间和场合的限制，没有固定的传播媒介。因此，它具有沟通形式方便灵活、信息传递速度更快、范围更广的特点，但准确性比较低，有时候会对正式沟通产生较大的负面影响。组织可以通过开诚布公、正本清源、提供事实、驳斥流言、诚信待人等方式尽可能降低非正式沟通的负面影响。

（二）语言沟通与非语言沟通

按沟通使用的符号系统分为语言沟通与非语言沟通。

1. 语言沟通　语言沟通是指通过语言文字为媒介而实现的沟通，它能对词语进行控制。根据语言的表达形式，又可分为口语沟通和书面语沟通。口语沟通是指借助语言进行的信息传递与交流，如会谈、电话、会议、广播、对话等。书面沟通是指借助文字进行的信息传递与交流，如通知、文件、通信、公告、报刊、备忘录、书面总结、汇报等。

2. 非语言沟通　非语言沟通（non-language communication）是指使用除语言符号以外的各种符号系统，包括形体语言、副语言、空间利用以及沟通环境等进行沟通。在沟通中，信息的内容部分往往通过语言来表达，而非语言则作为提供解释内容的框架，来表达信息的相关部分。与语言沟通相比，非语言沟通绝大多数是习惯性的和无意识的，并且是通过模仿学到的。

（三）单向沟通与双向沟通

按沟通有无信息反馈分为单向沟通与双向沟通。

1. 单向沟通　单向沟通是指信息发送者只发送信息，接收者只接收信息的沟通，如上级向下级发布命令及指示，做报告、发表演说等。因为无需反馈信息，减少了传播程序，节约了时间。单向沟通具有信息接受面广、传播速度快、过程简单的特点，较适合于组织中的正式沟通形式。由于没有反馈信息，信息发送者不知道发出的信息是否被接收者所接收，信息传播的准确性较差，不利于调动信息接收者积极性。在进行单向沟通时，应该特别注意沟通渠道的选择、信息接收者的接受能力、信息发送的完整性和表达的准确性等。

2. 双向沟通　双向沟通指信息的发送者和接收者的位置不断变换，信息可以在发送者和接收者之间互相传播的沟通类型，如交谈、协商、交流会等。其优点是沟通信息准确性较高，接收者有反馈意见的机会，产生平等感和参与感，增加自信心和责任心，有助于建立双方的感情。不足之处在于容易受到干扰，对信息发送者的要求较高，信息传递的速度也较慢。

（四）纵向沟通与横向沟通

按沟通信息的方向分为纵向沟通与横向沟通。

1. 纵向沟通　纵向沟通是指组织内部上下级之间的信息传递，包括自上而下、自下而上的两种形式。下行沟通是指上级作为信息发布者对下属进行的一种沟通形式，如将组织目标、计划方案、政策措施传达给基层群众，发布组织新闻消息，对组织面临的一些具体问题提出处理意见等。上行沟通是指下级自下而上向上级汇报信息的沟通形式,如向院长信箱提供合理化建议等。上行沟通的作用在于提供员工参与管理的机会,营造民主管理氛围等。

2. 横向沟通 横向沟通是指组织之间、各平行部门或人员之间的信息交流和传递。横向沟通既可以采取正式沟通的形式,也可以采取非正式沟通的形式。在正式的或事先拟定的信息沟通计划难以实现时,采用非正式沟通往往更为有效。横向沟通使工作程序简化、节省时间,提高工作效率,还可以使组织各个部门之间、各成员间相互了解,有助于培养整体观念和合作精神。但是,如果横向沟通头绪过多、信息量过大,易造成混沌,也可能引发员工不满,造成涣散团体士气的消极影响。

(五)有意沟通与无意沟通

按沟通有无目的性分为有意沟通与无意沟通。

1. 有意沟通 有意沟通是指沟通者对自己的沟通目的有所意识而进行的信息交流与传递,即具有一定目的性的沟通,如日常工作中下属向领导汇报工作、手术前医生与患者及患者家属的谈话、护士对患者进行健康教育,甚至平常的闲聊等都是有意沟通。

2. 无意沟通 无意沟通是指在与他人的接触中没有意识到的信息交流。实际上,出现在我们感觉范围中的每一个人,都在与我们有某种信息的交流。无意沟通是广泛存在的,却不容易为人们所认识。心理学家发现,如果你一个人在路上跑步,速度常较慢,如果有人(不管你认识与否)与你一起跑,你的速度会不自觉地加快。同样的过程也发生在别人身上。显然,彼此之间有了信息沟通,发生了相互影响。你走在大街上,无论来往行人的密度有多么大,你也很少与别人相撞。因为你及其他人在走路过程中,随时都在调整彼此的位置。这些现象都说明无意沟通经常发生在我们周围,其广泛程度也远远超过我们的想象。

(六)征询型沟通、告知型沟通与说服型沟通

按沟通的目的分为征询型沟通、告知型沟通与说服型沟通。

1. 征询型沟通 征询型沟通是指以获得期待的信息为目标的沟通,一般通过提问的方式进行。通过征询型沟通,护士可以获得患者的病史、重要既往史、家族史、过敏史、思维和认知能力等方面的信息,为明确护理诊断、制定和实施切实可行的护理计划提供可靠的临床依据。

2. 告知型沟通 告知型沟通是指告知对方有关情况的沟通,通常采用语言沟通的方式。如患者入院后,护士应根据不断出现的新情况、新问题及时履行告知义务,告知患者的病程及治疗方案、护理措施、医疗费用,如告知不及时,患者就不能很好地配合治疗,影响治疗进程,还会给患者增加心理负担,增加护士心理护理的工作难度。

3. 说服型沟通 说服型沟通指以改变信息接收者观点、态度、思想、情感、行为为目标的沟通,主要采用说理的方式进行。在护理工作实践中,说服型沟通常以指导性交谈的形式出现,即基于对患者的病情、治疗、护理方案全面了解,护士向患者宣教健康知识,促使患者积极参与治疗护理。临床上常见的说服型沟通还有规劝、批评和调解等形式。

(七)同文化沟通和跨文化沟通

根据沟通双方文化背景分为同文化沟通和跨文化沟通。

1. 同文化沟通 同文化沟通是指相同文化背景的个人或群体之间的沟通,沟通双方基于语言文字、历史文化、思想观念、生活习惯、宗教信仰等方面的相似,使沟通更容易达成共识。

2. 跨文化沟通 跨文化沟通是指不同文化背景的个人或群体之间的沟通。因为地域不同、种族不同等因素导致文化差异。

三、人际沟通的作用

人际沟通被视为人际交往中的润滑剂,是人们生活中建立良好的人际关系不可或缺的活动,具

有满足生理需求和心理需求、正确认识自我、建立良好的人际关系、决策以及促进社会和谐发展等作用。

1. 满足生理需求 人际沟通对维持人的正常生存十分必要。人最基本的生理需要一般包括衣、食、住、行和繁衍种族的需要等，要获取这些生存资源，难免要与他人通过沟通建立一定的关系。对沟通的需求是从婴儿出生起就客观存在，并伴随人的一生。医学研究证明，当人们长期处于缺乏人际交流时，他们的身体健康状况将恶化。因此，通过人际沟通，建立和谐的人际关系，人们既可以获取生存资源，也可以减少孤独感及伴随而来的健康问题。

2. 满足心理需求 美国心理学家默里·亨利（Murray Henry）提出：人的心理需要包括成就需要、亲和需要、探索和好奇需要。探索和好奇需要主要由环境刺激引发的内在驱力；成就需要是人们对自己认为重要的或有价值的工作力求达到完美的内在驱力；亲和需要是人们都渴望获得关心、友谊、爱情、陪伴、被接纳、被肯定、被需要、受重视、支持与合作等的内在驱力。后两者都需要通过有效的人际沟通，帮助人们准确感知现实，调节情绪，增强自控力，保持社会交往和人际关系和谐，从而获得群体归属感和安全感，有利于身心健康。如果缺少了与他人的沟通，喜欢孤独、离群索居、不愿与人交往，容易出现心理失衡，甚至会出现丧失运动技能、精神压抑和幻觉等症状。

3. 正确认识自我 人际沟通是人们进行自我探索、自我肯定及正确认识自我的重要方法。人们对自身的认识都来源于和他人的互动，别人就像一面镜子，可以通过其反应和回馈，看到清晰的自我画像，从而了解到自己的形象、特质、优势和劣势等。因此，人际交往越广泛，镜子就越多，回馈信息也越多，人们看到的关于自己的画像越清晰，对自己的认识更深刻，对自己的评价更客观。此外，人们还可以通过他人的评价或与他人对照比较，有意识地调整和发展自我概念，有助于找到自己的社会位置，扮演好自己的社会角色。

4. 建立良好的人际关系 人际关系以感情心理为基础，沟通活动使人与人之间的人际关系得以建立、发展和维持。但有些人际关系像是稳定的海洋性气候，而有些像热带雨林气候，时而平静，时而狂暴，人际关系受当时情绪和情感的影响。创造良好的沟通氛围，主动了解对方的需求，建立同理心，给予对方充分的尊重、信任、肯定、鼓励，讨论而不争辩，提升沟通品质，人际关系将更加密切。

5. 有助于决策 人们每天无时无刻不在做决策，不论是生活中日常事务的决策，还是事业发展、团队管理，或是人与人的相处中，决策的行为关乎每一项事务。对于这些决策，无论是我们自己能够决定的，还是要和他人商量后再做决定的，都需要沟通。沟通满足了决策过程中促进信息的交换和影响他人的功能。

6. 促进社会和谐发展 沟通提高了社会群体的向心力、凝聚力，良好的社会人际关系可提高生产力，促进社会形成健康和谐的氛围，有助于人类社会不断向更高层次发展，向更宽的领域拓展。

四、人际沟通的特点

在人际交往中，了解人际沟通的特点，选择合适的沟通途径，运用恰当的沟通技巧进行沟通，有助于提高沟通的有效性。

（一）目的性

在人际沟通中，沟通双方进行的信息传递和情感交流都有各自的目的、动机和立场，都在不断地设想和判定自己所发出的信息会得到什么样的回答。而人际沟通的主要目的是为了交流信息、解决问题、建立关系、增强信任和提升效率。

1. 交流信息 人们通过沟通来分享观点、信息和知识。无论是日常生活中的简单对话，还是工作中的专业讨论，信息的交流都是至关重要的。

2. 解决问题 当遇到问题或困难时，有效的沟通可以帮助人们共同找出解决方案。通过讨论和共享信息，可以找出问题的根源并找到最佳的解决方式。

3. 建立关系　人际沟通是建立和维持人际关系的关键。通过沟通，我们可以更好地了解他人，建立信任，形成友谊，并发展更深层次的人际关系。

4. 增强信任　良好的沟通可以增强人与人之间的信任（trust）。通过诚实、清晰的表达和共同的经历，我们可以建立更深厚的信任关系。

5. 提升效率　有效的沟通可以帮助人们更好地协作，从而提高工作效率。例如，护士与新入院的患者亲切交谈，主要目的是表达对患者的尊重、关怀、体贴和同情，收集整理患者疾病资料，进行护理评估，确定患者需要，建立和谐友好的护患关系，为后续的治疗和护理工作奠定基础。

（二）象征性

人际沟通的象征性通常表现在沟通的手段具有象征意义。一般说来，沟通主要借助语言或非语言两类符号进行，这两类符号往往被同时使用，两者可能表达一致，也可能互相矛盾。在一定社会环境中，这两类符号都能表达出沟通者的喜、怒、哀、乐、悲、思、愁、恐、惊等象征意义。例如，恩格斯在马克思的追悼会上说："当我们进去的时候，便发现他在安乐椅上睡着了——但已经永远地睡着了。""睡着了"应用了讳饰的修辞手法，恩格斯慢而低沉的声音，表达了他面对并肩作战的好友逝世后悲痛万分的心情。护患交流时，面对护士的微笑表情和点头等信号时，患者能感受到那是一种积极的符号，表示护士态度和善、友好，认真地倾听，有所领悟和附和，鼓励患者继续说下去。所以微笑、点头是表示对交谈具有兴趣的一个普遍的、很好的"晴雨表"。

（三）动态性

人际沟通是一个动态过程，双方都处于不断的相互作用中，几乎是同时在传送与接收信息。在交流中，信息的传递不是单向的，而是双向的，即信息发送者和接收者之间有互动。这种互动不仅包括信息的交流，也包括情感、态度和行为的交流。发送者通过语言表达自己的观点和想法，而接收者则通过理解和回应这些观点和想法来做出反应。在这个过程中，发送者和接收者都可能根据对方的反应来调整自己的交流方式和方法，以达到更好的交流效果。正如在人们的沟通交流中，所看到对方的不只是一种面部表情，而是一组表情，这些面部表情动作中的一种或两种与音调、手势等其他身体语言信号不断地结合，这样彼此的沟通成为相互的刺激与反应，就决定了沟通的动态性。同样，人们借助语言进行沟通时，倾听者的语言是对讲述者语言的反应，同时也是对讲述者的刺激，而这个过程又是在不断变化的。

（四）关系性

沟通不是单一、独立存在和发生的，沟通具有一定的关系性。人际沟通不仅是双方分享信息，还是彼此间关系的表达，包括沟通者之间情感的亲疏和控制关系层面的互补与对称。人际关系类型决定了沟通内容和方式的选择。例如，两人之间处于互补关系要比处在对称关系时所获得的沟通效果好。

（五）习得性

从某方面讲，基因组成等生物因素对于沟通风格有一定的影响。但沟通能力、沟通方式和技巧等都可以通过后天的学习和训练得到提升。学习是人类生存和发展的基本途径，通过观察榜样，学习、模仿、总结他人有效的沟通技巧，哪怕是一句话、一种表达方式或是一个观点的交流都是学习。只要我们结合情境，勤学苦练，沟通能力一定会提高的。

（六）符号共识性

只有信息发送者和信息接收者应用统一或近似的编码译码系统，才能实现有效沟通。也就是说，人际沟通双方应有相同的非语言符号系统和相同的语言、词汇、语法体系，而且对语义有相同的理解。人们对语义的理解在很大程度上依赖于沟通的环境和社会背景，以及沟通者的社会、政治、信仰、职业、文化水平和地位等因素。因此，相同的文化背景、职业领域的沟通更顺畅，更能相互理解。

五、人际沟通的原则

在日常生活中，沟通是最普通的事情，但对于同一情景、不同的人，或是不同情景、相同的人来说，人际沟通方式和沟通效果都有差异。人际沟通就像需要舞伴的舞蹈，舞蹈效果取决于同伴的参与和配合。即便两个人都是舞蹈天才，如果彼此不能很好地配合对方的动作，也很难获得成功，人际沟通也是如此。因此，遵循人际沟通的原则很重要。

1. 换位思考 "己所不欲，勿施于人"（《论语·卫灵公》）。学会换位思考，即站在对方的立场上，感受和理解对方的情绪、立场和感受，站在他人的角度思考和处理问题。

评价任何事物都没有绝对的标准，标准在于自己对事物的理解和认同度。沟通过程中，如能设身处地、将心比心，了解并重视他人的想法和感受，不轻易否定对方，就容易找到解决问题的方法。尤其在发生冲突和误解时，当事人如果能够把自己的观点放在对方的观点之后，多想一想对方的看法，在理解对方立场和初衷的前提下统一标准，进而求同存异、消除误会，是达到有效沟通的关键。

2. 恰当使用身体语言 研究表明，人在一言不发的情况下也会不经意地流露真情实感。多数人一般不在意这些信号，于是在沟通中出现很多障碍和不愉快。身体语言在沟通交流中占有重要地位，不仅能作为口语的补充，而且通常还能主导交谈的进行。例如交谈时，声调的变化、身体前倾或后仰的姿势、眼睛眨眼次数等，能体现出一个人的感觉和想法，如信任感、期待感等，直接影响着沟通的结果。因此，身体语言的正确表达是一个非常重要的原则。

3. 富有情感的交流 人是感情动物，人们期待充满爱的相处，爱能融化心理的恐惧、忧虑，带给人温暖和鼓励。与患者沟通时，护士的语言充满爱的情感，最能打动患者，彼此在心理上相互接纳、尊重对方、理解对方，才能去专注聆听、耐心交流，真实的情感交流让对方感受到真诚、坦然，从而愿意进行顺畅的交流，达到有效沟通的目的。落实治疗和护理措施时，护士的服务充满关爱的情感，能帮助患者消除身体上、心理上和精神上的病痛。

4. 满足对方需要 沟通是相互的交流，不是单纯的信息传递和表达，满足对方的需要是进行有效沟通的关键。任何人的思想产生都有其内在的根源，只有真正满足对方内在和外在的需要时，双方的谈话气氛才会融洽，沟通才能达到目的。例如，当重症监护室患者家属没在规定时间探视患者，护士拒绝家属探视时既要说明原因，又要考虑患者家属的需要，即把患者的详细情况告知家属，让其心理和情感上的需要得到满足。每个人都想参与到沟通中，陈述者应保持虚心交流的心态，不时询问对方的意见，不要想着如何改变对方的观点，试图强加意见给对方，尽量求同存异，达成共识。

六、人际沟通的影响因素

在人际沟通过程中，沟通的效果受诸多因素的影响。

（一）环境因素

1. 距离 人与人之间的沟通需要保持一定的空间距离。人际沟通的空间距离不是固定不变的，具有一定的伸缩性，依赖于具体情境、沟通双方的关系、社会地位、文化背景、性格特征、心境等。例如，在拥挤的地铁上，人们无法考虑自我空间，若在较为空旷的公共场合，人们的空间距离就会扩大，如公园和较空的商场内，别人毫无理由挨着自己坐下，就会引起怀疑和不自然的感觉。一般来说，地位高的人对于个人空间的需求相应会大一些。通过空间距离的信息，可以很好地了解一个人的实际社会地位、性格以及人们之间的相互关系，更好地进行人际沟通。

2. 噪声 噪声是指沟通环境中所存在的与沟通行为无关的、对沟通产生干扰的声音。在沟通过程中，室外汽车鸣笛，室内有人大声喧哗或者某种爆破、巨响都可能成为干扰沟通的噪声，分散沟通者的注意力，引发沟通者焦躁不安的情绪，造成信息在传输过程中的失真，从而影响沟通的效果。

3. 舒适感　适宜的温度、湿度、光线、色彩、通风条件可使沟通者感到安宁和舒适,更有利于沟通。室内色调单一、空气不流畅、气味难闻、光线昏暗、温度不适宜等,都可能影响沟通者神经系统和心理上的不良反应,使得沟通者无法集中注意力,导致沟通失效。

4. 隐秘性　当沟通内容涉及个人隐私时,沟通者不希望被其他人知晓。护士在与患者交谈时,应该从尊重患者隐私的前提出发,充分注意环境的隐秘性,条件允许时,最好选择无人打扰的房间,若条件不允许时,应注意说话的音量,尽量避免让他人听到。

(二) 个人因素

1. 生理因素

(1) **暂时性生理不适**:暂时性生理不适包括饥饿、寒冷、疼痛、疲劳等。这些情况的出现容易使人在沟通时难以集中精力,影响沟通的效果。但当这些生理不适得到控制或者消失后,沟通又能恢复正常。

(2) **永久性生理缺陷**:永久性的生理缺陷包括感官功能不健全(如听力、视力、语言等障碍)和智力发育不健全(如痴呆等)。有永久性生理缺陷的人沟通能力将长期受到影响。

(3) **疾病**:患病是影响护患沟通的主要因素之一。特殊疾病状态的患者可能沟通困难,甚至不能正常沟通,如窒息、昏迷、失忆、失语、哮喘发作、感觉障碍的患者,气管插管的患者,精神疾病患者。

(4) **年龄**:不同年龄阶段的人,因为语言表达和理解的能力不同,沟通能力也会有差异,如儿童患者具有年龄幼小,自我控制和分辨能力差、语言表达能力有限的特殊性,跟这类患者沟通需要更多的耐心和良好的沟通技巧。

2. 心理因素

(1) **认知**:指一个人对待发生于周围环境中的事件所持的观点。由于生活环境、教育背景、文化水平、价值观念等方面的差异,沟通双方看问题的角度、深度、广度也会有相应的差别,对同一个信息的理解也会不同。一般来说,认知水平越接近,沟通越通畅,否则,容易产生障碍。

(2) **情绪**:指人们对客观事物的态度体验以及相应的行为反应,可对沟通的有效性产生直接影响。当人处在积极、乐观的情绪状态时,易注意事物美好的一方面,其行为比较开放,愿意接纳外界的事物,有利于产生良性的沟通效果;而当人处在消极的情绪状态时,容易失望、悲观,放弃自己的愿望,或者产生攻击性行为,容易形成沟通障碍。因此,情绪在人与人之间的社交活动中既可以作为社会的黏合剂,使人们接近某些人,也可以作为一种社会的阻隔剂,使人们远离某些人。

(3) **态度**:指个体对特定对象(人、观念、情感或者事件等)所持有的稳定的心理倾向,这种心理倾向蕴含着个体的主观评价以及由此产生的行为倾向性,主要通过人们的言论、表情和行为来反映。不同的态度对沟通效果会产生不同的影响。真心、真诚的态度有利于沟通顺利的进行,自以为是、傲慢的态度容易造成沟通障碍。

(4) **个性**:是个体在物质活动和交往活动中形成的具有社会意义的稳定的心理特征系统。不同的性格、气质、能力和兴趣等会造成人们对同一个信息产生不同的理解,并对沟通方式和效果产生直接影响。一般来说,积极乐观、热情大方、善解人意的人容易与人沟通,而自私冷漠、对人苛刻、自我中心的人则容易产生沟通障碍。

3. 沟通技巧　沟通技巧是指人利用文字、肢体语言等手段与他人进行交流使用的技巧,是可以通过后天学习获得和提高的。正确使用沟通技巧会令沟通事半功倍,而不恰当地运用沟通技巧则会使沟通效果大打折扣,如主观判断和匆忙下结论容易使沟通中断,虚假、不恰当的安慰常常给人敷衍了事、不负责任的感觉。

(三) 文化因素

文化包括知识、信仰、习俗、价值观、个人习惯和能力等,它限定和调节着人们的行为。不同种族、民族、文化、职业和社会阶层的人由于文化背景的不同,对沟通行为所赋予的意义可能会千差万别，很容易使沟通双方产生误解。

1. 价值观念　价值观念是人们对事物重要性的判断，并用以评价现实生活中的各种事物、指导自己行动的根本观点。人们的价值观念不同，对事物的态度和反应也不同，对问题的判断可能产生重大差异，从而成为沟通的障碍因素。

2. 文化习俗　不同的文化传统影响着人们沟通的方式方法。一般来说，文化传统相同或相近的人在一起会感到亲切、自然，容易建立相互信任的沟通关系。当沟通双方文化习俗有差异时，理解并尊重对方的文化习俗将有利于沟通的进展。

3. 社会角色　不同的社会角色关系有不同的沟通模式，只有符合社会所认可的沟通模式，才能得到人们的接纳，沟通才可能有效。如领导可以拍拍新入职员工的肩膀说："好好工作！"但新入职员工绝不能拍领导的肩膀说："认真工作！"护士在与患者交流时，应大方得体，稳重而不刻板，理性而不冷漠，热情而不随意，这些符合护士职业角色的沟通行为方能获得患者的认同和接纳。

（四）信息因素

在人际沟通中，信息是由文字、图像、声音、记号、表情、姿势或具有特殊象征意义的具体事物通过语言和非语言两种符号组成的。符号的表达范围和人们使用它的能力都具有一定的局限性。同一事物、同一种意思会有很多不同的表达方式，而同一种表达方式又可以有多重的意义。因此，如何准确、恰当地使用语言传递信息，就需要语言技巧。沟通者的语音、语法、语义、语词结构、措辞及表情等的表达方式都会影响到沟通的效果。

此外，组织和媒介因素也会对人际沟通产生影响，在人际沟通中，信息传递的层级越多，失真越多。

知识拓展

非暴力沟通

非暴力沟通包括四个要素：观察、感受、需要和请求。把这四个要素有效连接，就能够有效地建立友好的人际关系，化解沟通的误会和冲突，从而顺利实现非暴力沟通。

第三节　护理人际沟通

案例导入

和悲痛患者的沟通

王某，女性，45岁，因突发车祸致残。其丈夫因工作需要经常出差，儿子11岁，公公、婆婆因身体不好还需要人照顾。患者即将出院，此时在病房哭得很伤心。护士在患者身边凳子上坐下，轻拍患者背部，鼓励她倾诉发泄，不时递给患者面巾纸。片刻后护士说："王女士，我真的理解你的困境，如果换作是我，肯定也要痛哭一场。"

请思考：
该案例中护士如何通过沟通技巧来设身处地为患者服务。

护理工作中的人际沟通与一般的社会性人际沟通不同，它是一种专业性的人际沟通，是为了完成护理工作这一特定的专业任务而建立和发展起来的、并将伴随着专业任务的完成而宣告结束。

一、人际沟通在护理工作中的作用

1. 人际沟通是护理工作的重要组成部分　沟通是人与人之间情感连接的主要桥梁,在建立和维持人际关系中具有重要作用。在护理工作中,沟通同样是护士与医务工作者、患者之间情感连接的主要纽带。从患者入院到出院,需要进行大量的人际沟通,例如用于资料收集的征询沟通,操作前履行解释说明的告知沟通等,都已成为护理实践中非常重要的工作内容。而帮助患者掌握康复知识和技能的教育沟通,化解患者负面情绪时的心理护理沟通等都有助于患者康复。因此,良好的人际沟通能力直接影响着临床护理工作的进程,在护理活动中有极其重要的作用。

接待入院患者与送出院患者

2. 人际沟通是达到护理目标的有效手段　沟通可以加深积极的情感体验,减弱消极的情感体验。通过沟通,患者之间可以相互诉说各自的喜怒哀乐,从而增进彼此之间情感交流,增进亲密感;通过沟通,患者可以向医护人员倾诉,以保持心理平衡,促进身心健康。护士只有通过与患者建立一种和谐的、相互依赖的平等关系,才能完成护理工作,实现护理目标。护士不仅需要通过沟通来了解患者的感受、心理状况、个体需求等,还需要通过沟通来收集资料,进行解释告知,康复指导、健康教育、心理护理等。护士在临床工作中,正是通过沟通展现护理水平,达到护理目标的。

交代需要抽血化验的初入院患者

3. 人际沟通是护理人文关怀的具体实践　护理工作的对象是患有疾病或有潜在健康问题的人,是在病痛中挣扎的、脆弱的、最需要关怀和帮助的人。因此,护理从一开始就注定了是进行关怀、照护和帮助的职业。这种人文关怀的具体实践,需在护士和患者及其家属的高品质、有效沟通中呈现,没有有效的沟通,护理人文关怀就很难落到实处。

4. 人际沟通是建立和谐护患关系的必要桥梁　患者对护理人员是否满意,不仅仅在于护理工作的专业性,更在于他们对护理人员是否用心、耐心、细心关注和在意患者的患病体验和就医经历的主观感受,而这一切都是通过护理人员和患者的沟通来实现的。护理人员通过与服务对象有效沟通,可帮助护理对象掌握相关的健康知识,正确对待健康问题和疾病,建立健康的生活方式和遵医行为。沟通中积极关注的态度、语言的恰当运用、有效的共情都能有助于护患关系的建立和维护。

5. 人际沟通是医疗团队协作的坚实基础　患者的诊疗和康复是一个综合各部门、科室和人员的系统性工作,在具体工作中,护士不仅要和医生配合,也要和科室的其他护士相互配合,还要和医疗机构其他部门工作人员如药剂、检验、后勤、行政等工作人员协调合作。通过有效的协作和沟通,医疗团队可以提高工作效率和治疗效果,减少错误和失误,形成团队合力,共同促进患者的康复。

二、护士人际沟通能力的培养

1. 培养高尚的职业道德　职业道德,是指人们在从事正当职业、履行职责的过程中,应当遵守的行为准则。护理职业道德,是在一般社会道德基础上,根据护理专业的性质、任务,以及护理岗位对人类健康所承担的社会义务和责任,对护理工作者提出的护理职业道德标准和护士行为规范,护士用于指导自己言行,调整护士与患者、护士与集体、护士与社会之间关系,判断自己和他人在医疗、护理、预防保健、护理管理、护理科研等实践过程中行为是非、善恶、荣辱和褒贬的标准。护理职业道德是护理社会价值和护士理想价值的具体体现,它与护士的职业劳动紧密结合。形成高尚的护理职业风范,对指导护理专业的道德发展方向,调节护患关系,促进医疗卫生战线的精神文明建设,造福于人民的健康事业具有深远的意义。

2. 明确个人的角色功能　随着医学模式的转变和整体护理模式的推广,护理工作的范畴已经延伸到更广阔的领域,护士应该全面认识和准确定位护理模式下自己的多角色功能,更好地履行自己的工作职责。现代护士的角色与功能有照顾者（提供各种护理照顾）、计划者（为患者制定系统、全面、整体的护理计划）、管理者（对日常护理工作进行协调与控制）、教育者（健康知识的教育和指导）、协调者（维持一个有效的沟通网）、研究者（积极开展护理研究工作）等。

3.增强主动服务的意识　随着"以疾病为中心"的传统护理模式逐步转变为"以患者为中心"，护理工作者要增强主动服务的意识，处处为患者着想，对患者关心体贴，热情负责，为患者提供方便、快捷、高效、温馨的医疗服务，构建和谐护患关系。护士在患者面前，不可因个人不良情绪而迁怒于患者，不可忧于形色，欣喜无度。对沟通对象应始终诚实谦让、礼貌热情、举止端庄、言语文明。

ER 7-5
接待看病的患者

4.充分尊重患者的权益　获得安全优质的医疗护理服务是患者的基本权益，维护患者的权益是护理工作义不容辞的责任，护士应该高度重视并主动维护，促进护患关系的良性发展。护士在为患者服务时，必须尊重患者的人格和权利。无论患者的职务高低、年龄大小、病情轻重、容貌美丑、关系亲疏、经济贫富等，都应一视同仁，真诚关爱和理解患者。让患者感到温暖和得到情感支持，从而更加信任护士，愿意配合护理相关工作。

ER 7-6
患者询问检验结果

5.提升个人的职业能力　护士必须具有扎实的专业理论知识、丰富的人文社会科学知识和娴熟的护理操作技能，并能在护理实践中不断吸取新知识、新技能，还要掌握适当的心理学、社会学、医学伦理学等知识，提高综合素质，以保持对护理职业的认同和良好的职业能力，这是赢得患者的信任、建立良好护患关系的实力保证。

ER 7-7
为患者进行静脉输液

6.培养良好的沟通技巧　沟通贯穿于整个护理程序，有效的沟通是接收者所接受到的信息与发送者所表达的信息内容正好相同。用有效的沟通促进良好护患关系的建立。而如何做到有效沟通，则需要培养良好沟通技巧。它是建立和维护护理人际关系的基础。护士运用语言和非语言沟通技巧，与患者进行有效的沟通，满足患者生理、心理、社会等多方面的健康需求，从而促进护患关系的和谐发展。

（刘　曼）

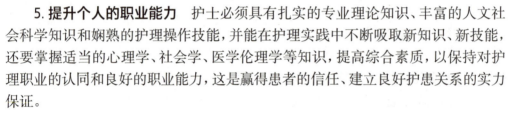

思考题

1. 简述人际沟通的类型和意义。
2. 护理人员如何提升自己的人际沟通能力？

ER 7-8
练习题

第八章 | 护理工作中的语言沟通

ER 8-1 教学课件

ER 8-2 思维导图

学习目标

1. 了解语言沟通的概念、类型和原则。
2. 熟悉护理书面语言沟通的作用，护理书面语言的书写要求及在工作中的应用。
3. 掌握护理口头语言沟通技巧。
4. 学会运用言语沟通技巧、倾听技巧及共情的技巧。
5. 具备共情的能力，真正地理解患者，并因此促进患者的健康。

语言是人类最重要的沟通工具。语言，是在满足人类的社会交际需要的基础上产生、存在和发展的，它是维系人际关系的纽带，是人类交往的工具。护理工作中，护士所获得的第一手资料来源于患者的语言沟通，需要通过语言沟通采集病史、收集资料、核对信息，进行常规护理、心理护理以及健康教育等，可见语言沟通在整个医疗及康复过程中的重要作用。

案例导入

65 岁的李大爷准备进行老年性白内障现代囊外摘除术及后房型人工晶体植入术，柳护士对其进行术前指导。柳护士说："李大爷，您好！我是您的责任护士小柳。您下周要做手术了，心里紧张吗？"

李大爷表示认同："是有些紧张，年纪大了，怕恢复慢，而且抵抗力又差，所以有些担心术后感染……"

柳护士说："我科有很多经验丰富的白内障专业教授和医护人员，已经有很多患者得到了康复。您还记得隔壁病房的王老伯吗？他已经康复出院了，您想想，他的年纪比您还大 4 岁呢！您一定要有信心。"

一听到隔壁病房的王老伯康复出院了，李大爷便高兴起来了："老王都康复出院了，那我就更有信心了。"

接下来，柳护士给李大爷介绍了手术的过程及注意事项，并亲切地祝李大爷手术顺利。李大爷手术成功后出院，特意感谢了柳护士。

请思考：

1. 柳护士与李大爷的交谈有何作用？
2. 从柳护士身上，你能学到哪些？

第一节　语言沟通概述

在社会交往中,语言是人类特有的一种交往工具,是人类文明的重要标志,是传递信息的第一载体。随着护理学的发展以及整体护理模式的实施,语言在护理工作中的作用越来越被人们重视。在护理工作中语言是沟通的钥匙,护理人员通过语言沟通采集病史、收集资料、核对信息,进行心理护理、健康教育等,将其贯穿于护理工作的始终。

一、语言沟通的概念

语言沟通是指沟通者出于某种需要,运用口头语言或书面语言传递信息、交流思想和情感的社会活动。语言沟通是人际交往行为的基本形式与主要内容,人们在日常生活和社会活动中通过其达到理解,形成共识。

二、语言沟通的类型

语言是人类社会的产物,人类从开始存在的第一天起,就为了生存和协调人与人之间生产行为创造了有声语言,即口头语言。随着社会的发展进步,有声语言因受时空的限制而不能很好地满足人类交流发展的需要,于是又产生了有形语言,即书面语言。因此,语言沟通包括口头语言和书面语言沟通两种主要类型。

1. 口头语言沟通　口头语言沟通是人们利用有声的自然语言符号系统,通过口述和听觉来实现的。口语沟通被语言学家称为是"说的语言和听的语言",是使用历史最久、范围最广、频率最高的言语交际形式,是书面语言产生和发展的基础。口头语言是以言语为传递信息的工具,包括交谈、演讲、汇报、电话、讨论等形式。

2. 书面语言沟通　书面语言沟通是人们通过文字分享信息、思想和情感的过程,以文字符号为传递信息工具的交流方法,如报告、信件、文件、书本、报纸、电视等,是对有声语言符号的标注和记录,是语言沟通由"可听性"向"可视性"的延伸和扩展。

3. 电子语言沟通　护理专业正在改变,在不断发展。根据护理质量与安全的要求,信息技术对于护士至关重要,信息技术能够帮助患者提升知识、技能、态度所需的能力。因此,护士应该能够利用信息和技术进行沟通,学习知识,降低错误率,做出决策。

目前发送信息与接收信息的方式正在改变,随着可移动沟通方式的广泛使用,护士必须具备电子沟通能力,具备信息学能力。新型的电子沟通设备不仅包含医院保留的患者文档,健康记录,检查程序,护理措施等。患者也可以根据医疗服务平台及程序查阅与疾病相关的信息,参与护理决策过程。

三、语言沟通的原则

语言是思维的工具,也是交流的工具,是人类文明成果的结晶。随着医学技术的进步、社会的发展,医学逐渐由单纯的生物医学模式转变为生物 - 心理 - 社会医学模式,护理科学也被引向新的发展方向——即护理学不能只求了解病体,同时必须了解患者并与之沟通。因而,良好、顺畅的护理语言沟通,不仅可以全面、科学地传达、解释、反馈医学信息,而且可以有效调适患者心理情绪,缓解护患矛盾,建立和谐的护患关系,取得疾病治疗的最佳效果。

在护理工作中,护理人员作为沟通的发起者能够在特定态度下坚持相应的沟通原则,是决定良好沟通效果的核心影响因素之一。

1. 尊重性　尊重性原则是指尊重他人的人格,用平等的态度与方式进行沟通。具体而言,尊重要求承认患者作为个体的独特性、自主性,接纳其不同于自己的价值观、人生态度、生活习惯、行为模式、宗教信仰等，尤其包括对疾病、治疗和预后的恐惧、焦虑等常见的负面情绪与行为。与患者的沟通过程中，护士应对患者尊重、友好，切不可伤害患者的尊严，更不能侮辱患者的人格。

2. 通俗性 与患者交谈时应坚持通俗性原则，即根据患者的认知水平和接受能力，用形象生动的语言，浅显贴切的比喻，循序渐进地向患者传授健康保健知识。护理人员在与患者交谈时，忌用医学专业术语或医院内常用的省略语。

3. 科学性 护理人员在交谈中引用的例证或资料都应有可靠的科学依据。不要把民间传闻或效果不确定的内容纳入健康指导。护理人员在交谈中不要歪曲事实，不要把治疗效果扩大化，也不要为了引起患者的高度重视而危言耸听。

4. 委婉性 委婉是指人们为了使对方更容易接受自己的意见，以婉转的方式表达语义的方式。护理人员对患者不是任何情况下都应该实话实说的，尤其是在患者的诊断结果、治疗方案和疾病预后等问题上，更要注意谨慎、委婉。谈及患者的死亡，护理人员应尽量避免使用患者或患者家属忌讳的语言。需要考虑选择运用什么语气，采用哪一种句式，运用什么言辞，以及修辞方法等，以减轻患者的心理负担，减少和防止护患纠纷的发生。

5. 严肃性 严肃性原则是指护理人员语言的情感表达应具有一定的严肃性，要使人感觉到端庄、大方、高雅，在温柔的语态中要带几分维护自尊的肃穆，才能体现出"工作式"的交谈。如果说话声调过于抑扬顿挫或者很随便，或肢体语言过多且矫揉造作，都会给人以不严肃的感觉，致使患者产生不信任感。此外，护理人员在工作期间不要与患者漫无目的的长时间闲聊。

6. 真诚性 真诚性原则实际上体现在对人对己两个方面，是积极乐观地应对人类的疾病问题和接受人类在自然面前存在着能力限制的人生态度的综合体现。语言的魅力源于真诚，与人交往贵在真诚。在对待患者时，及时向患者与家属说明情况，提出恰当的要求、建议，解释相关的疑惑，给予适当的心理关怀与支持。

7. 审慎性 "言行，君子之枢机……君子之所以惊天动地也，可不慎乎？"（《易经·系辞上》）。审慎是医护道德的重要体现，在护理实践中，护士不仅应慎行，也应慎言。护士与患者交谈应坦诚，对于涉及诊断、治疗、预后的问题也要谨慎。

8. 治疗性 在护患沟通中，语言的治疗性可以起到药物达不到的作用，能为患者解除思想顾虑，抚慰紧张、焦虑的情绪；能使患者心情舒畅，增强战胜疾病的信心。但语言不仅能治病，也能致病。刺激性的语言会伤害患者，甚至加重病情。因此，护士应慎重选择语言内容，避免语言的不良刺激，使患者保持配合和护理的最佳身心状态。

第二节　护理口头语言沟通的技巧

一、言语的技巧

护理人员在工作中接触不同职业、不同性格、不同民族、不同社会层次、不同文化素养的人，言语沟通时要掌握谈话分寸、掌控谈话内容，达到收集病情资料、提供优质护理、促进患者康复的目的。其中，言语技巧就显得尤为重要了。

（一）护理人员的言语修养

1. 一般言语修养

（1）**道德性**：言语道德是医德重要的组成方面，护理人员要学习语言伦理学知识，自觉加强语言道德修养。对言语的道德评价，社会不仅关注是否真诚，还关注言语行为是否及时，除言语态度外，言语形式、言语方式、言语动机、言语信息等都构成了患者及社会公众对医务人员言语道德评价的内容。

（2）**礼貌性**：对语言的礼貌性可有广义和狭义两种理解。广义的礼貌性语言是指一切适合于礼貌的语言、行为以及使用的结果；狭义的礼貌性语言则单指各种交际场合中具有合理性和可接受性的表达礼仪的特殊词语。

礼貌性语言是社会交往中的言行准则，历来受到人们的重视。在当今社会，人与人之间的交往要比过去任何时候都频繁，人际关系也比过去复杂得多，因此礼貌性语言的作用也就更大。

（3）**主动性**：作为沟通主体的一方，在双方交流时应该采取更为积极、主动的交流姿态。护理人员在日常交往中应主动开口，以自己的实际行动感染、支持患者勇于表达，启发、诱导患者善于表达，使其更加轻松、顺畅地进行语言沟通，"知无不言，言无不尽"，争取创造双方沟通的最大价值。

（4）**情感性**：所谓"情感"，是人对客观事物是否符合自己的需要所做出的一种心理反应。有声语言始终伴随着情感。在有声语言表达中，声音靠气息的支撑，情感是气息的动力，气随情动。不具有情感性的语言不具备感染力和鼓动力。护理人员在与患者交谈时，要使其感到温暖。

（5）**规范性**："语言规范的对错问题是最根本的，任何言语行为必须首先合乎所用语言的规范，才能谈得上是非、善恶和美丑。"医疗语言是一种特色鲜明的职业性语言，有着与众不同的明确语境，规范性也是其区别于其他语域的一个明显特征，科学性、准确性、逻辑性、专业性的统一形成了其规范的体系和模式。要做到词汇通俗易懂、语义准确、语音清晰、语调适宜、语速适当。

（6）**幽默性**：医疗场所是一个严肃、拘谨的环境，极易造成患者的紧张、焦虑甚至恐惧等不良情绪，直接影响了沟通效果。因此，在语言沟通中适当地引入一些轻松有趣而又意味深长的言语，可以起到缓解患者不良情绪、愉悦患者身心、增加沟通乐趣的作用。护理人员在进行交往时，恰当地运用幽默的表达方式，既能有效表达自己的意图，又能调动患者的积极情绪。但应注意避免滥用，防止给人以浮躁之感。

2. 专业语言修养

（1）**科学性**：护士语言的科学性主要体现在两个方面：①确保言语内容正确、积极。护士在交谈中引用的例证或其他资料都应有可靠的科学依据，而不能是道听途说的人云亦云，或主观片面的说辞。②坚持实事求是，客观辩证。对于涉及患者的诊断、治疗和预后方面的问题，护士须使用科学严谨，有事实依据的语言，切不可随意乱说或不懂装懂。

（2）**准确性**：准确性是指使用确切的概念和术语，合理地进行判断和表述。护士在语言沟通中应注意表意准确、不含糊。如果护士的语言表述含糊，定义不准，就会影响信息传递的准确性，可能影响治疗效果，甚至加重患者的心理负担。如护士在为全麻患者及家属做术前指导时，只是简单地告诉家属："你的孩子明天早上手术，不要让他吃早饭。"当患儿在术中发生呕吐时，麻醉医生追问家长，家长很自信地告诉他："按照护士的嘱咐，我没有给孩子吃早饭，但怕孩子饿着，我给他喝了一杯牛奶，吃了一小块面包。"

（3）**委婉性**：语言表达方式多种多样，没有固定的模式套用，应该根据谈话的对象、目的和情境不同，采用不同的表达方式，如护士与患者之间在诊断结果、治疗方案和疾病预后等问题上，更要注意谨慎、委婉。委婉的语言不可随口就说，它需要有高度的思想修养和丰富的语言知识，如语气运用、词汇运用、以及修辞运用等。在医院特殊的环境中，用词更需要斟酌清楚并委婉表达，如谈及患者的死亡，护士应尽量避免应用患者或患者家属忌讳的语言，改用委婉的语言，如不说"死"字而说"逝世""去世""走了"；不说"尸体"而说"遗体"；不说"临死前"而说"临终前"等。护患沟通中适时地使用委婉性语言，有利于建立良好的护患关系，减少和防止护患纠纷的发生。

（4）**保密性**：护理工作中使用保密性语言包括三方面的内容。一是注意保护患者的隐私，绝不可将患者隐私向其他患者和工作人员传播。二是注意保守医疗秘密，尤其是患者的病情不可在私下随意讨论，增加患者的心理负担。三是保护工作人员的隐私，不与患者及家属非议他人。

（二）言语技巧培养的基本途径

护士语言修养的基本目标是服务于职业，这是一个长期积累的过程。

1. 严在平时、学在用时 护理工作是一种特殊的职业，既有很强的技术性，又有很强的服务性，而且它的工作对象是有生命的人。这就要求护理人员的工作语言体现职业的特征，所谓"三句话不离本行""听其言知其业"。护理人员平时的一言一行、一举一动要严格要求、严格规范，养成谨言慎行、三思而"言"的习惯。

护理语言的学习不是一蹴而就的，而是要经历一个漫长的不断学习的过程，甚至贯穿于其医疗职业生涯的始终。学习临床医学语言应该从医学生时代开始，要最终成为一个医学语言的实践者和成功者，还必须在交际中学习语言。护理人员应注重不同语境下的语言训练，操练医疗过程中大量出现的、护患之间的语言情境和沟通技能，只有在应用中不断加强学习和训练，才能真正实践出一套属于自己的、学以致用的言语技巧。

2. 点滴积累、及时总结 语言修养在"修"（学习），更在"养"（养成）。护理人员应随时随地注意语言的规范性和得体性，大到语言的内容编排、句式选择、艺术性表达等宏观策略，小到语速、语调、单个字词的推敲。护士的衣着、态度、表情，甚至于环境修饰等细节性问题，都应予以重视。

3. 得体表现、合乎时机 语言得体是护患之间良好沟通的关键。语言沟通的基本要求是注重语境中言语行为的得体。语言本身是一种艺术，怎样选择和使用语言更是一种艺术。护理人员的语言不在于华丽、不在于动听、不在于热烈，而在于使患者感到真诚、亲切、温暖、可信，只有得体、适当的语言，才是有效的、实用的、宝贵的语言。

（三）护患交谈中的言语技巧

护患交谈中的言语技巧，体现在开场时、交谈时、阐释和结束时。

1. 开场技巧 良好的开场技巧有利于建立良好的第一印象，患者对护士的第一印象会对护患交谈的结果产生较大影响。如果护士在交谈之初即营造起一个温馨和谐的气氛，会使患者开放、坦率地表达自己的思想情感，使交谈能够顺利进行。护患交谈开始前，护士应该先有礼貌地称呼患者，并介绍自己。此外，应向患者说明本次交谈的目的和大致需要的时间；向患者说明交谈中收集资料的目的是为了制订护理计划；向患者说明在交谈过程中希望他随时提问和澄清疑问。

年轻护士特别是护生，常常因为难于找到合适的开场话题而害怕与患者交谈。如何自然地开始交谈，可根据不同情况采用以下方式。

（1）**问候式**："您今天感觉怎样？""昨晚睡得好吗？""昨天是周末，您家里来人看您了吗？""您觉得医院的饭菜可口吗？"

（2）**关心式**："这两天来冷空气了，要多加点衣服，别着凉了。""您这样坐着，感觉舒服吗？""您想起床活动吗？等会儿我来扶您走走。"

（3）**夸赞式**："您今天气色不错。""您看上去比前两天好多了。""您真厉害，看过这么多书。""您的手真巧。"

（4）**言他式**："这束花真漂亮，是您爱人刚送来的吧。""您的化验结果要明天才能出来。""您在看什么书？"

这些开场话语既可以使患者感到护士的关心和爱护，也可以使患者放松心情，解除戒备心理，然后再自然地转入谈话正题。相反，如果护士一见面就说"你看上去没什么病嘛，怎么来医院的？说说，你哪儿不好？"这样的开场话语就容易对患者产生不良刺激。另外，开场话语的使用一定要注意符合情境习惯，不要随心所欲。

2. 提问技巧 提问是收集信息和核对信息的重要方式，也是使交谈能够围绕主题持续进行的基本方法。有效的提问能使护士获得更多、更准确的资料。

（1）**提问的方式**：包括开放式与闭合式两种方法。①开放式提问：开放式提问又称敞口式提问或无方向性提问，所问问题的回答没有范围限制，患者可以根据自己的观点、意见、建议和感受自由回答，护士可以从中了解患者的想法、情感和行为。注意在提问时不要过多地引导，否则难以获得真实的资料。但并非随便提问，所有的问题均应围绕主题展开，从各方面求证。当患者回答问题出现偏题时，护士要能够通过适当的诱导方式，让患者的话题重新回到主题上来。开放式提问的优点是可以获得更多、更真实的资料，缺点是需要的时间较长，所以应在护士和患者都做好充分准备的情况下进行。②闭合式提问：闭合式提问又称限制性提问或有方向性提问，其特点是将问题限制在特定的范围内。患者回答问题的选择性很小，甚至可以通过简单的"是""否"或"有""无"来回答。护士可以通过这种方法在短时间内获得大量的信息，如患者的婚姻状态、手术史、外伤史、输血史、药物过敏史及疫水毒物接触史等。闭合式提问的主要缺点是限制了患者的回答，患者没有机会解释自己的想法和释放自己的情感，护士也难获得提问范围以外的其他信息。

(2) **提问的注意事项**：①选择合适的时机：不要随便打断对方的讲话，如果经常打断对方的讲话，有不被尊重的感觉，或认为你没有礼貌。在提问前，原则上应向对方说抱歉，如"对不起，我能问一个问题吗？"②提的问题要恰当：根据需要提问题，问题不要提得太多，最好分次提问。一次问得太多，不仅会使患者产生应接不暇、不知所措的感觉，还会使患者产生反感情绪，甚至敷衍或拒绝回答。③遵循提问的原则：首先是中心性原则，即提问应围绕交谈的主要目的进行，如对一位高血压患者，护士应围绕症状、饮食、休息、用药情况以及相关的社会心理因素等来提问。其次要遵循温暖性原则，即在询问的过程中关心患者，关注患者的感受。④避免误导：如"你患的是××病，应该有……症状，难道你就没有这些症状吗？你是不是觉得有这些症状？"等。

3. 阐释技巧 阐释是叙述并解释的意思。患者来到医院这个陌生的环境，常常心存许多问题或疑虑，如药物的不良反应、病情的严重程度、疾病的预后、各种注意事项等，这就需要护士运用阐释技巧为患者做宣传、解释并提供相关知识。阐释有利于患者认识问题，了解信息，消除患者的陌生感、恐惧感，从而采取有利于健康的生活方式。如护士在给患者输液时，应主动告诉患者输液的目的、药物的主要作用、药物的不良反应以及用药时的注意事项。

(1) **阐释的运用**：护患沟通中的阐释常用于以下情况：①解答患者的各种疑问，消除不必要的顾虑和误解。②进行护理操作时，向患者阐述并解释该项护理操作的目的及注意事项。③根据患者的陈述，提出一些看法和解释，以帮助其更好地面对或处理自己所遇到的问题。④针对患者存在的问题提出建议和指导。护士的这些提议和解释，对患者来说，是可以选择的，既可以接受，也可以拒绝。

(2) **阐释的注意事项**：①尽量为对方提供其感兴趣的信息。②将自己理解的观点、意见用简明扼要的语言阐释给对方，使对方容易理解和接受。③在阐释观点和看法时，应用委婉的口气向对方表明你的观点和想法并非绝对正确，对方可以选择完全接受、部分接受或拒绝接受。

4. 移情技巧 移情即感情进入的过程。在护患沟通中，指护士站在患者的角度，通过倾听、提问等交流方式理解患者的感受。移情不仅仅是同情，是以他人的角度去感受和理解他人的感情，是分享他人的感情而不是表达自我情感。

(1) **移情的作用**：①有助于患者自我价值的保护：患者有一种强烈的社会心理需求，就是被人理解，众多客观因素妨碍了护士给予患者足够的关心。如果护士运用移情技巧，患者感到被理解，才会感到自己存在的价值。②有助于护患沟通的准确性：通过移情，能准确全面理解患者传递的信息。移情越充分，准确解释患者信息的可能性就越大。

(2) **移情的注意事项**：①移情不是同情：同情是对他人的关心、担忧和怜悯，是个人对他人困境的自我感情表现；而移情是从他人的角度去感受、理解他人的感情，是分享而不是自我情感的表达。②向患者表示理解：护士仅仅设身处地地去想是不够的，还必须表现出来。在回应患者感受时，护士对面部表情、距离靠近、抚触、语调或者沉默的运用，都应清楚地向患者表明，护士对他们的处境是能理解的。

5.结束技巧 护患交谈结束时的技巧是确保患者对护理过程和信息有清晰理解，同时建立和维护与患者之间的积极关系。

（1）**结束技巧的作用**：①促进患者理解。结束技巧有助于对刚刚进行的护患沟通进行总结，强调重要信息，使患者更容易理解诊断、治疗、护理计划和自我管理方案。②提高患者满意度。通过采用专业和关怀的结束技巧，患者更有可能感到被尊重和理解。这有助于提高患者对医疗、护理团队和整个医疗、护理过程的满意度。③鼓励患者参与。护患沟通结束时的技巧可以鼓励患者参与决策过程，提出问题，表达疑虑，并更主动地参与自己的护理和治疗过程。④建立信任关系。通过表达关切、提供支持和确保患者理解，结束技巧有助于建立患者与护理人员之间的信任关系。信任是患者在医疗过程中感到安心的关键因素。

（2）**结束技巧的注意事项**：①使用清晰简洁的语言。避免使用过于专业或复杂的术语，确保使用患者容易理解的语言，以促进有效的信息传递。②确认患者理解。通过要求患者以自己的话语总结所讨论的重要信息，以确保他们正确理解了医疗信息和护理计划。③提供书面资料。如果有相关的教育材料或宣传册子，提供给患者以便他们在离开医疗场所后能够复习和深入了解有关健康管理的信息。

ER 8-3

护理工作中的
阐释性语言
技巧

二、倾听的技巧

语言沟通中倾听不同于一般语言上的"倾听"，其特点是"主动性"，不仅仅是收听、听到而已，而且还要运用各种技巧，真正听出对方所讲的事实和问题、所体验的情感、所持有的观念等。

（一）倾听的概念

倾听是指全神贯注地接收和感受对方在交谈时发出的全部信息（包括语言的和非语言的），并做出全面的理解。也就是说，倾听除了听取对方讲话的声音并理解其内容外，还须注意其声调、表情、体态等非语言行为所传递的信息，即通过听其言、观其行获得全面的信息。护理人员的倾听，是将患者发出的信息整体接收、感受和理解的过程，它也是一种临床心理咨询技术，所以不同于一般意义上的倾听。

（二）倾听的意义

善于倾听是护理人员与患者建立良好沟通渠道的必要前提。在护理语言沟通中，必须重视倾听的积极作用。

1.倾听有助于获得更多的诊疗信息 在护理语言沟通中，首先要认真倾听患者的主诉。在护理交谈语境中，听是说的前提，护理人员如果能专心地倾听患者的诉说，会极大地调动他们交流的积极性和主动性，给患者充分表达自我的机会，畅所欲言，更加积极、全面、如实地提供一切与疾病有关的信息。

2.倾听有助于建立良好的护患关系 倾听是了解的前提。一位具有良好倾听技巧的护理人员会通过专注的、用心的倾听向患者传达一种强烈的信息——受重视、被尊重，使患者在与护理人员建立沟通联系之初，就建立好感，产生信任的交流动机。倾听也是缓解紧张气氛的润滑剂，当受到患者投诉时，护理人员通过耐心地倾听意见，可以缓解紧张气氛，帮助患者放松自己，消除误解和抵触情绪，并且很有可能最终放弃进一步投诉。

3.倾听有助于更好地完善心理护理 倾听患者诉说从心理上有助于其早日康复。诉说是一种最好的发泄方式，护理人员从患者的康复着想，可以提供机会让患者倾诉自己的感受，倾诉自己的担忧，鼓励患者宣泄出不良情绪。倾诉可以起到心理治疗、护理的作用。

（三）倾听的特点

倾听和听是有区别的。听是一种人体感官的被动接受，倾听是人体感官有选择的接受。倾听必须是人主动地参与过程，在这个过程中，人必须主动参与并理解，并做出必要的反馈。

1. 获取态度的积极主动　护患双方在护理沟通中所处的地位明显不同，所以要求护理人员要有强烈的沟通动机，即倾听的意愿。尊重患者，充分发挥患者在沟通中的主观能动性，用语言和非语言信号积极鼓励、支持患者倾诉，从其有限的主诉中获得最大的信息量。

2. 获取方式的积极主动　由于医学倾听不同于一般意义上的听。它以获取最大信息量为最终目标，护理人员在倾听时要积极主动地调动一切尽可能多的感官参与倾听，即除了用耳朵去完成听的生理过程之外，还要用心、用脑、用眼神、用姿势等去完成听的情感交流过程。

3. 反馈信息的积极主动　沟通、交流是一个动态、双向的过程，护理人员在接收患者信息时势必要有一个反馈的过程，可以通过语言的形式，也可以通过非语言手段，如肢体动作、眼神等，主动向患者反馈积极的信息，或鼓励患者进一步诉说，或确证、强调患者所讲信息，或适当插话调控谈话方向，使整个沟通过程"活"起来。

（四）有效倾听的策略

了解他人内心世界的第一步就是认真倾听。在陈述自己的主张之前，先让对方畅所欲言并认真聆听是解决问题的捷径。在倾听时注意一些策略，可有效培养和提高倾听的能力。

1. 明确倾听的目的　即在交谈前明确交谈的目的，明白为什么要倾听。一般交往中的倾听，其目的在于加深了解、联络感情、增进友谊。因此，有效倾听是非常必要的，倾听时，倾听者不仅要努力理解谈话的内容，还要鼓励和支持对方畅所欲言，以确保交谈顺利进行。

2. 专注听的对象　专注是有效倾听的重要因素。可以通过下列方式来培养人们在交谈沟通中的专注能力。

(1) 排除周围环境干扰：为了保证听的效果与质量，要尽可能地排除外界环境的干扰，营造利于"谈"与"听"的氛围，从而提高沟通的效果。①场所合适。影响交谈双方的心理感受的直接因素是交谈场所是否合适。如在公共场合，应选择比较宁静、舒适、典雅之处，尽量避免噪声较大的场所；如为家庭聚会，应注意保持室内陈设的典雅与温馨，室内氛围的融洽与舒适；同时应尽量避免外界的干扰，如电话、电视等。②时间恰当。时间不同，环境的氛围也会不相同。如节假日，商店、公园的客流量较多；咖啡厅、音乐厅则夜晚人流不息；病房内，探视时间人员流动较多。所有这些，均会影响倾听的效果。③距离适宜。适当的距离能保证倾听效果。在正式场合交谈，应保持一定的距离，但如果太近则易使双方心理上产生不适感，而太远则听不清楚，两者均会影响倾听效果。一对一交谈时，倾听者应采取与谈话者平等的位置，不能坐得或站得比说话人高，否则会影响倾听者专注倾听。

(2) 调整个人因素：①调动积极的体态语。倾听时要保持自然放松的体态，并善于调动自身积极的体态语，善于通过非语言行为表达自身的感受。这样既可以表示倾听者在认真地聆听，又能激发双方交流的愿望，从而提高交谈沟通的效果。②保持目光的交流。倾听时，要善于用目光来传情达意，表达自身的思想与情感。可用柔和的目光注视谈话者，只在适当时偶尔移开视线，以确保目光的交流。这种倾听策略，既表达了对谈话者的尊重、对谈话内容的兴趣，又可集中注意力，从而使沟通更有效。③寻找"听"的兴趣。倾听者要善于从对方或清晰、或繁杂的话语中发现有兴趣或有价值的谈话内容，并予以关注。④适时地进行深呼吸。当倾听者开始心不在焉时，有意识地进行深呼吸，可使头脑冷静，并能增加大脑的供氧量，从而保持清醒的头脑，提高倾听的效果。

3. 理解"听"的要素　有效倾听包括获得信息、阐释信息、评价信息、反馈信息四大基本要素。

(1) 获得信息：即倾听者运用自己的听觉、视觉等感觉器官，选择性获得对方语言及非语言信息，是倾听过程的开始。在获得信息时，要克服环境和情感因素的影响，专注并筛选出有价值的信息。例如，作为责任护士，要为患者做心理护理时，就要格外了解关于患者心理、家庭及社会背景等有价值的信息。

（2）**阐释信息**：即在听取、获得信息的基础上，达成双方对信息理解的一致性。如果交谈双方不能以相同的方式去阐释同一信息，则会造成对这一信息的误解。为了尽可能准确地阐释信息，避免对信息的曲解，需要移情地倾听，即听出别人的"言外之意"和"弦外之音"。

阐释可以从以下两方面进行：一是了解说话者：要善于分析了解说话者的"身份"与"处境"，以便于倾听时能够听出其真实的意图与想法。如果对说话者的意图不能肯定时，应要求对方重述、阐释或适当向对方表述自己对所听内容的理解或猜测，使交流更深入地发展。二是专注、思考说话者的非语言暗示：倾听时应注意谈话者的非语言行为，及时捕捉分析对方非语言暗示，准确理解谈话意图。

（3）**评价信息**：即倾听者在确保自身已获得并理解了所需要的关键信息的基础上，对信息理性分析后所做出的价值判断。

评价信息的关键是提出问题、辩证分析、公正判断，这样才能确保对信息的评价合乎逻辑，避免偏激。

（4）**反馈信息**：即倾听者通过语言和非语言的反馈向说话者表明自己所听到和理解的内容。反馈信息的关键是必要的语言和非语言的回应，使发出和接收到的信息一致，从而使交谈双方达成共识。

适当的信息反馈对有效沟通起着积极的作用，如果倾听者不能适当地对信息做出反馈，将直接影响沟通的效果。倾听者要做到恰当、有效地反馈信息，应注意以下几点策略：①保持良好情绪。在整个交谈过程中，特别是在反馈信息时，应善于控制自己的情绪，若情绪过于强烈，则会影响沟通效果。保持良好的情绪，应缓冲激烈的反应，即在冲动时深呼吸；在话不投机时，力求以冷静的方式结束对话。②适时运用沉默技巧。在倾听中运用恰当得体的沉默，可以起到良好的效果。沉默可以给说话者以充足的时间去表达他们的思想；保持沉默有助于克服激动的情绪。适当的创造沉默的空间，可给交谈双方思考问题的时间，并松弛彼此紧张的情绪，使交谈顺利进行。

（五）运用倾听技巧

1. 做出恰当反应

（1）**鼓励**：在倾听过程中，为让对方知道你在认真听他讲话，要恰当地运用一些点头、微笑或简短的词语来鼓励他讲下去。

（2）**重复**：将对方的话，特别是关键内容重复一遍，但不加以评论，以表明完全听懂对方所讲的内容，有助于交谈顺利进行。

（3）**反应**：即对自己的情感和对方的情感表示理解做出的反应。在交谈过程中，如对方讲的某一段话，对自己有所启迪时，可用语言或非语言暗示反馈自己的情感。

（4）**总结**：即在交谈中，倾听者将对方所讲的内容给予综合分析并加以概括，可在交谈过程中进行，也可用于交谈结束时。

2. 适当进行提问　提问是收集信息和核对信息的重要手段，也是使交谈能围绕主题持续进行的基本方法。对于不清楚的谈话内容可向对方提出问题，以求得更具体、更明确的信息。如用开放式问题提问时，要注意观察对方的反应，如偏离主题，可用提醒的方法来引导对方朝主题方向谈下去。

三、共情的技巧

在护理领域，共情沟通已经被认为是护理人员应具备的能力和品质，其有利于建立护患相互信任、理解和关心，以此实现高质量的治疗和照顾。拥有共情能力的护理人员能识别患者及其家属提供的共情机会，并能做出积极地反应，同时通过沟通技能，以此清晰地表达主动帮助的意愿，帮助患者及其家属有效处理自身的情绪状态和行为反应。

1. 共情的概念　人本主义心理学创始人罗杰斯很早就提出了共情的概念，他认为共情是指个体体验他人的精神世界，如同体验自身精神世界一样的能力。共情能力是个体设身处地、认同和理解别人的处境和感情的能力，站在别人的立场上用他们的角度来看待事情理解他们的感受。

2. 护士的共情能力　护士的共情能力是指护士在临床护理实践过程中，能从患者的角度出发，正确的感知自己和患者的情绪，而且能够准确地识别和评价患者的情感状况，以期更好地理解需要帮助的患者，最终形成有效的护理干预，从而满足患者躯体需要和减轻心理痛苦的一种情感体验的能力。心理学家认为，人际交往的核心准则，以及人与人之间相互信任的最重要因素就是共情。共情是全部护患沟通的精髓，也是护患关系的切入点。

（一）共情的作用

1. 有利于形成良性的护患关系　和谐的护患关系是良好的护士人际关系的核心并影响其他人际关系。共情强调换位思考，感同身受，共情要求护理人员把尊重患者、尊重患者的人格放在首位，让患者主动袒露心声，共同探讨患者潜在的和现存的疾患问题。这样不仅有助于患者的心理困惑和矛盾的疏导，还拉近了护患之间的情感距离，形成和谐的护患关系，为实现共同的健康目标奠定坚实的基础。

2. 有利于护理人员形成良好的职业道德素养　护理人员道德水平的提高不仅仅依靠外在氛围的熏陶，更重要的是依靠护理人员自身的内化。共情能力的提高能够让护理人员学会站在患者的立场，从患者的角度思考问题，体验到类似患者的情绪情感。共情让护理人员懂得要让患者来欣赏和接纳自己，就要首先去欣赏和接纳患者。共情也会让护理人员体验到自己的需要同时也是患者的需要，从而在护理活动中更好地对患者表现出共情。

3. 有利于护理工作的有效开展　护患关系并不只在护理操作中发生，而是在有护患关系存在的过程中，护患之间形成共同努力、互为信赖的特殊朋友关系。护理人员是否像关心自己的健康、像对待自己的亲人那样关心患者，成为护患融洽相处、护患良性互动的决定性条件。对患者共情式的关注和同感，既能激发患者的情感回馈，又有助于护理人员赢得患者的尊重和信任。

4. 有利于提高护理质量　共情能提高护理人员对患者心理状态的认知程度，能更好地理解和满足患者的心理需求，减轻患者的心理压力，使患者在愉快的心情下尽早恢复健康。护士对患者的关爱将唤起患者战胜疾病的勇气和信心，使护患关系和谐融洽进而减少护患纠纷、减少护理差错、降低护理风险、提高患者满意度，最终提高护理质量。

（二）运用共情的技巧

国际护士会认为，专业护士必须具有同情心及能设身处地地为服务对象着想的特征，即：体贴同情服务对象，理解服务对象，并根据服务对象的具体情况实施适当的科学的心理护理。

1. 耐心倾听患者的陈述　在与患者进行沟通时，护士要能够耐心倾听患者的陈述，体会患者的所想所感，能够结合患者的自身情况，通过语言或行动表达对患者的尊重、理解和由衷的关心，并让患者感受到护理人员的这种情感，从而护患之间建立起互信的和谐关系。

2. 从患者角度出发，理解、尊重患者　共情能力使得医护人员能够真正地从患者角度出发，理解患者尊重患者，促进患者康复。护士感同身受的与患者进行交流，更有利于消除患者的负面情绪，减少患者及家属的焦虑心情；更有利于缓解患者的疾病痛苦，减轻心理上的负担；更有利于达到理想的治疗效果，提高患者满意度，减少护患矛盾。

3. 运用共情技巧于护患沟通　护理工作者将共情的技巧运用在护患沟通中，致力于缓解患者的身心痛苦，最大限度地发挥患者的主观能动性，使患者在治疗过程中更加配合医护人员。帮助患者以最好的身心状态面对治疗和护理，提高了患者的舒适度和配合度，有效缓解患者的心理压力，并让患者感受到关怀，使患者在医疗处置过程中心情舒缓。

ER 8-4

护理工作中的
口头语言沟通

第三节　护理书面语言沟通的技巧

护理书面语言是护理人员在护理过程中所书写的文字形式,它应用于护理工作的各个环节,包括病史报告、各种护理病历及护理记录等,是护理工作不可缺少的重要的沟通方式。

在护理工作中,护患之间及医护人员之间通过文字或图表等形式进行的沟通就是护理书面语言沟通。护士借助书面语言的沟通手段,可以有效地收集患者的相关资料,制订护理计划并形成医疗文件。通过书面语言沟通,还能建立良好的护患关系、医护关系、护际关系等。因此,它是护理工作应用广泛的沟通方式,已日益成为提高护理整体水平、发展护理科学的重要手段。

一、护理书面语言沟通的作用

1. 信息储存与交流　通过书面语言可以保证各类信息正确、完整、清晰地储存起来。同时,书面语言又突破了时空条件的限制,更大程度上扩大语言作为人际沟通工具的能力。例如,交班报告和护理记录等护理文书,可以为不同班次的护理人员真实而及时地反映患者的全面情况,使护理人员不受时间限制的阅读,了解病情的发展变化和护理效果,从而保证护理工作的连续性和完整性。至于一些有学术研究价值,有典型意义的护理文书更可以实现信息的多项传递,使护理人员在更大范围内和更长时间内交流沟通患者疾病相关的信息。

2. 考核与评价　系统完整的护理文书,清晰而全面地展示了护士的思维过程,工作态度和工作方法。不仅可以反映护士的工作质量,还可以体现他们的专业技术水平。因此,护理文书是考核、评价护理人员工作水平和业绩的基本依据,同时也是评价医院服务质量和管理水平的依据。

3. 教育与教学　护理文书确切、完整地反映了护理活动过程,因而是临床教学的理想材料。学生从中可以学到许多在课堂上学不到的知识、技能。护理教学中,教师可选取更为生动的临床案例,激发学生的学习兴趣,促进理论与实践的结合,使之尽快掌握专业知识和技能。

4. 科学研究　许多护理文书真实、科学地反映了病情和治疗护理的过程,为护理科研提供了丰富的临床资料,为研究者对某些问题进行创造性的护理实验和理论分析,及运用逻辑思维方法揭示其规律提供客观依据。

5. 司法凭证　护理文书可作为司法的证明文件,特别是出现医疗事故和纠纷时,护理记录等原始资料便是医疗事故鉴定中审查医疗行为和医疗过程的客观证据。

6. 统计作用　护理文书,可为流行病学及其他医疗卫生统计提供必要的数据资料。

二、护理书面语言的书写要求

护理工作中的书面语言既具有一般写作的方法和规律,又具有护理学科的专业特点。因此,护士在进行书面语言的书写时须注意以下要求。

1. 科学、及时　护士在进行书面语言沟通时要坚持实事求是的工作态度,客观真实;及时准确地反映患者的病情变化、治疗效果及护理措施等。不要主观臆断和无端猜测与推理,尽量不要追记或补记;用数字或数据表示时应反复核对。总之,书写护理文件不能违背护理专业本身的科学原理和规则,未经验证的材料一律不要采用。

及时是护理书面语言的特点之一,无论是交班报告还是护理病历都应该做到及时、准确。抢救危重患者时,对抢救过程中的病情变化,如呼吸、心跳停止的时间,气管切开的时间,除颤的时间及效果等所有相应的抢救措施都应做到内容准确,时间清楚,特别是抢救过程中的用药,一般多为口头医嘱,抢救结束后应立即与医生核对,做好完整、详细的记录。

2. 正确、规范　要求护理文件的内容必须准确可靠,客观、真实地描述患者的主诉和行为,以保证信息传递的准确性。为保证书面语言表达的正确性,应注意以下方面。

（1）**语义确切**：医学术语基本上是单义性的，严格的单义性是护理书面语言用词时最重要的原则。词语的单义性主要是指在某个特定的科学范畴的语词系统中，词语所代表的概念被严格限定，表意专一而稳定。如对患者病情的观察记录，文字使用应准确，不能凭想象、猜测去书写。护理病历的书写不使用带感情色彩的词语，只是患者身体状况的真实记录。

（2）**书写规范**：目前护理文件书写的基本格式趋向于标准化和简约化，如体温单、医嘱单、病室交班报告、特别护理记录等，有关表格的式样、医学术语、缩写、符号、计量单位等，都有规范化、标准化规定。护理记录书写也有较为固定的格式，在《医疗事故处理条例》及《病历书写基本规范》等相关配套文件中，对护理记录的书写规范及要求做了明确的规定。因此，护理记录既有通用文字书写的一般规范性，又有专业书写的特殊规范性。

3. 完整、简洁　完整的原则是由书面语言沟通的特点所要求的。书面沟通的最大优势就是可以有充分的时间思考问题，从而完整地表达想要表达的思想、观点，完整地陈述事实。如医嘱单上医嘱要有药品的名称，用药的时间、剂量、用法，医生签名，否则护士将无法执行。同时护士执行完后也需签名。因此，在进行文字书写时，应遵循完整原则，对所写的材料反复检查思考，避免遗漏。

简洁原则要求书写文字要精炼，文章要言简意赅，重点突出。书写护理记录应尽量使用医学术语和公认的缩写，将琐碎的、没有实际意义的文字删减掉。既要把握好完整的意义，又要将想要表达的思想、观点完整地表达出来。

三、护理书面语言在工作中的应用

在护理工作中，书面语言可用于护患交流和医护交流。护理书面语言可为护理工作提供依据，为医生诊断疾病提供信息，为患者复诊提供参考，为医疗纠纷提供依据，为教学科研积累资料。

1. 常用的医疗护理文件

（1）**体温单**：是病历的重要组成部分之一。体温单除记录患者的体温外还记录其脉搏、呼吸及其他情况，如出入院、分娩、转科或死亡时间，大便、小便、出入量、血压、体重等。可以说它是一份反映患者主要情况的综合记录单。体温单要求填写完整、页面整齐、记录准确、没有涂改。医生可以通过阅读体温单，判断患者病情变化情况，以便及时修改治疗方案。

（2）**医嘱单**：是医生根据患者病情的需要，拟定治疗、检查等计划的书面嘱咐，由医护人员共同执行。它是患者诊断、治疗方案的记录，也是处理医疗纠纷的重要凭据。因此，要求医护人员要以严肃认真的态度，一丝不苟地进行填写，没有涂改，并签全名。在护理工作中，护理人员一般情况下只执行医生的书面医嘱，不执行口头医嘱。

（3）**护理观察记录单**：凡危重、抢救、大手术后、特殊治疗和需要严密观察病情的患者，须做好书面护理记录。病情危重、大手术后需特护的患者，24 小时均有专人护理，并要求随时记录病情、治疗方案、护理措施等，这些是反映病情的原始资料，可为诊断、治疗和护理提供依据，以便及时了解和全面掌握患者情况，观察治疗或抢救后的效果。

（4）**病室报告**：是值班护士针对值班期间病室情况及患者病情动态变化等书写的工作记录和交班的主要内容，也是向下一班护士交代的工作重点。由白班、小夜班、大夜班护士负责书写，内容主要为患者流动情况、重点观察对象的病情变化及医疗、护理措施的效果等，要求做到准确、完整、连贯、重点突出、没有涂改。通过阅读病室报告，接班护士可全面了解病室全天工作动态、患者的身心状况、需继续观察的问题和实施的护理措施。

（5）**护理病历**：在临床应用护理程序过程中，有关患者的健康资料、护理诊断、护理目标、护理措施、护理记录和效果评价、出院小结及出院指导等，均应有书面记录，这些记录就构成护理病历。总之，护理病历应反映出护理程序的每个环节，记载护士对患者实施身心整体护理的全过程。它要求护士不但具有较好的写作能力，而且要有较高的专业水平，才能写好。

（6）**个案护理病历与个案护理报告**：个案护理病历是护理人员在护理某些疑难、典型病例时，为了学习、探索护理规律和总结护理经验所写的较为完整的病案资料。

个案护理报告是临床报道的一种特殊形式，写作格式比较灵活，结构简单，主要是围绕一个病历进行写作，形式为一例一议，短小精悍，不拘一格。关键是善于发现和选择典型病历，使之具有报道价值。一般在护理罕见或疑难病例后总结出该病例的护理特点和方法，予以报道。如有完整的个案护理病历，则写作更为容易。

（7）**护理管理应用文**：护理管理应用文是护理行政和业务管理方面的应用文体，除了具有应用文共同的功能和作用外，还具有护理专业的特色和个性，其内容是紧紧围绕着护理专业，以传达和贯彻上级的方针政策，联系和处理各级机关、部门的行政事务，在上情下达，下情上达，以及在部门、单位之间互通情况，及时总结和交流经验、教训等方面能发挥极为重要的作用。因此，正确书写和使用护理管理应用文，是维持正常工作和提高工作效率的基本条件。

（8）**护理论文**：是以说明和议论为主要表达方式，以护理学科及相关学科的理论为指导，经过科研设计、实验、观察，取得第一手资料，再经归纳分析及必要的统计学处理而撰写成的护理科技作品。

2. 护理应用文写作要点

（1）**观察认真细致，掌握准确资料**：一切观察记录的内容都应来自客观现实，这是科技工作者应遵循的准则。这里强调观察记录的内容不能由护士自己想当然，凭空臆造，它只能是护士亲自在临床观察、询问、检测得来的资料，并经过护士的分析判断而做出的准确记录。只要护士能对患者进行周密细致的观察，并经过分析判断就能写出科学具体的记录，就不会出现记录的病情欠准确，内容不具体或空洞无物等缺陷。

（2）**记录重点突出，详略得当**：从宏观上要求交班报告对本病区重点观察对象的病情变化、护理工作重点做详细、清楚的交代，次要的则省略书写，使记录的篇幅不长，但重点突出，各项问题无遗漏。从微观上则要求对每个患者的情况能抓住本质性的数据和病情变化进行记录。在临床观察中，往往存在许许多多的问题，哪些应重点交代，哪些可简略交代，这就要求护士不但要深入细致的观察，而且要有一定的业务水平，特别是要熟悉常见病的主要症状和疾病发展的特点，才能突出重点的进行交代，而不至于出现上述本末倒置。

（3）**记录前后衔接，发展连贯**：如前所述，护理记录和交班报告都是重要的临床医学资料，也是处理医疗纠纷的法律凭据。因此，要求写作时能将情况交代清楚。如记录患者病情发生发展的过程时，应将发生变化的时间、症状体征如何演变、采取了哪些治疗和护理措施、效果如何等连续完整地记录下来。目前各医院的特护记录和交班报告，是由值班护士轮流书写的，因此容易出现前后脱节、不连贯，甚至前后矛盾等现象。只要护士认识到医学资料的重要性，就能克服上述弊端。

（4）**准确运用医学名词**：护理应用文着眼于客观而科学地反映客观事物真相，务求语句通顺、语义准确、语法规范。

（5）**记录患者身心状态**：新的医学模式要求护理记录应连续地、全面地、动态地观察和记录患者在住院期间的整个身心状态，护士应改变过去只注重记录躯体疾病变化而忽视心理、社会因素对人产生的影响的倾向。新的护理观要求护理记录应注意患者心理活动、对疾病的认识和亲朋好友对患者的影响，以及患者的文化素养、风俗习惯等。

（赵 颖）

患者王女士，68岁，是一位退休教师，入院后每次向护士小李诉说身体情况时，总喜欢说很多东西，抓不住重点，这让小李很不耐烦。

根据上述案例，请思考

1. 小李的做法哪里不正确？

2. 在与患者沟通时，小李应如何有效地倾听？

ER 8-5

练习题

第九章 | 护理工作中的非语言沟通

教学课件

思维导图

学习目标

1. 了解非语言沟通的概念、特点、原则及功能。
2. 熟悉仪容仪表、表情、体态、触摸、距离等非语言沟通的形式。
3. 掌握护理工作中非语言沟通的基本要求。
4. 学会在护理工作中正确运用非语言沟通。
5. 具备换位思考，体察患者情绪的能力。

案例导入

某患者因急性胰腺炎急诊入院。刚进入病房时患者面色苍白，大汗淋漓，面容痛苦。此时，护理人员甲微笑着对患者家属说："请不要着急，我马上通知医生。"说完走了出去。护理人员乙说："她去叫医生了，耐心等等吧。"护理人员丙快步走上前，用关注的眼神观察患者，熟练地为患者测量生命体征，并不时安慰患者和家属。

请思考：

1. 分析以上三位护理人员应用了哪些非语言沟通的形式？有无不妥之处？
2. 如果你是该患者的接诊护理人员，你会怎么做？

在沟通中，信息的内容部分往往通过语言来表达，而非语言则作为解释内容的框架，来表达信息的相关部分。非语言沟通在人际交往中非常重要，护理人员了解和掌握非语言沟通的技巧，有助于在与患者沟通过程中把握自己非语言沟通的行为方式，有助于了解患者非语言沟通的行为含义，从而加强与患者之间的有效沟通，更好地为患者提供服务。

第一节　非语言沟通概述

一、非语言沟通的概念

非语言沟通是借助非语言符号，如人的仪表、表情、动作、空间时间等，以非自然语言为载体所进行的信息传递。非语言沟通是语言沟通的自然流露和重要补充，能使沟通信息的含义更明确、更圆满。美国著名心理学家阿尔伯特·梅拉宾（Albert Mehrabian）提出人际沟通中全部的表达信息为55%的肢体语言加38%的声音再加7%的语调。可见，沟通双方所获得的信息有很大部分来自非语言沟通，而非语言沟通具有语言沟通不可替代的作用。

二、非语言沟通的特点

在面对面的人际沟通中，不是所有的情感都要诉诸语言，所有的信息都要靠听说读写，互动双方所获得的信息往往大部分来自表情、动作等，非语言沟通展示了它独有的特点和功能。

1. 普遍性与特殊性　普遍性是指非语言沟通作为社会历史文化积累的产物，具有普遍的适用性，任何人，无论男女老少或是不同国家、不同民族、不同地区的人，都可以通过同样的非语言沟通方式表达同一种情感。人们通常用笑容表达愉快高兴的情绪，用哭泣表达痛苦悲伤的感情。像握手和微笑已经是跨国界通行的语言，这说明非语言沟通使人们在不同的文化背景中也能实现有效沟通。

特殊性是指不同国家、不同民族、不同地区的人受种族、地域、历史、文化、风俗习惯等诸多因素影响而形成自己独特的非语言沟通方式。如在我国，喜爱一个小孩便会拥抱或亲切地抚摸其头部，而在美国，这样做就会引起孩子母亲的反感，尽管她知道这种动作并无恶意，但不同的文化会形成不同的身体接触方式。因此，与不同国家、不同民族、不同地区的人沟通时，要做到入乡随俗，避免引起误会。

2. 多样性与唯一性　多样性是指非语言沟通在不同民族、不同地区和不同文化背景下具有不同的解释。例如用拇指和示指构成的"O"型手势，因所处的语境和文化背景不同，就会产生意思完全不同的解释。在美国，该手势表示"OK"意思；在日本，这种手势则表示钱。上例说明解读非语言沟通的符号时，切忌将其与当时所处的情境割裂开来，以免发生误解和错判。

唯一性是指非语言沟通的信息在特定的时间、地点、文化背景等条件下，所表达的意思是明确的、唯一的。面部表情是被人们一致认为的"世界语"，一个人的喜怒哀乐全都可从面部表情上反映出来，表达的情感无须言语解释。

3. 真实性与模糊性　真实性是指非语言沟通能够表露、传递信息的真实含义。在人际沟通中，语言所传达的信息大多属于理性层面，经过大脑加工的语言可以有意识地控制和掩饰，而非语言行为更多的是一种对外界刺激的直接反应，常常是无意识的。越是无意识的体态语言，越能表现出人的真实情感，尤其是那些由生理本能所产生的反应。因此，通过观察非语言行为，往往可以识别一个人语言的真实性。

模糊性是指非语言沟通所表达的意思不确定，在不同的情境中存在着多种解读方式。如流泪既可以表达悲痛、仇恨、生气、委屈等情感，也可以表达幸福、兴奋、感激、满足等情绪，这就需要结合当时的交往情境和其他同时出现的沟通行为（如动作、表情或语音）才能确定。同一种非语言符号可以表达不同的情感和信息，而不同的沟通者对同一种非语言符号也会有不同的领会与解读。因此，当非语言沟通可能给他人造成误解时，应配合语言加以描述。

三、非语言沟通的原则

1. 适应性原则　不同年龄、身份、地位、背景的人在不同场合的表现是不同的，因此在使用非语言沟通技巧时必须要与整个沟通气氛保持一致，使其非语言沟通方式与本场合相适应。

2. 自然原则　使用非语言沟通方式，贵在自然。各种非语言沟通形式的含义不是严格划分的，只要是自然、真情实感的流露，就能够为人们所接受。

3. 针对性原则　没有任何一种非语言沟通方式适合于所有的沟通对象。在使用非语言沟通的过程中，要充分考虑对方的沟通习惯，有针对性地采用相关技巧。例如，有的人喜欢身体接触，有的人喜欢眼神交流，有的人喜欢语言沟通等，都要因人而异。

4. 清晰原则　根据非语言沟通的特点，其方式具有模糊性，并不明确。因此，我们必须确保对方能清晰了解、准确解读我们所采用的非语言沟通形式。如若不能，则会导致沟通障碍，并引起误解。

四、非语言沟通的功能

1. 传情达意　在人际交流中,非语言沟通的首要功能是表达感情和情绪。人们可以通过表情、体态等一系列非语言行为直接地表现出喜怒哀乐,以此传递情感,如在护患沟通中,患者的表情、目光、肢体的动作等,真切地向医护人员表达了他们身患疾病时的种种情感——无望、不安、无助和焦虑。同样,医护人员通过坚定的目光、关切的微笑,镇定的表情和肢体的动作表达对患者的理解、支持和信心,传递对患者的关心和照护。因此,非语言沟通的首要功能是表达感情和情绪。

2. 补充和替代　在语言沟通词不达意或词难尽意时,非语言沟通可以填补、增加、充实语言文字在传递过程中的某些不足、损失、欠缺,从而更准确、更有效地进行沟通。如护理人员在与发热的患者交谈时轻轻触摸患者的额头,既可以体现护理人员对患者的关心,也可以更准确地了解病情。

替代作用是指当人们在不便或无法用语言沟通交流时,用非语言沟通代替语言传递信息和情感。常见的有:点头表示是,摇头表示否;怒目圆睁代表憎恨,喜笑颜开代表愉快等。临床中,气管切开术后患者通常会通过舔嘴唇表达口渴,半张嘴表达饥饿,闭眼表达睡觉等,护理人员应观察患者的表情动作,作出正确的解读。

3. 验证信息　根据非语言沟通真实性的特点,在语言表达与表情动作不一致时,我们可通过非语言符号验证其真伪,因为非语言沟通具有真实性。如当患者说"我感觉很好,没什么",而表情却显得痛苦不堪,这时我们必须根据患者的非语言行为对其语言信息作出新的判断。同时,患者及家属也常常会通过护理人员的非语言信息来分析和推断病情。

4. 调节互动　非语言沟通可以协调和调控人与人之间的言语交流状态。人们可以通过点头、摇头、注视、转看别处、皱眉、降低音量、改变体位等调节动作,从不同侧面调节信息的交流,动态帮助交谈者控制沟通的进行与否。如护理人员在与患者交流时,而患者出现小动作,眼神飘忽不定,说明患者对交谈的内容听不懂或不感兴趣,此时应及时转换话题或暂时停止。

5. 显示关系　非语言沟通可以帮助人们在人际沟通中确定相互关系。如双手相握表示良好人际关系的建立,而挥拳相向则代表了人际关系的紧张敌对。但要注意的是,单个特殊的非语言行为不一定能表达某个特殊的关系,需对多个非言语行为综合观察,才能正确判断关系特征。如两个相隔多年未见面的人,一见面便用拳头使劲捶对方,其动作语言表达的信息好像很痛恨对方,但我们从他们脸上兴奋的表情、眼角流下的热泪以及之后的紧紧拥抱等非语言动作,可以看出他们是在表达久别重逢的喜悦和激动。

第二节　非语言沟通的形式

非语言沟通表现形式的划分涉及非语言符号的分类。有些非语言符号来自沟通者的面部表情和身体姿势,有些来自空间距离和环境,还有些来自音调等,有些是动态的,有些是静态的。根据非语言符号的不同来源,将非语言沟通的表现形式概括为形体语言、副语言、空间利用三大类。

一、形体语言

形体语言是非语言形式的一种,是指沟通双方在交往时,除了有声语言之外,由身体各部位发生的各种各样的体态姿势。这些姿势使沟通更加形象、具体。

(一) 目光

目光是人际沟通中的一个重要载体,目光就像一面聚焦镜,凝聚着一个人的神韵和气质,人的一切情绪和态度变化都能从眼睛里表现出来。"眼睛是心灵之窗"的道理众所周知,人们可以有意控制自己的语言,但很难控制自己的目光。因此,目光常作为非语言沟通的一种特殊形式用来表达沟通者微妙而复杂的思想情感。在人与人的沟通中，目光是最清楚、最正确的信号。

护士与患者沟通时，要学会使用目光表达不同的信息、情感和态度。护士通过与患者的目光接触，能给患者以安慰和鼓励，表示尊重对方并愿意去听对方的讲述、了解对方的满意度、对对方的谈话是否感兴趣，还有没有继续沟通的必要等。所以在交流过程中，是否善于利用目光参与听和讲，直接影响到沟通的效果。

运用目光语时应考虑目光凝视的区域、目光投射的角度、目光投射的时间等。

1. 目光凝视的区域 在与人交往时，目光注视对方身体部位不同，所表达的信息也不尽相同（图9-1）。

（1）**公务凝视区域**：是指在洽谈业务、磋商问题和贸易谈判时所使用的一种凝视。凝视区域以两眼为底线，额中为顶角形成的正三角区内，这是商务人员和外交人员经常使用的一种凝视部位。洽谈业务时注视这个区域，会使洽谈显得严肃认真，并让对方觉得你很有诚意。

（2）**社交凝视区域**：是指人们在社交场合目光凝视的区域。凝视区域以两眼为上线、唇心为下顶角形成的倒三角区内，是各种类型的社交场合或朋友聚会时经常使用的凝视部位。与他人交谈时注视这个区域，会使对方感到轻松自在，从而创造出一种良好愉快的氛围。

（3）**亲密凝视区域**：是指亲人、恋人、家庭成员之间的凝视区域。凝视区域从双眼到胸部之间，多带有亲昵爱恋的感情色彩，一般在关系亲密的人之间采用这种方式。

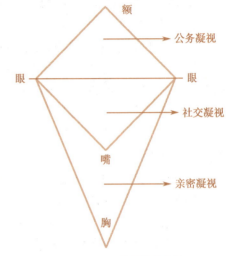

图9-1　目光凝视区域

2. 注视方式 无论是使用公务凝视、社交凝视或是亲密凝视，都要注意不可将视线长时间固定在所要注视的位置上。这是因为，人本能地认为，过分地被人凝视是在窥视自己内心深处的隐私。所以，双方交谈时，应适当地将视线从固定的位置上移动片刻。这样能使对方心理放松，感觉平等，易于交往。

3. 注视角度

（1）**平视**：即视线呈水平状态，也叫正视。一般适用于在普通场合与身份、地位平等之人进行交往。

（2）**侧视**：它是平视的一种特殊情况，即位居交往对象一侧，面向对方，平视着对方。它的关键在于面向对方，否则即为斜视对方，那是很失礼的。

（3）**仰视**：即主动居于低处，抬眼向上注视他人。表示尊重、敬畏之意，适用于面对尊长之时。

（4）**环视**：有节奏地注视不同的人或物，表示认真、重视、礼貌、一视同仁，适用于同时与多人打交道。

（5）**俯视**：即眼睛向下注视他人，一般用于身居高处之时。一般表示对晚辈的宽容、怜爱，也可对他人表示轻慢、歧视。

（6）**斜视**：双眼活动偏向一侧，是一种失礼的表现，护士应避免使用。

4. 护理人员目光交流技巧

（1）**注视角度**：护理人员注视患者的理想投射角度是平视，平视能体现护理人员对患者的尊重和护患之间的平等关系。护患沟通时可根据患者所处的位置和高度，灵活借助周围地势来调整自己与患者的目光，尽可能与患者保持目光平行。如与患儿交谈时可采取蹲式、半蹲式或坐位，与卧床患者交谈时可采取坐位或身体尽量前倾，以降低身高等。

（2）**注视时间**：在人际沟通中，双方目光接触的次数与每次接触维持的时间长短是沟通信息的重要指标，相互作用过多或过少都会引起不良的后果。护患沟通时，与患者目光接触的时间不能少于全部谈话时间的 30%，也不要超过全部谈话时间的 60%，如果是异性患者，每次目光对视的时间不要超过 10 秒，长时间目不转睛地注视对方是一种失礼的表现。

（3）**注视部位**：护理人员与患者交流时宜采用社交凝视区域，使患者产生一种有分寸、有礼貌的感觉。如果注视范围过小或死死地盯住患者的眼睛，会使患者产生透不过气的感觉，目光范围过大或不正眼与患者对视，会使患者产生不被重视的错觉。

护理人员应在工作中学会运用目光表达不同的情感，如表达安慰的目光，目光中充满着关爱；给予支持的目光，目光中包含着力量；提供帮助的目光，目光中蕴含着真诚等。

（二）微笑

微笑是一种最常用、最自然、最容易为对方接受的面部表情，是内心世界的反映，是礼貌的象征。微笑可以展示出温馨亲切的表情，可以有效缩短人与人之间的心理距离，可以给对方留下美好的第一印象，是人际交往中的润滑剂，是广交朋友、化解矛盾的有效方式。发自内心的微笑应该具备以下几个特点。

1. 真诚　微笑应该是内心情感的真实流露，真诚、温暖的微笑表达了对对方的接纳和友好，并能打动对方。

2. 自然　发自内心的微笑应该是心情、语言、神情与笑容的和谐统一。

3. 适度　微笑应该根据不同交往情境、交往对象和交往目的恰当使用。

4. 适宜　尽管微笑是社交场合中最通用的交际工具，但这并不是说任何时候、任何场合都可以用微笑应对。如果患者正处于病痛发作期，承受极大的身心痛苦，护士就不适宜微笑。

在护患沟通中，微笑是最佳润滑剂，护理人员合理使用微笑，既可以美化自身形象，也可以缓解患者的紧张、疑虑心理，感受到尊重、理解、温馨和友爱。切忌在病房内放肆大笑、讥笑患者的缺陷，或是面对患者医学知识的匮乏而不屑一顾的笑，这给患者传达的是厌恶、敌视、冷漠，严重者则会导致医疗纠纷。

知识拓展

曼狄诺定律

微笑是世界上最美的行为语言，虽然无声，但最能打动人。曼狄诺定律就是心理学上关于微笑效应的一个理论。美国企业家吉姆·丹尼尔靠一张"笑脸"奇迹般地挽救了濒临破产的企业。他把公司的标志改成了一张笑脸，并将这张笑脸印在了公司的标语墙、大门和信封上，同时号召大家在工作时尽可能露出微笑。结果，员工们被他的微笑感染，公司在几乎没有增加投资的情况下，生产效率提高了 80%。这个成功的案例使得曼狄诺定律得到了广泛的认可和应用。

（三）首语

首语是一种靠头部活动来表达信息的非语言沟通形式，是人们经常使用的一个动作姿势，往往能简洁明快地表达人们的意图和反应。首语包括点头、摇头、仰头、低头等。使用时应该把握时机、力度和幅度，让对方能看懂、看明白。

1. 点头　可以表示肯定、认同、赞同、承认，也有理解、事先约定的特定信号等。护理人员在做健康指导时看到患者点头，表示患者明白你表达的意思，接受你的建议和指导。

2. 摇头　一般表示拒绝和否定的意思，另外也表示不行、不可以等。在护理工作中多使用于特定的背景和条件下，如患者术后精神不佳，护理人员在询问病情时，患者往往会使用摇头来表示自己的感受。

3. 仰头 表示思考和犹豫的意思。如在门诊患者需要住院，护理人员征询意见时，患者往往会仰起头，思考后才会给出答案。

4. 低头 表示沉思、羞愧、认错。被指责、批评时也常会不由自主地低头。在采集患者病情信息时，如涉及隐私，患者会低头沉思，考虑是否要说出实话，这时护理人员应加以引导，鼓励其实话实说，这样才能收集到完整的病情资料。

（四）手势语

手势语也称手语、肢体语言，是指人用两手及手臂的动作来传递信息的一种无声语言。人际沟通中使用频率很高，是非语言沟通的重要表达方式。手势语变化形式多，没有固定模式，在沟通中要因人、因事、因情灵活应用。护理人员应学会运用和理解不同手势的作用，以促进护理工作中的人际沟通。

1. 手势语的分类

（1）**情意手势**：情意手势是用来表达感情的一种手的动作，它使抽象的感情更加形象化、具体化。用以表达沟通者的情感，可增强语言的感染力。如频频挥拳表示"义愤"，拍拍脑门表示"悔恨"，捶胸跺脚表示"悲痛"，不停搓手表示"为难"等。

（2）**象征手势**：象征手势主要表达较为复杂的情感，有特定的所指，也带有普遍性。同时用以表现某些抽象概念，常常与有声语言共同使用，以求形成易于理解的一种意境。

（3）**指示手势**：用以指明人或物体及其所处的位置，可增强真实感和亲切感。常用的有引导手势、方位手势、位置手势、致意手势、介绍手势。

（4）**象形手势**：用以模拟人或物体的外部形状、大小、高度等，常略带夸张，但能引起听众注意，使对方对自己所描述的事物有一个具体而明确的印象。

2. 手势语的要求 手势使用中既没有固定模式，也没有规定方式，是一种无需导演即可"引发"的自然过程。因此，使用手势时应注意以下三个方面。

（1）**明确精练，烘托补充**：手势应与沟通内容有机结合，做到有的放矢。在语言沟通中使用手势，不仅可以有效辅助并强化语言的表达，还能突出重点，起到衬托主题，增强语言沟通准确度的作用。

（2）**和谐自如，内外呼应**：手势应与沟通情境紧密联系，和谐匹配，由情而动，随感而发，切忌主观臆造，脱离主题的手势。

（3）**突出特色，体现个性**：手势不是简单的重复过程，而是应该富于变化并符合个人的气质和风格，能够表达与沟通内容相联系的含义，能够展示个人特征和个性，具有明显的个人特色。

3. 禁忌手势

（1）**易于误解的手势**：易为他人误解的手势有两种：一是个人习惯，不通用且不为他人理解；二是因为文化背景不同，被赋予了不同的含义，比如上文提到的"OK"手势。

（2）**不卫生的手势**：在他人面前搔头皮、掏耳朵、抠鼻孔、剔牙齿、抓痒、摸脚等行为，都是极不卫生，令人恶心的手势。

（3）**不稳重的手势**：在大庭广众面前，双手乱动、乱摸、乱举、乱扶、乱放，或是咬指甲、折衣角、抬胳膊等，亦是应禁止的手势。

（4）**失敬于人的手势**：掌心向下挥动手臂，勾动食指或拇指外的其他四指招呼别人，用手指指点他人，都是失敬于人的手势。

（五）触摸

触摸，亦称为体触，是指人与人之间的皮肤接触、抚摸，是非语言沟通的特殊形式，包括搀扶、依偎、握手、拥抱、亲吻等。其所传递的信息是其他沟通形式不能取代的。

触摸同时也是护理评估和诊断健康问题的重要工具和手段。如为患者测血压或进行皮肤护理时的触摸；握住患者的手臂，搀扶他步行时的触摸都给患者提供了这样的信息："我在关心你，我将帮助你"。在不适合用语言表示关怀的情况下,可用轻轻地抚摸来代替。体触可减少患者的孤独感,使恐惧不安的人平静下来。对听力和视力有障碍的人,触摸可引起对方注意,起到加强沟通的作用。通过触摸老年患者,可以帮助他们感到世界的温暖,乐观面对现实。在重症护理期间,触摸可使与亲属失去联系的患者感到护理人员就在他们身边,在关心照料他们。当然,伴随语言沟通的抚摸比单纯语言的安抚对人们有更多的抚慰作用,触摸是用以补充语言沟通及向他人表示关心的一种重要方式。

受文化背景因素的影响,人们对体触的理解、适应和反应程度是有差异的。体触既可以产生积极的作用,也可以引起消极的反应。因此在采用体触方式时,应考虑被触摸对象的性别、年龄、文化背景以及被触摸的部位等诸多因素。护理人员在运用体触方式时,应保持敏感和谨慎的态度。

1. 根据沟通场景选择体触方式 只有与环境场合相一致的体触才能起到良好的效果。如患者家属被告知亲人病危时,此时护理人员握住患者家属的手,或将手放在患者家属的肩膀以及手臂处都可以起到较好的安慰作用。

2. 根据沟通对象选择体触方式 从中国的传统习惯来看,同性之间比较容易接受体触,而对异性应持谨慎态度。护理工作中,根据女性患者较男性患者容易接受体触方式的特点,女护理人员对女性患者可通过体触方式来表示更多的关心,年轻女护理人员在护理男性老年患者时可适当采用体触方式,护理幼小患儿时则无须顾虑性别。

3. 根据双方关系选择体触方式 只有当交往双方的关系达到一定程度后才会情不自禁地采用体触方式。关系一般的朋友见面,多选择礼节性的握手方式,而关系密切的朋友除了握手之外,还会选择拥抱、拍肩、拉手等方式来表达见面时的激动情感。

4. 根据文化背景选择体触方式 如东南亚的一些国家,不论大人或是小孩都不允许别人随便触摸自己的头部,否则将被认为会给对方带来不好的运气;在西方,男女之间采用拥抱方式表示友好;而在我国,异性之间主要通过握手方式表示友好。

总之,在选择体触方式进行沟通时,应注意观察对方的反应并及时进行调整。护理工作中使用体触的原则是:不要让被触摸的对方感到被侵犯或威胁;避免使用做作、尴尬或不自然的体触方式。

二、副语言

(一) 类语言

类语言是一种伴随性语言,指有声而无固定意义的语言外符号系统。包括咳嗽、呻吟、叹息、笑声、哭泣等。演讲中停顿、沉默会产生言外之意的效果;咳嗽可起调节作用,有时表现一种自信和自豪感,也有老师对学生的一种警告行为;呻吟是人们身体不舒服的一种自发性声音,使人了解其发病程度和心理感受;叹息是人们的忧虑情绪的表达,也可作为同情某人的一种反馈。

在人际交往中熟悉和掌握类语言的成分,将有助于通过声音来判断对方的情绪,了解人们的需求,以便能及时做出反应,实施有效的沟通。

患者的类语言可以传递病情变化的信息,提醒护理人员正确进行医疗和护理活动。如患者呻吟表明身体不适,哭泣说明伤心或遇到难题。同样,护理人员的类语言也会为患者提供信号。如护理人员为患者介绍病情时,不自觉地发出叹息声"唉"。患者会认为自己的病情很重,从而增加心理负担。

(二) 辅助语言

辅助语言是指伴随话语而出现的音调高低、声量大小、节奏快慢、抑扬顿挫甚至停顿、犹豫等非语言信息,对语言具有一定影响力,可展示个性与感情,突出重点、渲染气氛。

1. 语速 指说话的速度。语速快慢给人的印象完全不同。说话语速较快,给人以充满活力和热忱的印象，并且能够吸引听众的注意力；说话速度较慢，可以给人认真、权威和思虑周密的良好印象。

2. 声调 指一组词的升降调，表示该句子是问句还是陈述句，表明讲话者是想传达信息还是想获得信息。一般情况下，柔和的声调表示坦率和友善，在激动时自然会有颤抖，表示同情时略为低沉。不管说什么话，阴阳怪气就显得冷嘲热讽；用鼻音哼声往往表现傲慢、冷漠、恼怒和鄙视，是缺乏诚意的，会引起人不快；嗲声嗲气则让人往声色方面联想。恰当自然地运用声调，是顺利交往和沟通成功的条件。

3. 音高 指说话声音的高低程度。高音更能展示出权威、自信、悦耳的感觉，但也有恐惧、惊奇或气愤的表现；低音则显得不够自信，与愉快、烦恼、悲伤的情绪相关联。比如，一句简单的口头语"真棒"，当音调较低、语气肯定时表示由衷的赞赏，而当音调升高、语气否定则完全变成了刻薄的讥讽和幸灾乐祸。

4. 重音 说话时常常加重一句话中的几个字的音量，以达到提醒对方或特别强调的目的。如老师在讲课过程中，发现学生没有认真听讲，既要提醒他，又不能影响别的同学，往往会用眼神示意该学生，同时提高音量，加重语气。在为患者做健康指导时，可根据患者的理解接受能力，加重某些关键性词语，起到提示对方的作用。

三、空间利用

在非语言沟通中，空间距离可以显示人们之间的不同关系，利用好空间距离有助于增强沟通。

"距离"这个词有两个含义：一是指人与人之间保持的心理距离；二是指交往过程中人与人之间保持的身体距离。人际距离是指人与人之间的空间距离。由于人与人之间的空间距离受情感因素影响，所以心理距离越近时，空间距离就会越近。如参加各种会议、联谊会、宴会时，熟识的人或关系密切的人愿意坐在一起，而不熟悉的人或关系一般的人就会选择相距较远的位置坐下。

当人与人交往时处于不同的空间距离，就会有不同的感觉，从而产生出不同的反应，因为人际距离传递出了不同的信息。人类学家爱德华·霍尔（Edward Twitchell Hall Jr.）将日常生活中人与人之间的人际距离分为四类，见表9-1。

表9-1 人际距离的分类

名称	物理距离	人际关系	感觉感受
亲密距离	0~0.5m	夫妻、情侣以及极亲密的朋友或依恋父母的孩子	可以感到对方的气味、呼吸，甚至体温
个人距离	0.5~1.2m	熟人、朋友、同事	伸手可触碰到手，但不容易接触到身体
社交距离	1.2~3.5m	不密切	公事公办
公共距离	>3.5m	公共场所中的陌生人	疏远

1. 亲密距离 相互间身体接触或相距不超过0.5m，只有在夫妻、情侣以及极亲密的朋友或孩子依恋父母时才会产生，是爱抚、安慰、保护、关爱等动作所需要的距离。如果不具备条件而使用这种距离，会被视为侵犯个人空间。护理人员出于职业需要，如为患者测量生命体征而进入这个区域，应先向患者说明原因，做出解释后才能进入。

2. 个人距离 相互间身体接触或相距在0.5~1.2m。这是一般交往时保持的距离，通常熟人、朋友、同事之间的交谈多采用这种距离。护理人员常在这种距离范围内对患者进行健康教育、心理咨询等，是护理人员与患者之间较为理想的人际距离。

3. 社交距离 相互间的距离在1.2~3.5m，常为人际关系不密切时的交往距离，主要用于个人社会交谈或商贸谈判，如小型会议、商业洽谈或宴会等。在护理工作中，交接班、会诊等会采用这种距离,而对敏感患者或异性患者亦可采用此距离,来减轻对方的紧张情绪。世界卫生组织建议人们之间保持至少1m的距离以预防新型冠状病毒,而这样的距离就是社交距离。

4. 公共距离 相互间的距离在3.5m以上,主要适用于群体交往,一般用于健康教育、演讲、授课等。在距离较远的情况下,可以通过提高说话音量,适当增加姿势手势等方式来调整心理感受和拉近心理距离。

在社会生活中,尤其是在人际交往中,每个人都有一个属于自己的个人空间,这种个人空间既无法用肉眼去丈量,也没有明显的标志去区分,是一种需要用心才能体会的心理领域,是一种深深印在人们的意识中、根深蒂固并难以改变的自我势力范围。一旦这个领域受到侵犯,人们就会感受到威胁,就会产生焦虑和失控感。由于工作需要,护理人员常常进入患者的个人空间,如体检、手术、换药、导尿、灌肠等,所以操作前护理人员应给予必要的解释和说明,并注意遮挡患者,使患者的个人领域受到保护,将患者的隐私暴露程度降到最低限度。

因此,在室内、电梯、公共交通工具等相对密闭的空间,应保持更远的社交距离,与此同时还应采取戴口罩、勤洗手、少聚集等措施,从而最大程度减少感染风险。

第三节 非语言沟通在护理工作中的应用

案例导入

肖女士,52岁,因上腹部间断性疼痛,进食后有饱胀感,体重减轻5个月,门诊诊断胃癌后入院。在此之前,护士小王已接到住院处通知,提前为患者准备好了病床。当患者被搀扶着走进病房时,护士小王见患者表情痛苦。交谈中这位患者不停低声啜泣。护士从患者的表情和举止中体察到可能有陪伴的需要。

请思考:
面对这种情况,假如你是小王,你该怎么做?

一、护理工作中非语言沟通的基本要求

1. 尊重患者 尊重患者,就是要把患者放在平等的位置上,使处于疾病状态下的患者保持心理平衡,不因疾病受歧视,保持人的尊严。护理人员尊重患者的人格,就是要尊重患者的个性心理,尊重患者作为社会成员应有的尊严,即使是精神病患者也同样应该受到尊重。

2. 适度得体 护理人员的举止和外表常常直接影响到患者对护理人员的信赖和治疗护理的信心,影响着护患之间良好人际关系的建立。当与患者初次接触时,护理人员的举止仪表、风度等给患者留下良好的第一印象,亦为日后交往奠定了良好的基础。在与患者的交往中,护理人员的姿态要落落大方,与异性患者接触应保持距离,不宜过于亲密。

3. 敏捷稳重 护理工作是为了治病救人,对时间的要求很严格,特别是在抢救时,时间即生命。延误时间就可能贻误治疗,甚至危及患者生命。因此护理人员工作,特别是在抢救危重患者时,既要敏捷果断,又要稳重有序。只有这样才能真正做到维护患者的健康,赢得患者的信任,同患者建立起良好的护患关系。

4. 因人而异 患者是千差万别的,每个患者都具有其个性特点,非语言沟通形式也各不相同。在护患沟通中,护理人员要站在患者的角度上,通过倾听、提问等交流方式了解其真实感受。如果护理人员不能很好地理解患者、体验患者的真实情感,就无法使自己与患者的交往行为具有合理性与应对性。护理人员只有在体验到患者情感状态的前提下,才能准确地理解患者的非语言信息。

护理人员在日常生活和工作中要善于观察不同患者在不同心态下的非语言行为，并努力寻找各种非语言行为之间的内在联系，总结出不同患者在不同情绪状态下的非语言行为模式，这样才能有效地进行护患沟通，达到满意的治疗性沟通效果。

二、护理工作中非语言沟通的应用

（一）接待门诊、急诊患者的非语言沟通

1. 仪表举止　护理人员应着装整齐、洁净、仪表端庄、举止自然。友善的举止有助于建立和谐的护患关系，赢得患者的信任，使初次见面的患者感到亲切温暖。交谈时应采取前倾姿势以表示正认真倾听，恰当地使用点头示意，显示能接受和理解患者所说的问题，并示意患者继续说下去。

2. 面部表情　护理人员面对诸多的患者及危重病情，一定要善于稳定自己的情绪，不要在面部表现出来。如果护理人员表现出惊慌、紧张和恐惧，患者往往会自发地将他们的表情与自己的病情好坏相联系；如果护理人员面部呈现出漠不关心的表情，急诊患者就会感觉未被重视或未被关心。在焦虑的门诊患者面前，护理人员的表情应轻松自然；在痛苦的患者面前，护理人员的表情应充满关心与同情；在急诊患者面前，护理人员的表情要沉稳、专注，但不能微笑。与此同时，护理人员应当适时观察患者的面部表情变化，从而及时获得患者病情变化的信息。因此，护理人员观察患者面部表情的细微差别、及时判断患者的情绪变化是十分重要的。

3. 目光接触　眼睛是心灵的窗户。护理人员在问诊中应该运用友善的目光与患者交流感情。温情平和的目光可使患者消除顾虑；亲切关爱的目光可使患者感到温暖；镇定自若的目光可使危重患者获得安全感。

4. 身体触摸　触摸可以表达关心、体贴、鼓励、理解和支持。护理人员用手抚摸患者发热的额头，用手握住患者恐惧时发颤的双手，这些职业触摸会给予患者莫大的鼓舞和精神的支撑。触摸可以表达护理人员对患者的关爱与呵护。但是患者对触摸的反应受性别、年龄、文化、修养等因素的影响，护理人员应审慎进行。例如，对年龄相仿的异性患者不适用触摸。

（二）迎送住院出院患者的非语言沟通

1. 根据患者不同情况，选择合适的迎送方式　如手术患者的迎送，在临上手术台之前，病房护理人员几句温馨的祝福，诚意的安慰，都会给患者平添几分温暖。如果我们对患者说："祝您平安归来""祝您一切顺利""会平安顺利的，放心吧。"患者会感到很安慰。当手术结束，患者返回病房时，护理人员应该主动迎上去，协助搬动患者，微笑地告知患者手术顺利结束了，各项生命体征正常，让归来的患者如释重负，同时跟患者交代一下术后的注意事项，语速适中，语调保持平稳，例如"现在就这么躺着，去掉枕头六个小时，六个小时以后可以放枕头。"患者心里感到很有数，"我会经常来看你，有什么事随时叫我"会让患者感到非常亲切。

2. 对新入院的患者，要热情接待　患者入院时，会因来到陌生的环境而感到孤单、恐惧、紧张和焦虑。护理人员要缓解这些情绪，起立面向患者，微笑相迎，声调柔和，行礼示意。

3. 对出院的患者，应致以真诚地祝贺　出院道别是护理人员对患者关爱的延续，临别的时候表达友好祝愿，是增进护患关系的良好时机。在患者病愈出院的时候，护理人员要送其到走廊，微笑握手道别，这些可以表现出护理人员的素养，又把关爱带给了患者和家属以及他的朋友。温馨的道别，可以使患者感受到你对他的关爱还在延续。

（三）住院患者的非语言沟通

1. 创造温馨安全的医疗环境　有调查研究表明，病室内的各种物理环境（如光、温度、物品等）会影响住院患者心理状态，患者希望病室环境良好，以利于其心理状态调整。人患病时，对噪声的适应能力降低，噪声会使患者感到疲倦、不安，影响其睡眠与休息。有效地降低和减少噪声的产生，有利于患者的康复。护理人员要做到说话轻（语调温柔，吐字清晰）、走路轻（脚步轻巧，穿软底

鞋)、操作轻(动作轻稳,避免器械碰撞,推车轮轴应经常滴润滑油)、关门轻(病室的椅脚应钉橡胶垫,门窗要轻开轻关)。

2.护理人员学会采用正确的非语言沟通形式

(1)**仪容仪表**:护理人员首先应学会微笑。据研究,交往中一个信息的表达的重要组成部分是面部表情,其中最有用的面部表情是微笑。其次学会情绪控制,学会自我调节,遇到紧急情况时能沉着镇静,用良好的心境和乐观向上的态度来感染患者,消除患者的恐惧和焦虑。护理人员要学会用目光交流,不仅要用眼神表达对患者非语言行为的反应,还要用自己特有的细心、耐心和同情心,领悟患者眼神中所包含的服务需求,主动给予满足。例如,表达安慰时,目光充满关切;给予支持时,目光充满肯定;提供解释时,目光蕴含着智慧。在执行技术操作时目光应专注,给患者以安全感,即使在口罩包裹之下,仍能通过关切和鼓励的眼神,传递正面的信息。

(2)**倾听**:在患者悲伤、焦虑时,患者会感受到护理人员是在认真地听,在体会他的心情,这样能起到一种"此时无声胜有声"的作用,从而稳定患者情绪,营造一种和谐的沟通氛围,促进护患沟通顺利进行。

(3)**触摸**:患者卧床时,护理人员给予按摩、翻身等;患者发热时,护理人员用手触摸其额头;患者疼痛时,护理人员拉住患者的手;给小儿做治疗时,抚摸其头、手等;对老年患者,可站在床边观察输液的情况、摸摸脉搏、测测血压、拉拉被子等。让患者感到护理人员对他的重视、关心、体贴,有助于消除顾虑和不安。在日常护理工作中加强触摸这方面的健康教育,使患者改变观念,提高接受程度。

(四) 与特殊患者的非语言沟通

1.愤怒患者 当患者愤怒时,护理人员千万不能以愤怒回报,应先安抚患者保持冷静,多倾听,让患者先倾诉他自己内心的不满和愤怒。护理人员在倾听的过程中发现问题的症结所在。待对方心平气和后,再讨论问题,分析患者生气的原因,消除其中的误会,并采取有效措施,在不违反原则的前提下,尽量使患者满意;如果患者觉得自己也有不对的地方,则立即表示不会介意此事。在探讨事情经过及原因的时候,避免使用"不可能"等强烈的字眼,一方面引起患者及家属的反感,另一方面,一旦真的存在缺陷或遗漏,就难以取得对方的谅解。

2.悲哀患者 当患者患了绝症,意识到自己将永远失去自己所热爱的生活、工作、家庭、地位及宝贵的生命,或患者遇到较大的心理打击时,产生巨大的失落感,出现沮丧、哀伤等悲哀反应。患者可能在行为上有哭泣或退缩,愿意自己独处或希望有一个自己信任及喜欢的人留在身边。实际上,哭泣是一种健康的、有帮助的反应。因此,如果一个人想哭的时候,让其自由宣泄是很重要的。护理人员切勿要求患者停止哭泣。护理人员应该鼓励患者及时表达自己的悲哀,允许患者独处。应用沟通中的鼓励发泄、倾听、同理心、沉默、触摸等原则和技巧对患者表示理解、关心及支持,尽可能地陪伴患者,使患者及时度过悲哀心理时期。

3.病情严重患者 严禁谈笑或议论与抢救无关的事。尽可能多地与患者接触、交谈,同时应注意观察患者病情变化,体力能否坚持,同时说话简短,声音轻柔,一次说话时间不宜过长,了解患者的心理变化,把握患者内心对病情的接受程度。重症患者的监护和治疗内容较多,同时要重视患者本身的存在,尊重患者,尽量减少暴露部位。对意识模糊的患者,可采用一句话反复与之交谈。

4.感知觉障碍的患者 有听力或视力等感知觉障碍的患者,护理人员与患者的沟通可能会出现一些困难。因此,护理人员应学会与此类患者的沟通技巧。如对听力障碍的患者,护理人员可以应用非语言的沟通技巧(如面部表情、手势)或应用书面语言、图片等途径与患者沟通。对视力障碍的患者,护理人员可以用触摸的方式让患者感受到护理人员的关心,在接近或离开患者时要及时告知。不要使用患者不能感知的非语言沟通方式。

(刘 曼)

1. 请简述非语言沟通的特点及其主要形式？
2. 请举例说明迎送住院出院患者时应注意哪些非语言沟通？

附：

实践训练五　护患非语言沟通技巧训练

任务一　角色扮演

【实训目的】
1. 掌握非语言沟通的技巧。
2. 熟悉非语言沟通在护理工作中的运用。

【实训准备】
1. **用物准备**　护理人员服、护理人员帽、护理人员鞋、桌、椅、笔、听诊器、血压计、体温计。
2. **学生准备**　选择4~8位同学分成两组，一组扮演患者，一组扮演护理人员。

【实训方法】
由护理人员组同学（要求运用多种非语言沟通技巧）走上前来拾起地上的笔递给坐着的患者组同学，并坐下为其测量生命体征。

【实训评价】
请同学们观察护理人员组的仪表服饰、体态手势、表情等非语言行为的运用，讨论非语言沟通的技巧。

任务二　非语言沟通训练

【实训目的】
通过测试了解自身非语言沟通的能力。

【实训方法】
你在生活与工作中意识到非语言沟通的作用了吗？请在下面的10项指标中选择你认为最适合你对非语言沟通认识的分值。

1. 与他人沟通时，我直视他们的眼睛。
2. 沟通时我利用手和胳膊做出手势。
3. 我转过身正对着跟我说话的人。
4. 跟其他人说话时，我尽量用愉快和合适的声调。
5. 跟其他人说话时，我用合适的音量。
6. 其他人说话时，我注意到他们传递的非语言信号——他们的音调、眼神接触、面部表情、姿势、手势和形体修饰，并做出回应。
7. 其他人说话时，我保持安静，在他们表达自己的观点时不打断他们。
8. 听其他人说话时，如果他们很幽默，我会微笑，并在适当的时候点点头。
9. 听其他人说话时，我通过非语言暗示表示我的支持和关注。

10. 在我说话或对其他人的话做出反应时，我用非语言暗示表示我作为有效沟通者的舒适、镇定和信心。

结果评价：根据评分情况，分析自己非语言沟通的能力，分值越高，非语言沟通能力越强。

7＝显著；6＝优秀；5＝很好；4＝平均好；3＝一般；2＝不好；1＝较低能力；0＝没有能力。

【实训评价】

教师根据学生评分情况，对其非语言沟通能力进行综合评价。

第十章 ｜ 护理工作中的关系与沟通

教学课件　　　思维导图

学习目标

1. 了解护患关系的基本模式、性质和特点，护士与医院其他工作人员的关系和沟通。
2. 熟悉护患关系的影响因素，护士与患者家属关系的影响因素，建立良好护患关系的策略。
3. 掌握护患沟通以及护士与患者家属沟通技巧。
4. 学会运用人际关系和沟通技巧与患者建立良好的关系。
5. 具备尊重他人、理解他人、团结协作的意识和基本能力。

在护理工作中，护士会与有直接联系的人之间发展形成相互关系，包括护患关系、医护关系、护士之间的关系及其他工作人员之间的关系等。良好的关系既可以产生积极的体验也可以更好地帮助服务对象恢复健康，有效的沟通是解决护患关系、医患关系及其他工作人员之间关系的重要途径，护士有效地运用沟通技巧不仅能提高自己的沟通能力，更能提升护理质量和水平。

第一节　护患关系与沟通

案例导入

张某，男性，76 岁，小学文化，独居，因不慎跌倒导致右股骨颈骨折。术后第一天，老人诉伤口疼痛难忍，当班护士请医生看过后，确认伤口没有问题，上了止痛栓。老人还是在病房内发脾气，不停按呼叫铃，说还是痛，痛死了医生护士都不管他。了解了情况后章护士立即到患者床旁语气温柔地说："老先生，您刚用了止痛药，身体还需要一个吸收的过程，所以不能马上见效。就比如我们饿了去吃饭，也不是吃一口马上就饱的，对不对？我们怎么可能不管您呢？只有您恢复得又快又好，我们的工作才能轻松啊。您安心休息，我会随时过来看您的。"随后，章护士定时去查看患者的情况，询问他的情况，帮助患者转移注意力，张先生也没有再发脾气。

请思考：

护士在与患者沟通时候运用了哪些技巧？

一、护患关系的概述

护理服务过程中涉及多方面的人际关系，但其本质是以服务对象为中心延伸开来的，即护患关系。护患关系是护理人际关系的核心，也是影响护理人际关系平衡的最重要因素。良好的护患关系是促进患者身心健康的重要条件之一。

（一）概念

护患关系（nurse-patient relationship）是护理工作过程中护士与服务对象形成的人际关系，有广义和狭义之分。广义的护患关系是指围绕患者之间形成的关系，包括护士与患者、家属、陪护及其他成员之间的关系。狭义的护患关系仅指护士与患者之间在特定环境及时间内互动所形成的一种特殊的人际关系。

（二）护患关系的性质和特点

护患关系除了具有一般的人际关系的性质和特点外，还具有以下性质和特点：

1. 帮助性人际关系　护患关系建立于患者需要帮助时，护士与患者之间通过提供帮助和寻求帮助形成特殊的人际关系。帮助系统包括医生、护士及其他医院的工作人员。被帮助系统包括患者、患者家属、亲友和同事等。帮助系统的作用是为患者提供服务，履行帮助职责，而被帮助系统则是寻求帮助，希望满足帮助需求。在帮助与被帮助这两个系统中，护士与患者的关系不仅代表单个护士与患者个人的关系，更是两个系统之间关系的体现。护士群体中任何个体对患者的态度、责任心等都会影响患者对护理质量的整体评价。这种帮助关系不同于普通的社交关系。普通的社交关系强调关系中的双方互惠互利；而在护患关系中，护士是患者的健康帮助者，是一种单向性的帮助关系。

2. 专业性的互动关系　护患关系是护患双方相互影响、相互作用的专业互动关系。双方不同的经历、情感、价值观、对疾病与健康的看法，都会对相互间的感觉和期望产生影响，并进一步影响彼此的沟通和关系的建立。护患双方达成健康行为的共识，就是一个专业性的互动过程。

3. 治疗性的工作关系　治疗性关系是护患关系职业行为的表现，是一种具有目标、需要认真促成和谨慎执行的关系，带有一定的强制性。不管护士是否愿意，也不管患者的身份、职业和素质如何，护士作为一名帮助者，有责任使护理工作起到积极的治疗作用，使护患关系成为一种治疗性关系。工作中护士面对不同的患者，作为一名治疗者与患者保持良好的护患关系，在护理工作中能起到积极的治疗作用。

4. 以患者为中心的关系　护患关系的中心是患者的健康和安全，一切护理活动都是以解决患者的健康问题为目标，主要职责是满足患者的护理需要。通过提供护理服务满足患者的需要是护患关系区别于一般人际关系的重要内容。

5. 指导性服务关系　患者的治疗康复需要专业性的指导和护理，这种需要构成了护患双方关系的基础，这种指导性服务关系贯穿于患者就医全过程，包括门诊、入院、住院及出院等环节。

知识拓展

以患者为中心

目前普遍定义上的"以患者为中心医疗服务"是由患者为中心医疗机构所（IPFCC）提出的。核心概念为：

1. 维护患者尊严和尊重患者。医护人员需要听取患者及家属的观点并尊重患者及患者家属的选择。患者和家属的知识范围，价值观，信仰和文化背景都应在提供医疗服务时候被考虑到。

2. 信息共享。整个治疗过程中，医护人员应与患者本人和患者家属共享完整的、无偏倚的信息。并使用患者及患者家属能够理解的语言。

3. 让患者和家属共同参与治疗过程。鼓励并支持患者和患者家属参与到整个治疗过程中，并在他们所选择的范围中参与医疗决策。

4. 患者、家庭、医护人员和医院管理者共同合作。患者、家庭、医护人员和医院管理者应该成为一个团队，共同对医疗服务进行改进。

二、护患关系的基本模式

1956年，美国医生萨斯和荷伦德发表了"医患关系的基本模式"。根据医生和患者地位、作用等，分为主动 - 被动型、指导 - 合作型、共同参与型。护患关系模式是医学模式在护理人际关系中的具体体现。可依据护士和患者双方在共同形成的人际关系结构中所发挥的作用、心理方位、主动性及感受性等因素的不同，划分为以下三种：

1. 主动 - 被动模式　是一种以疾病为中心的护患关系模式，其特征是"护士为患者做什么"。原型为母亲与婴儿的关系，在此模式下，护士常以"保护者"的形象出现，护士处于专业知识的优势地位和治疗护理的主动地位，患者处于服从护士处置和安排的被动地位。主要适用于不能表达主观意愿、不能与护士进行沟通的患者，如昏迷、休克、精神病、智力严重低下的患者。所有针对患者的护理活动，只要护士认为有用，无需征得患者的同意即可执行，患者一切听从护士的处置，没有主动权，这种模式过分强调护士的权威性，忽略了患者的主观能动性和知情权，因而不能确定患者的主动配合，严重影响了护理质量。因此，护士需要具有高度的责任心、耐心及良好的职业道德，在制定护理决策时，应适当征求患者家属的意见，同时关心、关注患者的身心需求。

2. 指导 - 合作模式　是一种以患者为中心的护患关系模式，其特征是"护士告诉服务对象应该做什么和怎么做"。原型为母亲与儿童的关系，在此模式下，护士常以"指导者"的形象出现，根据患者病情决定护理方案和措施，进行健康教育和指导；患者处于"满足护士的需要"的被动配合地位，以满足护士的要求为前提，配合完成各项治疗和护理。护士仍处于主导地位，服务对象处于被动、配合地位。主要适合于重病初愈、外科手术恢复期的患者。这种模式患者仍处于消极配合状态，护士与患者不对等。因此，在护理过程中需注意患者及其家属的知情同意。

3. 共同参与模式　是以健康为中心的护患关系模式，其特征是"护士积极协助服务对象进行自我护理"。原型为成人与成人的关系，在此模式下，护士常以"同盟者"的形象出现，为患者提供合理的建议和方案，患者主动配合治疗和护理。护患双方处于平等地位，共同参与护理过程和决策实施过程。主要适用于慢性病患者，此类服务对象意识清醒，对疾病的康复治疗及护理知识比较了解。因此，护士应尊重患者的主动权，恢复患者在长期患病过程中丧失的信心和自理能力，提高其生活质量。此模式是一种理想的护患关系模式，对于建立良好的护患关系，提高护理工作质量有着重要的作用。

在临床实践中，每种类型都有其特定的适用范围，选择哪一种关系模式不仅取决于服务对象的疾病性质，而且需考虑到服务对象的心理状态、文化水平、医药知识差异等。此外，每种类型也不是固定不变的，而是随着患者病情的变化，可以由一种模式转向另一种模式。

三、护患关系的影响因素

护患关系的根本目的是为了能够更好地使服务对象恢复、保持或促进健康。而护患关系受到多方因素的影响，护患双方本身及外部环境都存在着引起冲突的因素。因此，分析影响护患关系的因素，才能有针对性地预防冲突，使护患关系和谐发展。主要影响因素有以下几种：

（一）护患双方的因素

1. 角色模糊和责任冲突　角色模糊是指角色扮演者对其承担的角色行为标准认识不清或缺乏理解。任何一种社会角色，都应体现与其角色功能相适应的行为规范和角色期望的特定功能。只有角色群体中的每一个人都明确自己所承担的角色功能，并努力按照角色的功能特征去行动，才能使角色群体的行为与人们的期望相一致。如果双方对各自的角色理解不一致，就会因为对方的言行不能达到自己的期望值而出现关系紧张或沟通障碍。

随着我国社会的发展，以及医学生物模式的转变，使护士的工作内容不再局限于疾病护理，在护理工作中负担着多种角色功能，如果护士对自己承担的角色功能认识不清，固守传统的护理理念，对护士角色的认识还停留在单一的照顾功能方面，不能主动了解患者的身心以及社会需要，不能积极主动地为患者提供各种帮助，就是护士角色模糊的表现。

一个人患病以后通常会发生行为模式的改变，如高度地以自我为中心，过分关注自己的健康状况，对医护人员或家人依赖性增强等。如果患者不能转变观念，就会对患者的角色行为不适应，就会把自己当作一名被动的求助者，不能积极地参与医疗护理过程，该说的不敢说，该配合的不积极配合，如不积极参与康复护理，不服从护士管理，向护士提出无理要求等与患者角色不相适应的行为表现，最终导致护患之间发生矛盾冲突。

2. 忽视权益和过度维权　每一个社会角色在社会活动中，都具有相应的权益。要求获得安全和健康服务是患者的正当权益。在临床工作中，患者因为自身疾病、缺乏专业知识等原因很多权益都需要医护人员来维护，在护患关系中处于被动地位。护士在处理双方权益争议时，容易倾向于自身利益和医院的利益，忽视了患者的权益和感受，从而引发患者的负性情绪。而少数患者对治疗和护理效果的期望值过高，如病情危重的患者对治疗和护理效果期望过高，当没有达到理想的效果就容易引发患者的不满。也有部分患者过度维权，在诊疗护理过程中进行录音或录像的现象，也可能导致护患双方的矛盾和医疗纠纷。

3. 理解分歧和沟通障碍　护患双方的职业、受教育程度等多方面的不同，在沟通过程中容易产生差异。在护理活动中，护士使用过多的专业术语，或者按照自己的思维去理解，产生概念上的误解或不被理解，影响相互之间的沟通与交流。如：护士对术前的患者进行术前宣教说："您今天晚上 10 点以后就不要再吃饭了。"患者就容易理解成"饭不能吃了，可以吃面条"从而影响了手术，引起患者的不满。另外，部分护士沟通意识不强、沟通方式不当，或由于工作繁重、紧张，护士急于完成工作，没有足够的时间倾听患者的倾诉，对患者态度冷漠或缺乏真诚，也会导致沟通障碍。

（二）医院因素

医院作为一个机构，其管理方式、制度以及环境等都会对护患关系产生影响。

1. 医院的管理制度　医院的管理制度是为了保障诊疗秩序，但有时这些制度可能与患者的个人习惯和需求产生冲突。例如，医院为了防止交叉感染，可能会制定严格的探视时间，这可能会引起一些患者的不满，因为他们希望能在任何时间都能见到家人。在这种情况下，护士作为医院管理制度的执行者，可能会成为患者发泄不满的对象。

2. 医院的物理环境　医院的物理环境可能对患者和护士产生影响。例如，医院的空间布局、病房的设施和环境等都可能影响患者的情绪和舒适度。如果医院的空间布局不合理，或者病房设施不完善，可能会引发患者的不满和投诉。

3. 医院的文化氛围　医院的文化氛围也会对护患关系产生影响。如果医院的文化氛围注重患者的需求和权益，那么护士和患者之间的关系可能会更加和谐。相反，如果医院的文化氛围忽视患者的需求和权益，那么护士和患者之间可能会出现矛盾和冲突。

（三）社会因素

1. 医疗资源不足　党的十八大以来卫生健康事业取得历史性成就，但我国医疗资源总体不足，分布不均。患者因为排队、等待时间过长，或者因为医院设施不足而产生不满情绪。护士可能成为患者发泄不满的对象，导致护患关系紧张。

2. 卫生法律法规的修订滞后　卫生法律法规的修订滞后于医疗实践的发展，一些新的医疗技术和诊疗方法缺乏法律保护，这也给护士在履行职责时带来了一定的困难和风险。

3. 社会媒体的影响　个别社会媒体为了吸引眼球，可能会夸大其词甚至歪曲事实，将护士推向社会舆论的风口浪尖，使护士承受巨大的压力。

四、建立良好护患关系的策略

（一）护士方面

1. 明确角色功能，切实履行职责 在护理工作中，要体现以患者为中心，以患者的需要为导向的护理。护士只有全面认识和准确定位自己的角色功能，才能更好地履行自己的责任和工作职责，使自己的言行符合患者对护士角色的期待。在护患关系的初期，护士有责任将医务人员，特别是护士的内部分工告诉服务对象，并向服务对象详细说明每个角色的权利与义务，使服务对象对护士的角色有准确的理解，使护患双方保持一致的角色期待。同时，在护患关系中，注意对角色的期待及认识也必须符合服务对象的社会文化背景的需要。

2. 维护患者权益，改善就医感受 护士作为医疗服务的直接提供者，在很大程度上决定了患者就医的满意度和舒适度。获得高质量的护理服务是每位患者的合法权益。由于患者对健康护理方面的知识相对不足，需要护士将相关的信息准确地提供给服务对象，并充分维护服务对象的知情权及参与权，使服务对象对自己的诊疗护理方案、费用、作用及不良反应能心中有数，并能根据自己的意愿及要求选择诊疗护理措施。

3. 重视护患沟通，避免理解分歧 护士要主动与患者沟通，了解患者的需求，及时为患者提供相应的支持和帮助。在进行护患沟通（nurse patient communication）时，要注意沟通内容的准确性、针对性和通俗性，掌握与患者沟通技巧，尽量使用患者易于接受的方式和语言，确保沟通效果，减少误会和分歧。

（二）医院方面

护理管理者应该高度重视护士面临的一系列客观问题，解决护士劳动价值体现和缺乏归属感的情况，让他们无后顾之忧，安心工作，为患者提供细致周到的护理服务，是有利于缓解护患关系的重要方面。医院要结合实际，制定一系列宏观控制方法，通过合理的激励机制缓解护士工作压力，提高护士的工资待遇，同时，护理管理者要实施人性化管理，组织业余文化活动，给护士以适当的鼓励，使护士对自己所从事的职业充满信心。

（三）社会方面

着力解决涉及护患关系的相关管理制度，明确护患双方的责任义务，完善医院护理上的漏洞，如医保患者缴费问题、护士催缴费问题等。建立系统化、个性化的健康教育体系，规范与患者沟通交流过程中的话术，让患者体会到富有人情味的护理，从而增加与患者之间的信任。

发挥社会舆论导向的积极作用，让社会多些宣传报道有关护士工作的正能量，让全社会尊重和理解护士。对那些诋毁护士工作、报道虚假的护患关系矛盾的媒体，应当加以官方的澄清，还护士以清白。对造成严重社会影响的，应该加以法律的制裁，使扰乱护患关系的不正之风没有藏身之处，加大对某些借护患关系恶意敲诈勒索行为的惩处力度，并适当出台相关法律法规，营造和谐的护患关系。

五、护患沟通技巧

良好的沟通可以和谐护患关系化解护患纠纷，护士在护理工作过程中应尊重患者的情感需求，主动和患者沟通，并能够正确应用沟通技巧针对不同的患者采取不同的沟通方式。

（一）观察熟悉期

指服务对象与护士初期接触阶段。此期的主要任务是护患之间相互认识，彼此建立初步信任关系。在此阶段，护士应通过得体的举止、热情真诚的服务在观察熟悉期为患者留下良好的第一印象，为顺利开展护理工作奠定良好的基础。

1. 树立良好的形象 患者对护士的第一印象非常重要，称呼是否得当就会影响到护患交流。交流时护士可根据患者的身份、年龄、职业及文化层次的不同，因人而异的称呼他们，在维护他们自尊的基础上，选择他们喜欢听的名称称呼他们，也可以询问患者希望怎么称呼自己。

2. 抓住时机营造沟通氛围　新患者入院时面对陌生的环境，容易产生焦虑、恐惧等情绪。此刻患者渴望有人与他主动沟通，了解医院情况。护士可以抓住这个时机，介绍病区环境及设施、医院规章制度、与治疗护理有关的人员，同时进一步了解患者病情进展、一般情况、家庭和社会情况等。目前实施的责任制护理，责任护士向患者介绍自己，表明是责任护士，对患者的护理负责，患者有事可随时找护士，对患者适应新环境、尽快消除陌生和紧张的心理可起到帮助作用。

（二）合作信任期

合作信任期指护士为服务对象实施治疗护理的阶段，是护士完成各项护理任务，患者接受治疗和护理的主要时期，是护患之间相互获得信任关系的时期。此期主要的任务是在彼此信任的基础上，帮助患者解决已确认的健康问题，满足患者的需求。

护士要多学习理论知识，工作中勤动脑，善于总结经验，练就过硬的技术，尽可能避免不当护理操作给患者增加的痛苦。不断提高自身的综合素质，注重个人仪表、言行举止做到得体大方，赢得患者的满意与肯定。如在治疗前向患者介绍操作的目的、注意事项及并发症，了解患者的心理反应，发现问题给予及时处理。治疗中如果对于可能会引起患者不适的操作应主动与患者沟通，适时给予安慰、鼓励，注意转移患者注意力。

护士要善于倾听患者的需求，了解患者的病情、心理状态和生活状况，以便更好地为患者提供护理服务。学会倾听与沉默，伴随患者述说的语言、声调、表情等，加以点头和眼神的关注，使患者感觉到你不仅是在听，而且已经体会到他的心情。适当沉默给患者提供思考的空间，如患者在悲伤时护士沉默片刻，患者会感到你在认真听他讲述，他的讲述已感动了你，而且达到情感的交融，并给他继续讲述的信心，同时也增加对护士的信赖感。

正确应用医学知识鼓励患者树立战胜疾病的信心让患者尽快实现角色转换，积极配合治疗。例如，护士在工作中理解和同情患者的病情和痛苦，用亲切的语言和温和的态度给予他们关心和体贴，让患者感受到护士的温暖和爱心。鼓励患者表达自己的情感和感受，引导他们倾诉内心的不安和烦恼，让患者感受到护士的倾听和理解。帮助患者树立战胜疾病的信心，让他们相信自己的能力和医护人员的治疗及护理并积极配合。

由于工作期的时间跨度较长，护患关系可能会因为一些不愉快的事情发生波动，护士要始终保持关注、真诚和尊重的态度，维护患者的权利，鼓励患者充分参与自己的康复与护理活动，热情为患者服务，尽量满足他们的合理需求，以获得患者的信任。

（三）终止评价期

护患之间通过密切合作，经过治疗与护理，患者的疾病好转或基本恢复，达到预期目标，护患关系将进入终止阶段。此期的主要任务是护士与患者共同评价前一阶段护理目标的完成情况，并根据存在的问题或可能发生的问题制定相应对策。

在这一阶段，护士对患者进行健康教育，出院指导和征求意见。护士应提前做好患者出院前的准备工作，了解治疗效果，进行出院指导、评价护患关系发展全过程，了解患者对自己目前健康状况和护理质量的满意程度，写好出院小结等，帮助患者逐渐脱离疾病康复期出现的依赖心理，学会自我照顾，促进全面康复。

妥善处理护患双方尚未解决的一些问题。过去认为，一旦患者出院，面对面的护理服务结束，这种人际关系也就结束。现在，护理服务已从医院中服务延伸到入院前、出院后服务，许多患者出院后，仍可能与护士保持联系，寻求帮助和指导。

新时期的护患关系，是没有终点的。护士在延伸护理中，亦应保持良好的护患关系，延伸对患者的关怀，促进患者的康复。

第二节　护士和患者家属的关系与沟通

患者家属是沟通和联络患者感情、调整护患关系的纽带,护士与患者家属的关系是护患关系的组成部分。在许多情况下,患者的护理工作都是通过家属配合来完成的,尤其是一些特殊患者,如遇到昏迷、休克、精神病、智力严重低下的患者时,护士与患者家属保持积极有效的沟通显得尤为重要。护士与患者家属之间良好的关系在提高护理效果和促进患者康复的过程中起着非常重要的积极作用。

一、患者家属的角色特征

疾病的降临,必然会给患者家庭造成影响,如果患者为家庭主要成员时,则影响更大。为了照顾和支持患者,家庭成员的角色功能不得不重新调整,患者家属的角色特征主要有以下几个方面:

1. 患者原有家庭角色的替代者　患者患病前在家庭中的角色功能是相对固定的。一旦生病,其原有的角色功能就由家庭中的其他成员分担或替代,否则,患者将无法安心养病。因此,家庭成员如果能够迅速调整角色功能,分担患者原有的角色功能,有利于消除患者的心理压力,使其能安心接受治疗。

2. 患者病痛的共同承受者　疾病不仅给患者带来痛苦,同时也会引起患者家属痛苦心理的连锁反应,尤其是对于突发事件导致的危重患者或绝症患者的家属。一方面,患者所经历的所有情绪起伏,家属都会感同身受;另一方面,他们还将面对失去亲人的悲痛。

3. 患者的心理支持者　患者患病后容易出现焦虑、恐惧等心理问题,需要有人给予排解和安慰,而患者家属就是帮助患者稳定情绪,排除心理干扰的最合适人选。患者的很多心结,往往只有患者家属才能解开,有着其他人无法替代的作用。

4. 患者治疗护理过程的参与者　整体护理需要患者的积极配合和参与。但如果遇到一些特殊患者,如婴幼儿患者、高龄患者、危重患者、精神病患者等不能自主参与治疗护理时,就需要患者家属的积极参与和配合。同时,患者家属是患者病情的知情者,能够及时为医护人员提供可靠的、对诊断有价值的相关资料,有利于疾病的诊断和护理计划的制定。

5. 患者生活的照顾者　由于疾病的严重程度不同,患者的生活自理能力也受到不同程度的影响,如手术后的患者术后当天生活完全不能自理,心肌梗死的患者需要绝对卧床休息等患者住院期间或出院以后一段相当长的时间里,患者家属都会承担照顾患者生活的责任,帮助患者度过生活不能自理的困境。

二、影响因素

1. 角色理解欠缺　由于患者家属不了解护理工作特点,不理解护士工作的难处,护士的工作稍有耽搁,就可能引起患者家属的不满。另外,少数护士由于长期处于权威性的帮助者地位,养成了较强的优越感,不善于移情,缺乏沟通技巧,甚至对患者家属流露出厌烦的情绪等,使得护士与患者家属双方之间缺乏相互理解,导致关系紧张。

2. 角色责任模糊　在护理工程中,患者亲属和护士应密切配合,共同为患者提供心理支持,生活照顾。实际情况是很多患者亲属认为照顾和护理患者的职责和义务应该由医护人员来承担,当有些护理措施需要患者家属去配合完成时,就会引起患者亲属的不满情绪。也有个别护士将本该自己完成的工作交给患者亲属,从而严重影响护理质量,甚至出现护理差错、事故,最终引发护士与患者亲属之间的冲突。

3. 角色期望冲突　患者亲属因亲人的病情容易产生焦虑、烦躁的心理,对护士的期望过高,认为护士能为患者解决一切健康问题。尤其是对于患者突发重症或不治之症时,家属往往会把希望全部寄托在医护人员身上，但因为医学的局限性，护士不可能解决患者的所有问题。常用这种理想化的标准来衡量每一名护士，当发生个别护士的某些行为与她们的期望不相符，或者患者的某些健康问题得不到解决时，就会对护士产生不满或抱怨，甚至采取过激的言行。

4. 经济压力过重 随着医疗费用不断升高，部分患者就医时经济压力较大，当花费了高额的医疗费用却未见治疗的明显效果时候，容易产生不满情绪。这种不满常常会在护理工作中的一些微不足道的问题中爆发，从而引起矛盾冲突，导致护士与患者亲属双方关系紧张。

三、沟通技巧

护士与患者家属建立良好的关系，有助于取得家属的支持与配合，促进患者康复。在这个过程中，护士发挥着关键性的作用。

1. 充分尊重，热情接待 患者家属来到医院，对医院环境不熟悉、不适应，对医院的规章制度不了解。护士要热情接待，主动询问，给予指引，并嘱咐探视中的注意事项，使患者家属感觉到被尊重、被接纳，从而对护士产生信赖感。

2. 倾听意见，耐心解答 患者住院期间，来医院陪护的家属或到医院探望的家属，都会向护士提出一系列与患者有关的问题，护士都应向家属耐心地进行解释，消除家属的紧张、焦虑、恐惧等情绪。通过这种交往，既可以增加患者家属对护士的信任感，同时还可以通过家属做好患者的心理护理工作，促进护患关系融洽。同时，还应主动介绍医院的规章制度，让他们遵守，避免矛盾产生。患者家属由于对病情观察得比较仔细，对患者的心理状态了解得比较清楚，所以对于护理常常能提出一些合理化建议，护士要主动征求家属的意见，认真倾听，虚心接受。

对于急诊入院或病情较重的患者则需要在实施必要的治疗及护理措施后再进行健康宣教。因为此时患者病情较重，需要护士根据患者不同的情况给予紧急处理，如吸氧、建立静脉通道等。家属看到护士有条不紊的工作就会缓解紧张的情绪，对护士产生信赖，之后再进行沟通时可取得事半功倍的效果。

3. 加强沟通，提供帮助 护理计划和护理措施的制定和实施都需要亲属的配合和支持。护士应主动细致地向家属介绍患者的病情、治疗措施及预后，让他们对患者的情况心中有数，以减轻他们的紧张、焦虑情绪，也便于他们做好各种安排。

4. 给予患者家属心理支持 亲人的生病使家庭会突然面临一些新的困难，如果这些困难得不到解决，不仅会增加家属的心理压力，影响对患者的照顾，也会增加患者的心理压力，使其无法安心养病。因此，护士应主动了解患者家属的困难，并提供必要的帮助。患者家属都希望自己能很好地照顾患者，但他们大多数不具备医疗和护理知识，不懂得如何参与，这就要求护士进行认真而有效的指导。尤其是出院后，患者的院外治疗和护理主要是由患者家属来完成，当患者出院时，护士应与患者家属进行直接地沟通，指导他们更好地帮助患者继续治疗和休养。

第三节 护理工作中的其他关系与沟通

一、医护关系与沟通

医生与护士之间在医疗护理实践中因分工合作而形成的一种工作性质的人际关系。医生与护士是临床医疗工作的两支主力军，是工作中经常合作的两个团队，建立良好的医护关系既是医护人员医德修养和医德实践的具体体现，也是提高服务水平，促进患者康复的重要保证。

随着医学模式的转变，护理学逐渐形成自己独立的理论和实践体系，成为一门独立学科。医护关系模式已由传统的主导（医生）—从属（护士）型模式转变为现代的独立（护士）—协作（医护）型模式,并形成"并列—互补"的新型医护关系。"并列"是指在治疗疾病的过程中,医疗和护理是两个并列的要素,共同构成了医疗护理体系;"互补"指的是护士在与医生不断进行信息交流,专业互补、优势互补、不足互帮。

(一) 影响因素

医生与护士的工作性质不同,都有各自的专业角色以及相应的角色期待,在双方的合作中可能出现理解分歧,从而影响医护关系,具体表现如下:

1. 角色心理差位 但由于长期以来受传统的主导—从属型医护关系模式的影响,部分护士容易对医生产生依赖和服从心理,在医生面前感到自卑和低人一等,不能主动、独立地为患者解决问题,只是机械地执行医嘱。与之相反的是,随着护理学科的发展和护理教育水平的提高,一些高学历护士在临床护理过程中,过分强调护理专业的独立性和自主性,不能很好地配合医生的工作。还有一些年资高、临床经验丰富的老护士,在工作中表现出对年轻医生不尊重、不配合等现象。

2. 角色理解欠缺 医疗和护理分属两个不同的专业,有各自不同的学科体系,特别是在专业发展日新月异的今天,若双方对彼此的专业、工作模式、工作特点等缺乏了解,导致沟通不畅,容易造成对彼此专业的不理解。如医生常常需要把威胁患者生命的诊断告知患者,而护士则需要树立患者战胜疾病的信心。

3. 角色压力过重 在医疗活动中,医护双方都处于较重的压力负荷状态,加上部分医院的人力资源配置和岗位设置不合理,忙闲不均,待遇悬殊等因素。导致心绪不稳定、易怒、易躁和紧张不安,容易发脾气、不冷静,这些不良情绪常常导致医护之间关系紧张。

4. 角色权力争议 医护人员按照分工,在自己的职责范围内享有一定的专业自主权。但在某些情况下,医护人员可能会感觉自主权受到侵犯,因而产生矛盾或冲突。在目前护理迅速发展、护理专业自主权不断完善的情况下,习惯传统医护关系模式的医生可能会产生一些误解而影响双方的关系。

(二) 沟通技巧

通过相互理解与交流,可以解决医护之间的矛盾及冲突,护士应该在医疗环境中发挥人际主导作用,以建立和谐的医护关系。

1. 相互尊重 医护双方各有自己的专业技术领域和业务优势,医护关系的背后是诊断、治疗与护理的学科合作,两者在学术上有着相互平等的关系,医护之间只是职责分工的不同,没有高低贵贱之分,更没有孰重孰轻之别。因此,医护间应彼此理解对方专业特点,尊重其专业的自主性,从而主动配合对方的工作。

2. 有效沟通 虽然医疗与护理关系密切,但并不是所有医生都能完全了解护理专业的特点。因此,需要护士主动进行宣传,与医生保持有效沟通,增加医生对护理专业的理解和支持。如在制定诊疗方案和护理计划时,医护双方要互通信息,使医生的诊疗方案能够为护理计划提供依据,护士的护理措施能够保证医疗方案得到及时实施。当医护合作出现问题时,护士应以理服人,不要得理不饶人,应主动谅解对方,善意提出合理化的意见和建议。切忌在患者面前与医生发生争执,更不要在患者或患者家属面前议论医生在治疗中的不妥之处,以免影响医护关系,发生医疗纠纷。

3. 真诚合作 医生的工作复杂、责任大,需要渊博的专业知识和丰富的临床经验,在诊疗过程中,担负着直接和首要的责任;护士的工作具体、繁重、紧张,需要极其细致、耐心和一丝不苟的直接操作,在护理中担负着主要和直接责任。医生与护士是良好合作的同事关系,其工作目的都是促进服务对象恢复健康,双方之间只是分工不同,没有高低贵贱之分,更没有孰轻孰重之别。因此,在合作过程中应相互理解、并列互补、真诚合作。

4. 坚持原则 在医疗护理工作中,护士需要扮演服务对象的代言人的角色。当医护双方遇到争议问题时,护士应以诚恳的态度,向医生做好耐心细致的解释工作,既应坚持原则,又要取得合作。

5. **共同提高**　在临床实践中,医生的治疗方案为护理工作提供了依据,护士认真执行医嘱,对医疗工作提供了护理支持。护士还可以利用自己接触患者机会多,观察患者比较细致,听到患者家属反映多的优势,及时对诊疗工作提供信息反馈和建议。

二、护际关系与沟通

护际关系是指护士与护士之间的关系,包括护士之间、护士与上级护理管理者之间、护士与实习学生之间的关系。是护士之间在医疗护理实践中形成的一种工作性质的人际关系。护士之间相互尊重、理解和支持,是建立良好护际关系的基础。在护理工作中,护士之间应该相互协作、互相学习、共同进步,共同提高护理质量。同时,护士之间也应该保持良好的沟通,及时解决工作中出现的问题和矛盾,共同维护良好的工作氛围。

(一)影响因素

1. 护士之间关系的影响因素

(1)**工作因素**:由于护士工作紧张,任务繁重,休息质量不佳,护士自身会引起心理紧张,情感上变得易怒、郁闷,这些负性心理会影响护士之间正常的人际交往。另外由于分工不同,不同班次的护士工作重心不同,如果沟通不畅,就会产生很大的矛盾,严重影响护士内部的团结。

(2)**性别因素**:护士大多是女性,情绪反应快,体验细腻。对事物的变化及人际关系的变化感受敏锐。在生理上,内分泌变化及轮班工作造成的自身节律紊乱易导致情绪波动,使情绪行为调节能力下降,这也是影响护际关系的客观因素。

(3)**年资因素**:新老护士之间由于工作经历、身体状况、学历、思维模式因素等不尽相同,容易发生矛盾。如:一些年资高、临床经验丰富的护士,因业务熟练,有较为丰富的解决问题的经验和方法,看不惯青年护士的工作方式,对年轻护士的工作指指点点,来满足自己优越感。而年轻的护士思维活跃、兴趣广泛,或者一些年轻护士认为年资高的护士倚老卖老,让自己干这干那。引起双方的不满,甚至出现矛盾。

(4)**学历因素**:随着高等护理教育的发展,越来越多具有本科以上学历的护士走上临床护理岗位。少数高学历护士以自己学历高,理论基础扎实自居,不愿意从事基础护理工作,也不愿意向临床经验丰富的低学历护士学习;而一些学历不高的护士对那些只注重理论知识,不注重实践的高学历护士又心存芥蒂,从而导致交往障碍。

2. 护士与管理者关系的影响因素

护理管理者与护士之间是管理者与被管理者的关系,影响两者的主要因素在于对方的要求、期望值上的差异。例如不同年龄段的护士对护理管理者存在不同的需求:老护士希望得到管理者的尊重,并能够根据他们的身体情况和工作经验分配适当的工作;中年护士则希望得到护理管理者的重用,在工作中能够发挥她们年富力强的优势;年轻护士希望得到护理管理者的赏识,并为他们提供更多的获得学习和进修的机会。而管理者希望护士有较强的工作能力,能够按要求完成各项护理工作;服从管理,支持科室工作;能够处理好家庭与工作的关系,全身心地投入工作;有较好的身体素质,能够胜任繁忙的护理工作。因两者之间的要求和期望不同,导致工作中易出现矛盾。

3. 护士与实习护生沟通的影响因素

(1)**年龄因素**:实习护生的年龄多在20岁左右,思维较为活跃、兴趣广泛、独立,具有批判精神,但是又容易发生偏差,同时部分学生缺乏吃苦耐劳的精神。而带教老师年龄在25~45岁居多,双方不同的成长经历,不同的文化背景造成沟通困难。

(2)**环境因素**:临床工作中带教老师往往身兼数职,工作繁忙,工作环境人员构成复杂,交流的过程中易受到环境的干扰,阻碍双方沟通的进行。

（3）**沟通方式**：部分带教老师缺乏沟通技巧，或者有不良的用语习惯等易引起学生的不满。如：带教老师在工作中常以"同学"称呼实习学生，习惯用命令的语气等，让学生产生不被尊重的感觉，认为自己只是免费劳动力，老师的"跑腿"。

（4）**对教学的重视度**：护生进入到临床学习阶段，此时他们既是学习者，也是有思想、有情感的人，需要老师从各方面关系、理解和支持。如果护士长和带教老师对护生的整体认识不足，认为只要带着学生干活就行了，就会导致学生认为老师对其关心不够，从而影响双方沟通。

（二）护际沟通技巧

护际关系是反映护士素质及工作状态的重要标志。护理团体内部的沟通是以相互理解、尊重、友爱、帮助、协作为基础，创造民主和谐、团结协作的良好人际氛围。

1.护士之间沟通

（1）**换位思考，团结协作**：护理工作任务的完成，不仅有赖于护士个人良好的综合素质，而且需要护士之间团结和协调运转。各类护士之间应有主动协作精神，有些护理任务虽非自己分内的事，但其他岗位的护士出现困难也应主动协助，不应强调分工。各班护士间应多换位思考，为他人的工作创造条件。不同级别的护士在自己的职权范围内工作，各就其位、各司其职，就可保证护理工作井然有序。

（2）**互相理解，互帮互学**：在护士之间的沟通，应注意相互交流与信息传递。护士之间要相互关心、爱护、尊重，不同资历护士之间要互帮互学、教学相长，年轻护士要多向年长护士请教，年长护士要帮助年轻护士掌握正确的护理方法和技巧，在护理实践中耐心传、帮、带，以形成民主和谐的人际氛围。

2.护士与管理者的沟通　作为普通护士，要体谅护士长工作的艰辛，尊重领导，服从管理。积极主动与护士长多沟通，沟通前做好准备，简明扼要说明问题，在沟通时需要清楚地传达自己的期望和要求。作为护士长，则要严于律己、以身作则、一视同仁、平易近人、耐心热情。对待下级护士要多用情、少用权，多用非权力因素的影响力去感染下属，工作中体现人性化管理。护士长为护士提供培训和交流的机会，以提高他们的专业知识和技能。这样不仅可以提高护士的工作质量，还可以增强他们对工作的投入和荣誉感。护士长可以定期组织团队会议，促进护士之间的互动和交流，鼓励护士之间的合作和团队精神。护士长不仅是病区护理管理工作的组织者和指挥者，也是护士间相互关系的协调者，要充分发挥护士长在协调关系中的枢纽作用。因此，护士长必须了解自己的所有成员，了解每位护士的长处和短处，以及个人情况。护士不仅要乐于接受护士长的安排，还应帮助护士长出谋划策，做护士长的好帮手。

3.护士与实习护生的沟通

（1）**平等对待，建立良好的师生关系**：护士和实习护生之间应该保持平等、尊重和互信的关系，护士应该以身作则，树立良好的职业道德和榜样，对待实习护生要热情、耐心、细致，帮助他们解决学习和生活中的问题。例如，初次与学生见面时，带教老师亲切、友善的自我介绍会给学生留下深刻的印象。而实习护生在进入到科室时礼貌微笑着向老师打招呼，必然会给老师留下良好的印象，拉近彼此的距离，也是建立良好师生关系的开端。

（2）**注重带教老师的选择和培训**：带教老师应该具备丰富的临床经验和教学能力，能够根据实习护生的实际情况进行有针对性的指导和帮助。同时，医院也应该对带教老师进行培训，提高他们的教学水平和能力，逐步形成一支有一定数量和质量的带教老师队伍。

（3）**实习护生要虚心学习，主动沟通**：实习护生应该认真学习，虚心请教，积极参加各种学习和培训活动，增强自己的专业知识和技能。同时，要主动与带教老师和其他护士沟通，了解工作流程和注意事项，建立良好的工作关系。

（4）**及时解决问题，避免矛盾升级**：护士和实习护生之间如果出现矛盾或问题，应该及时沟通解决,避免矛盾升级或产生不良影响。可以采取双方协商、调解等方式解决矛盾,以维护良好的工作关系。带教老师要多讲解、多指导,及时了解护生的需求,积极创造实践的机会,使其对今后的实习生活乃至护理生涯充满信心。

总之,护士与实习护生之间的沟通技巧是非常重要的,需要双方共同努力和配合,建立良好的师生关系和工作关系,促进实习护生的成长和发展。

三、护士和医院其他工作人员的关系与沟通

护士在工作中的交往还涉及众多与其他人员的关系。如护士与医疗卫生行政部门人员的关系,护士与辅助科室的医技人员和后勤保障人员的关系等,需要护士理解各层次人员由于工作性质不同、专业不同、看问题角度不同、处理问题的方法不同所引起的差异和矛盾。在工作过程中与各层次、各专业人群保持良好的协作互助关系,充分发挥护士在健康服务体系中的人际枢纽作用,更好地为服务对象的健康服务。

1. 尊重对方 护士和其他工作人员都是医院团队中的一员,相互尊重是良好沟通的基础。护士应该尊重其他工作人员的专业知识和技能,而医技人员也应该尊重护士的劳动成果和工作价值。要表达对对方的尊重,就要注意自己的言行,如见到对方时以亲切、得体的称呼赢得对方的好感。交接工作要严肃认真,尊重对方的权利和选择。

2. 明确职责 护士和其他工作人员的职责不同,但都是为了更好地服务患者。在沟通时,双方应该明确各自的职责,避免出现重复或交叉的工作。

3. 保持耐心和礼貌 在沟通过程中,护士和其他工作人员都应该保持耐心和礼貌,认真听取对方的需求和意见,避免出现冲突和误解。

4. 建立良好的沟通渠道 医院应该建立良好的沟通渠道,如定期召开协调会、设立意见箱等,以便护士和其他工作人员能够及时交流意见和问题,共同解决问题。

5. 关注对方的需求 护士和其他工作人员都应该关注对方的需求和问题,尽可能提供帮助和支持。例如,护士可以向其他工作人员提供患者的情况和需求,以便他们更好地为患者服务。

6. 共同协作 护士和其他工作人员应该共同协作,共同为患者服务。在工作中,双方可以通过协商和合作,更好地完成任务,提高工作效率和质量。

总之,护士与其他工作人员之间的沟通技巧对于建立良好的合作关系非常重要。双方应该相互尊重、明确职责、保持耐心和礼貌、建立良好的沟通渠道、关注对方的需求并共同协作,以更好地为患者服务。

(牟 程)

思考题

1. 简述护患关系的基本模式及其主要特点?
2. 简述护患关系的影响因素?

ER 10-3

练习题

附：

实践训练六　护士与患者沟通技巧训练

【实训目的】
1. 熟练掌握护患沟通的基本要求。
2. 学会在护理工作中与患者的沟通技能。
3. 具有认真合作的态度。

【实训准备】

（一）教师准备
1. 准备适宜的案例及分析。
2. 具备良好的组织协调能力。

（二）用物准备
1. **场地**　实验室或模拟病房。
2. **道具**　病床、床旁桌、椅子和根据不同角色准备所需物品。

（三）环境准备
要求环境整洁、安静,温度适宜。

（四）学生准备
1. 学生应衣帽整洁,举止得体,符合护士行为规范要求。
2. 熟悉本节课的内容、要求、目的。

（五）案例准备
患者,吴某,女性,47 岁,胆囊炎切除术后第 2 天,术后诉伤口疼痛。爱人因工作繁忙无法在医院陪护,有一女正在上初中。早上 9 点,实习生小李准备为患者输液时,吴某突然对小李说:"我的血管不好找,叫你的老师来给我输液吧"。小李听到后什么都没有说就离开了病房,因为老师正在处理其他患者,处理完再去为 7 床患者输液时听到吴某在病房埋怨说:"让她请老师来输液,这么长时间才来,摆明了就是在刁难我"。

【分组训练】
将学生分组,每组 6 至 8 人,进行分组练习。每组中若干护士扮演不同角色,完成情景的训练。由师生共同评价。

第十一章 | 特殊情境中的护理沟通

ER 11-1
教学课件

ER 11-2
思维导图

学习目标

1. 了解跨文化护理的概念、内涵及特征，跨文化护理沟通的影响因素与策略。
2. 熟悉治疗性沟通的目的、原则、影响因素及沟通技巧。
3. 掌握与特殊患者沟通的技巧。
4. 学会正确评估疾病病情，能够及时与患者进行有效沟通。
5. 具备正确的护理观念，注重人文关怀的素养以及良好的团队协作精神。

沟通随着人类的诞生而出现，是人类赖以生存和发展的基本活动。护患沟通是一般性人际沟通在护理实践中的具体应用，其目的是帮助患者进行身心调适，为患者提供健康服务，满足患者的需要。护理工作的对象是人，要体现"以人为本"的护理理念，践行"以人的健康为中心"的整体护理模式，就要求护士通过人际沟通增进对患者的了解。护理人员和患者及其家属之间的沟通、理解和信任，是维持护患良好人际关系的关键，某种程度上也体现了沟通的艺术性。

第一节 治疗性沟通

护患关系是一种专业性关系，关注的是特定阶段服务对象的情绪、认识和行为反应，其目的是帮助患者。专业关系的建立可以达到治疗性的效果，因此也称之为治疗性人际关系。形成良好治疗性人际关系的手段是治疗性沟通交流。护患间的治疗性沟通有助于了解患者的身心状况，向患者提供正确的信息，是促进护患间的理解与支持，提高患者治疗、护理效果的需要。

一、治疗性沟通概述

护理工作的服务对象是人，包括医院中的患者、家庭及社区范围内的所有需要健康照顾的人。在对这一群体实施护理的过程中，每一个环节都需要沟通，沟通的焦点是服务对象，是服务对象的需要或服务对象的问题，而不是护士的需要或问题。因此，护士应根据人际沟通的一般原则，有意识地运用沟通策略，围绕患者的治疗和护理问题进行沟通。

治疗性沟通（therapeutic communication）指护患之间、护士之间、护士与医生及其他医务人员之间，围绕患者的治疗问题并能对治疗起积极作用而进行的信息传递和理解。有时治疗性沟通也称作有效的沟通，目的是使服务对象受益。

（一）治疗性沟通的目的

治疗性沟通的双方是护士和患者，沟通的内容属于护理范畴内与健康有关的专业性内容。信息的传递主要是围绕着患者进行的，以满足患者的需求为主要沟通目的。在沟通中护士解答患者提出的问题，或者是护士围绕患者的病情阐明观点、说明病因、解释与治疗护理相关的注意事项以及措施等。

1. 获得或提供信息 对于护士来讲获取有关患者健康状况和健康问题的信息很重要，护士只有在这些信息的基础上才能做出准确的评估和护理计划。从患者入院到出院，护士要给患者介绍住院环境、规章制度，解释治疗、操作及检查，教会患者自我护理，回答患者的健康问题，进行健康教育和出院指导等。因此，获取患者准确的健康信息和提供给患者正确的信息指导是治疗性沟通必然要解决的问题之一。

2. 发展信任关系 对于刚刚谋面的护士与患者来说，彼此是非常陌生的。护士必须通过热情地接待、真诚而耐心的解答和不断的主动接触等来发展与患者之间的信任关系。

3. 表现护士的关爱 准确地叫出患者的名字，主动地向患者问候，进门的时候敲一敲门，帮助患者取一个舒适的卧位等，通过这些细小的细节表现出护士对患者的关爱之情，缩短护士与患者之间的社会距离，获得患者更为准确的健康信息。

4. 了解患者的精神状态 当护士与患者的亲密关系建立之后，护士就能够鼓励患者道出自己的真实感觉。很多患者对所患疾病表现出焦虑，或对检查担心害怕，或对医院环境感到不安，但是出于种种原因，患者往往不愿意承认自己真实的感觉。通过多次的治疗性沟通，护士常常能够帮助患者讲出自己的感觉，从而减轻负面情绪。有的时候甚至是真实的澄清问题就可以缓解患者的恐惧和焦虑。

由此可见，治疗性沟通的所有沟通目的都是为了解决患者的健康问题，促进护患关系，达到恢复和促进患者健康的最终目的，这是治疗性沟通的一个重要特征。

(二) 治疗性沟通的原则

医疗服务是一种特殊需求的服务，服务者是受过特殊专业训练的医务人员，服务的对象是具有各种健康问题的患者。现代人越来越重视健康问题，对医疗服务也提出了空前的要求，不仅要求通过医疗护理能预防、诊断、治疗疾病并及早得到康复，而且要求在医疗护理过程中能得以解除焦虑、忧郁等精神异常，而所有这些需求都是通过医务人员的服务来给予满足。从某种意义上讲，医患双方是相互依存的，双方都有必要提高沟通交流的技能。但是从医学教育层面，对医护人员在双方沟通中要掌握的原则更为重要。

1. 尊重患者 护士与患者交谈过程中，应以真诚的态度对待患者，了解发生在患者身上的事，体会患者的感觉，尊重他们的选择，不要把自己的主观意愿强加给患者。

2. 患者的利益第一 满足患者需求，治疗性沟通是以满足患者需求、促进患者康复为目的，且有其特定的专业内容。沟通过程中应随时注意患者的反应，鼓励患者将感觉表达出来，并给予适当的解释，使患者感到温暖、亲切，得到安慰，因而乐意接受疾病康复的专业知识。在沟通中，护士还要学会控制自己，时刻以乐观、开朗的情绪和态度去感染患者，激发他们的积极情绪，调动他们的主观能动性，促进患者早日康复。

3. 沟通的方式因人而异 沟通时应根据患者的年龄、职业、文化程度、社会角色等特点，运用不同的沟通方式，使治疗性沟通的内容通俗易懂，便于患者理解和接受。

例如，对于一位情绪比较激动、悲伤焦虑的患者，要保持适当的沉默，让患者感觉到护士真心地倾听他的诉说，在体会他的心情，此时无声胜有声；对于感觉缺陷的患者，如聋哑患者，用纸笔或能让患者看到的嘴型、使用手语等与之沟通；对于视力不佳的患者，可应用触摸让其感觉到护士在他身边，在关心着他。

二、治疗性沟通的影响因素

影响治疗性沟通的因素包括护士、患者、情境等多种因素，护士和患者是其中的两个主要因素。

(一) 护士因素

护士在治疗性沟通中起主导作用，护患双方能否达成有效沟通，更多地取决于护士的职业情感、专业素质和沟通技巧等因素。

1. 职业情感　职业情感（professional emotional）是指从业者在职业活动时所产生和确立起来的内心情绪和体验，是从事这个职业的人应具备的情感。良好的职业情感能够增强护士的职业稳定性，健全护理人才结构，优化护理人才配置。如果护士缺乏职业情感，就会表现出对患者态度冷淡，漠然视之，缺少热情和关爱，就不能从患者的需求和利益出发，容易产生护患间的沟通障碍，对工作采取推卸责任的态度，也容易激惹患者产生不满情绪，甚至引起护患纠纷。

2. 专业知识与技能　实践性强是护理专业的特点之一，护士扎实的理论功底和娴熟的操作技能是完成护理工作的基础。如果一名护士理论知识缺乏，就不能够很好地解答患者在诊疗过程中遇到的疑惑，也不能很好地对患者进行健康教育。同时，如果一名护士的技术操作不熟练，就不能及时、准确地完成各项治疗护理工作，甚至会延误治疗和抢救时机，造成患者不必要的痛苦和损失，影响护患沟通。

3. 沟通技巧　护士不仅要有良好的职业情感和丰富的专业知识与技能，还要学会运用各种沟通技巧。沟通技巧是建立良好护患关系的桥梁，能够增加护患间的情感交流并建立亲密关系。

（二）患者因素

治疗性沟通是否有效，除护士方面的因素外，还与患者的个人经历、文化程度、心理状态以及疾病程度关系密切。

1. 疾病程度　患者病情轻重的程度是影响护患沟通的主要因素之一。一般情况下，与病情较轻的患者或处于恢复期的患者沟通时阻碍较少，与病情较重的患者沟通时阻碍较多。病情较重的患者，更多的是关心自己的病情进展，以及生命是否受到威胁，治疗护理措施是否及时有效，医护人员对自己是否真正的关心重视等。

2. 个人经历　患者的患病经历和治疗经验对护患沟通会产生一定的影响。患病多年的患者容易理解护士的询问，回答时也能够切中要害，不会离题太远。初次患病或很少患病的患者在护患沟通时容易答非所问或不知如何回答，甚至有所保留，导致沟通困难。此时，护士应循循善诱，耐心倾听。

3. 文化程度　患者的文化程度同样会影响护患沟通的程度和深度。一般而言，文化程度高、素养好的患者容易沟通，也更容易科学地接受护士的建议和提问。对于文化程度较低的患者，则很容易出现接受上的偏差。因此，此时护士的语言表达、语意传递和沟通能力的高低就显得更为重要。

4. 心理状态　患者的心理状态也是影响护患沟通的重要因素。患者的心理状态好时，对疾病的治疗和康复充满信心，愿意与人交谈，沟通的效果较好。患者的心理压力较大时，不愿与护士交谈或不知该如何表达自己的焦虑，沟通效果较差。此时的护士应该循循善诱，充分地理解患者，获得患者的信任和认可，改善沟通效果。

5. 生活习惯　生活习惯是一种长期形成的行为生活方式，不容易改变。患者患病以后，由于病情的影响，导致许多事情不能亲力亲为，甚至需要在别人的帮助下才能顺利完成自己的事情，形成患者心理上的不适应。同时，患者从熟悉的家庭环境进入纷杂的医院环境中，一些生活习惯被迫改变。患者情绪低落，心理上拒绝适应，影响护患之间的沟通。

三、治疗性沟通的技巧

护士能否与患者有效沟通，关键在于能否应用治疗性沟通技巧对待患者，有效地获取患者的相关信息和准确地向患者传递疾病的相关知识。有研究表明，70% 的临床信息来自与患者的交流，护患互动中要结合人际关系技巧，帮助服务对象发现问题，及时学习，改变、促进个人成长，治疗性沟通的相关研究也因此越来越成为护理教育和临床实践环节的关注焦点。治疗性沟通的技巧主要包括共情、控制、信任、自我暴露和确认五个方面技巧。

(一) 共情

共情（empathy）是服务对象用于评价服务企业服务质量的五因素之一。对于共情，许多学者有着精辟的阐述。共情这个概念有着哲学和美学的渊源。德国哲学家 Robert Vischer（1873）建议用"Einfthlung"（empathy 的前身）这个德文单词来表达人们把自己真实的心灵感受主动地投射到自己所看到的事物上的一种现象。到了十九世纪末二十世纪初，德国心理学家和美学家 Theodor Lips 指出：人们彼此正是通过"Einfthlung"的形式，来了解对方和对对方做出反应的。人本主义心理学创始人 Rogers 很早就提出了共情的概念：他认为共情是指个体体验他人的精神世界，如同体验自身精神世界一样的能力。

共情通常被描述为一个感觉过程，在这一过程中，人们感觉自己好像就是另一个人，感觉自己进入了别人的思想，从别人的角度思考问题，把自己放在他人的角度去想、去感知、去行动。

随着共情研究的深入和心理学的综合研究，Gladstein 与 Feldstein（1983）的多维共情定义包括情感、认知与行为三方面。情感共情是对他人情绪的无意识的感受；认知共情指角色采择能力，是对他人思想感情的理解力；而行为共情是一种言语的或非言语的共情体验沟通形式。

1. 共情的步骤　从心理治疗的角度，共情包括以下步骤：

（1）治疗者从求治者内心的参照体系出发，设身处地体验求治者的内心世界。

（2）言语准确地表达对求治者内心体验的理解。

（3）引导求治者对其内心体验作进一步思考。

2. 共情的意义　首先，共情有利于形成良性的护患关系。和谐的护患关系是良好的护士人际关系的核心并影响着其他人际关系。共情强调换位思考、感同身受，共情要求护士把尊重患者、尊重患者的人格放在首位，在平等的基础上和患者进行共情沟通，实现"心理换位"，深入患者的内心世界，让患者主动袒露心声，共同探讨患者潜在的和现存的健康问题。这样不仅有助于对患者的心理困惑和矛盾进行疏导，还拉近了护患之间的情感距离，形成和谐的护患关系，为实现共同的健康目标奠定坚实的基础。

其次，共情有利于护士形成良好的护理职业道德素养。护士道德水平的提高不仅仅依靠外在氛围的熏陶，更重要的是依靠护士自身的内化。共情能力的提高能够让护士站在患者的立场，从患者的角度思考问题，体验到类似患者的情绪情感。共情也会让护士体验到患者的需要同时也是自己的需要，在这一过程中，外在的道德规范要求就变成了护士内在的情感需求，从而在护理活动中更好地对患者表现出共情。

再次，共情有利于护理工作的有效开展。在有护患关系存在的过程，护患双方应共同努力、互为信赖，形成一种特殊朋友关系。对患者共情式的关注和同感，既能激发患者的情感回馈，又有助于护士赢得患者的尊重和信任。护士的共情更引发了患者的共情，这种双向的情感回路成为护患有效沟通的平台，促进了护理工作的有效开展。

最后，共情有利于护理质量的提高。共情能提高护士对患者心理状态的认知程度，能更好地理解和满足患者的心理需求，减轻患者的心理压力，使患者在愉快的心情下尽早恢复健康；护士对患者的关爱将唤起患者战胜疾病的勇气和信心，使护患关系和谐融洽，进而减少护患纠纷，减少护理差错，降低护理风险，提高患者满意度，最终提高护理质量。

(二) 控制

控制（control）是沟通的第二个主要变量。只要有一个人影响了其他人其他事，或被其他人其他事所影响，就存在着控制。控制分为个人控制和关系控制。个人控制是指人们自我在能控制环境对他们生活影响时产生的一种感受。关系控制被认为是人们对自己与别人联系的一种感知，属于人与人之间的一种相互关系，通过沟通产生有效的关系控制。关系控制是一种相互作用的过程，在关系控制中，焦点是关系特征或人际特征。

1. 控制的步骤　当罹患疾病后失去个人控制是患者遇到的一个主要障碍。医护人员应准确认识到医疗护理机构中失控对患者的影响，并且要帮助患者恢复控制感。

（1）评估患者对控制点的选择是偏向内部还是偏向外部。护士在询问患者时，可观察患者在一般情况下是喜欢对事件"负责任"（内在控制），还是愿意对事件采取等一等，看一看的态度，让事情按其自然发展过程进行（外在控制）。一般而言，对内在控制能力强的患者，主张直接告知病情，增强患者的控制感。对于外在控制弱的患者，可加强与患者的沟通，使其从关注结果转化为关注过程，强化疾病治疗的信念感。

（2）通过评估患者的情况、环境、病情以及其他影响患者利用控制频度的因素，帮助患者能够在自己管理的方面自由支配，在自己不能独自管理的方面，以参与者的角色与医务人员共同管理。

2. 控制的意义　控制通过感受而获得，个人控制能增强人们对自己行为的权力感，降低他们的无奈感。在医务人员与患者进行治疗性沟通时，恢复患者的控制感，其最主要的作用是能增强他们的独立性，减少他们的无助感，从而使他们感到自身的价值。其次，患者参与医疗护理可改善患者的生理和心理状况。

（三）信任

我们把沟通行为分为两种不同的类型，即产生支持性气氛的沟通行为和产生防卫性气氛的沟通行为。产生支持性气氛的行为称为产生信任的行为；反之，产生防卫性气氛的行为称为产生不信任的行为。当护士采取支持性的沟通行为时，可增加护患相互关系的信任感。信任就是产生支持性气氛的沟通行为。信任（Trust）指的是不加评论地接受他人，在建立有效的协商关系中发挥着重要的作用。

1. 信任的步骤　信任可减少患者的不安，帮助他们建立安全感，为使患者建立信任感，医务人员应做到：

（1）**与患者建立互相信任的人际关系**：护士认识到自身行为让他人产生信任感的重要性，并努力创造支持性相互关系，促进别人对自己的信任，不能够因为自己所处的特殊地位而主观地认为别人会立即信任我们或承认我们的可信性。护士只有注意他人的需求，采取能产生积极反应的沟通方式，才能有助于产生信任和可信性。

（2）**技术本身的可信性**：护士具备完善的疾病知识、护理伦理、心理及其他相关的理论知识以及良好的技术是维系沟通的纽带，符合患者生理、心理需要的沟通是深层次沟通的基础。敏捷、娴熟、准确、轻巧的操作，让患者感到护士是美的化身，善的使者，从而产生信任和安全感。表现为有知识的、真诚的、有预见性的、关心体贴人的护士可进一步增加患者对他们的信任感。

2. 信任的意义　患者必须依赖对医务人员的信任，才能够依靠医务人员的精湛技术，积极配合医务人员进行治疗。患者对医务人员的信任可减少他们的心理恐惧和不安，感到别人对他们的关心和帮助，减少他们的孤独感。患者需要看到的是医务人员的专业才能和全心全意为患者服务的精神。信任可产生两个积极的作用。第一，信任有助于人们产生一种安全感和与外界有联系的感觉，使人们感到别人在关心他们，他们不是孤独的。第二，信任可以创造出一种支持性气氛，使人们更加坦率地表达自己的态度、情感和价值观。

（四）自我暴露

自我暴露（Self-Disclosure）是一个人向他人交流信息、思想和情感的过程，其特点是将自己有关的任何信息与他人沟通。这一变量在促进开放沟通中有极其重要的意义，是发展良好相互关系的最基本因素之一。

1. 自我暴露的步骤　对于患者来说，需要医务人员鼓励他们积极参与自我暴露并选择自我暴露的对象和场合。

（1）**评估适合患者进行自我暴露的环境和相互关系**：鼓励患者进行自我暴露，首先要弄清哪些人能给他们支持、值得他们信任,哪些环境适合他们进行自我暴露。医院的环境对于患者及其家属来说是缺乏私人性的。例如,放有数张床位的病室、半公开的房间、挤满了候诊患者的门诊室,这些都妨碍着患者向护士进行自我暴露。因此,需要护士创设一些条件来满足患者自我暴露的需求,如开设一些单间,请候诊的人门外等候等。

(2)**评估患者对自我暴露的选择和偏爱**:患者对自我暴露的选择和偏爱有很大差异。有些人可以毫不犹豫地与许多人分享自己的喜怒哀乐,并感到痛快、舒畅。而另一些人仅仅愿意向一两个亲密的家庭成员"坦白"自己的秘密,即使这样,他们也会感到很困难并受到很大限制,所以护士需要评估患者对自我暴露的接受程度和偏好。只有在护士注意了患者对自我暴露的接受程度和偏好后,我们才能够帮助患者进行理智的自我暴露。

2. 自我暴露的意义 护士和患者之间的沟通有助于使自我暴露产生积极的效果。护士既要创造可供患者自由进行自我暴露的环境,还要与患者建立一个有助于自我暴露的相互关系,同时还不能因此而耽误完成别的医疗护理工作。

另外,有效的自我暴露需要某些交互作用,护士通过与患者的相互自我暴露来真诚地分享彼此的情感和体验,进而促进患者的移情和理解。因此,护士在患者自我暴露时应有适当的表示,以促进患者的移情和理解。

(五)确认

确认是指沟通中一人对他人所做的特殊反应。确认反应是承认和认可他人的感知,这种反应可使人们充分看到人的自身价值。确认在内容上包括表示移情、共同控制、相互信任及向他人暴露个人的思想和情感。

1. 确认的步骤 确认反应可使他人感受到自身的价值,承认他人作为独特的人而存在。护士努力表现确认反应有助于患者和同行体验到与他人的联系感,并可减少他人被疏远、被否认的感觉。

首先,护士要给予患者正确的确认。不恰当的言行可使患者感到自己被看成是患有疾病的特殊的人。一位患者这样叙述她在医院所遇到的事情和产生的感受:"一天,我正在上厕所,一个护士带着一群参观者经过浴室,护士一把拉开了作为厕所门的帘子,将我和我坐的便椅暴露在光天化日之下。然后,这位护士得意地对参观者说:'这是病房里的一个瘫痪者。'当时,我实在感到我好像什么也不是,分文不值,我也许就像动物园猴岛上的猴子。为了证实我确确实实是个人,我骂了一些可使人脸红的话。护士和参观者一边远去,一边议论我是一个讨厌的、粗鲁的、可怜的人。至少讨厌的和粗鲁的这些话证明了我还是一个人,比那种毫无个性的东西要好。"在这个例子中,患者大声道出了一个愿望:希望自己被当作一个人来看待,而不是当作一件物品来研究。患者是脆弱的、不幸的,常常容易被这样的称呼所代替如"8床的胆囊""监护室6床的搭桥手术""8床的剖宫产"等。虽然这些称呼并没有故意要去伤害患者,但至少说明护士会在一些被忽视的方面不确认患者,这些称呼否定了患者的人性。因此,医务人员有责任将患者视为一个独特的、有人性需求的人,应给予他们一个正确的确认。

其次,护士应通过确认,使患者感到他们对疾病的反应和担忧是正常的,他们不会因为有这些感觉而被否认。在医疗护理机构中,患者置身于一个陌生的环境里,他们常被要求做一些在家时不必要做的事情,例如,穿病员服、在床上使用便盆或是暴露自己的身体让众人检查等。这些新的情况和新的相互关系不仅造成患者精神上的压力和异样的感觉,甚至导致患者猜疑自己是否恰当地适应了这些变化,对他人的反应是否合适,此时护士应给予他们肯定的答复,使他们获得确认的反应。

最后,利用确认帮助患者建立与周围的联系感。在医院,患者常常感到他们不仅与家庭和工作失去了联系,甚至与治疗护理的医护人员也无联系。例如一位行手术探查术的患者在术后体验到的强烈的疏远感:"我希望知道究竟发生了什么?他们是否还要给我做手术?最后一次活检的结果如何?谁负责我的事?但是没有人来告诉我,也没有人来关心我,我感到自己被遗忘了,没有人知道我。"这位患者的描述显示了他对发生的事感到极大的忧虑和不安,但周围没有人对他的这些感觉表示关心。此时的他需要被确认,需要了解相关的信息。护士应通过确认反应,认识到患者所面临的问题,从而减少一些孤独感,就能使患者感到自己也已加入医务人员为他所进行的治疗护理活动中。

2. 确认的意义　当医务人员与患者进行确认性沟通时,它可在许多方面帮助患者。通过确认性沟通,患者认识到自己对疾病的反应和感觉是正常的,减轻了患者的心理压力,使其能够畅所欲言,充分地进行自我暴露,并积极地参与治疗护理活动。同时,通过确认性护理沟通,患者看到了周围人群对自己的关心,觉得自己并没有被抛弃,增强了患者战胜疾病的信心,并融洽了护患关系。

确认对护士和其他医务人员来说也很重要。时间的压力、工作的轮转,使医务人员很难与他人进行有益的沟通。在这种情况下,护士和其他医务人员就像是齿轮上众多齿中的一个。就像患者一样,医护人员也有被他人确认为完美的且能为医疗护理作出贡献的需要,医护人员同样不喜欢别人将他们看成无足轻重的人。在医疗护理机构中,医护人员的工作日趋繁杂,甚至有时会出现孤独感、疏远感。因此确认对医护人员来说同样是有益的,他们希望并需要与他人发生联系,被他人确认可满足医护人员在医疗护理过程中对人际关系方面的需要。

第二节　与特殊患者的沟通

沟通是构建和谐护患关系的桥梁,护士必须通过与患者沟通,了解患者的身心状况,收集患者资料,制定合理的个性化的护理计划,满足患者多方面的需求,促进彼此间的理解与信任。在日常工作中,我们面临着罹患不同疾病的患者,明确患者的特殊性,采取恰当有效的护理行为是非常必要的。

一、与儿童患者的沟通技巧

由于患儿的身体机能还没有发育完全,相应的语言表达能力和理解能力都不足,在进行医疗沟通的过程中往往不能够向护士正确传达出自身的想法,更有甚者会由于对医院和护士的恐惧而不愿意积极配合治疗。在进行疾病治疗的过程中,需要患儿、儿科护士和患者家长等进行多方合作交流,才能更好地使治疗顺利进行。

(一) 护理婴幼儿患者时常见的问题

1. 哭闹　婴幼儿哭闹是婴幼儿患者常见的一个心理行为问题。由于婴幼儿无法用语言表达自己的不适,因而常常通过哭闹的方式告诉人们。在不同疾病的情况下,婴幼儿患者哭声的特点也各不相同。婴幼儿患者的哭闹提示需要更多的关爱。

2. 恐惧　恐惧是婴幼儿患者的另一个常见心理问题。医院里陌生的环境、陌生的面孔、痛苦和可怕的检查及治疗程序等,都是令其感到害怕的原因,形象地说,这是一种"白色恐怖"的体验,恐惧情绪可以引起婴幼儿患者的逃避和退缩行为。

3. 分离性焦虑　生病住院以后,意味着婴幼儿患者要与熟悉的人和物,甚至还可能要与母亲短时间的分离。这种由于母婴分离、剥夺母爱而产生的焦虑,称为分离性焦虑(dissociative anxiety),是婴幼儿患者常见的又一种心理问题。

4. 患者角色强化　婴幼儿在患病期间,常常会得到更多的关注和照顾。在渐渐地适应了这种角色身份以后,婴幼儿患者变得越来越依赖父母,越来越离不开父母的照顾。无形中,患者得到了角色强化（role reinforcement），其结果是婴幼儿患者越来越娇气、任性、行为退缩、离不开父母等。

（二）婴幼儿患者的护理对策

1. 心理护理　关爱婴幼儿患者的美国学者海伦·柯顿的研究结果表明：当一个人受到温柔的触摸，血液中的血红素会迅速增加，有助于改善身体状况，加速病后康复。父母的拥抱可以使婴幼儿获得满足和安全感，学会拥抱婴幼儿患者，给予其所需要的关爱，对婴幼儿患者来说是最好的心理护理。

2. 满足婴幼儿患者的生理和心理需要　婴幼儿的生理和心理需要无法用语言表达出来，需要父母主动加以关注，父母在孩子患病期间，除了应尽量多陪护并及时满足其生理需要外，还应该与他们进行感情交流，如经常抱抱他（她）、抚摸他（她）等，激发其积极情绪，促进婴幼儿患者身体的康复。

3. 父母做好心理调适　婴幼儿患者面对满脸愁容的父母时，他们也会感到不开心。因此，作为婴幼儿患者陪护者的父母，应该调整好自己的心态。父母在婴幼儿患者面前平静、愉快、自然的表情，对婴幼儿患者来说就是一种心理护理。

二、与老年患者的沟通技巧

随着老龄化时代的来临，各类老年患者数量大增，导致老年住院患者数量亦随之上升。而老年患者日益衰退的身体机能、日益增强的孤独感，加重了护患沟通难度，这要求我们必须了解老年患者的护理行为需求，并采取积极有效的沟通策略。

（一）护理老年患者时常见的问题

1. 记忆力减退　老年人记忆力减退、认知能力减退、听力减退、感觉功能下降以及易疲劳，病史采集困难，提供的病史有时不能真实反映病情。

2. 症状不典型　老年人由于机体老化，对发热、疼痛等感觉不敏感，表现为患病时症状不明显，疾病发展已经严重才被查出。

3. 多种疾病同时存在　全身各系统存在不同程度的老化，机体防御功能和代偿能力降低，脏器功能下降，易同时患多种疾病。

4. 发病快，易出现并发症　由于各脏器不同程度的老化，患病时易发生意识障碍和精神异常，出现并发症和后遗症，发生全身衰竭、压疮、心衰等。并发症常成为老年人死亡的原因。

5. 病程长，恢复慢　由于全身各系统老化，机体组织修复能力下降，加之老年人对药物的敏感性较差，治疗效果不如青年人明显。

（二）老年患者的护理对策

1. 语言性沟通的使用技巧　医护人员语言美，不只是医德问题，而且直接关系到患者的生命健康。由于老年人生理功能逐渐衰退，年高、多病、视听力减退、反应迟缓、心情欠佳。因此，与老年人接触时，应多考虑老年人的感受。

（1）**善于使用美好语言**。注意说话方式，多使用安慰性语言、鼓励性语言、劝说性语言、积极的暗示性语言、指令性语言等，还要因人因病采用不同的谈话技巧。急躁性格的患者喜欢说话开门见山，慢性子的人喜欢言语慢条斯理；思维型的人喜欢言语合乎逻辑，艺术型的人喜欢言语富有风趣……护士的言语要与之相适应，对急性或很痛苦的患者，言语要少，要深沉，给予深切的同情；对长期卧床的患者，言语要带鼓舞性；对抑郁型或狂躁型患者，言语则以顺从为宜。

（2）**避免使用伤害性语言**。伤害性语言可以代替种种劣性信息给人以伤害刺激，从而通过皮层与内脏相关的机制扰乱内脏与躯体的生理平衡。如果这种刺激过强或持续时间过久，还会引起或加重病情。临床上引起严重后果的伤害性语言有直接伤害性语言、消极暗示性语言、窃窃私语等，都容易给患者带来痛苦或严重后果。

2. 非语言性沟通技巧

（1）**用超语词性提示沟通**：超语词性提示就是我们说话时所用的语调、所强调的词、声音的强度、说话的速度、流畅以及抑扬顿挫等，它会起到帮助表达语意的效果。例如，"我给你提点意见"这句话，如果说的声音低一些，语气很亲切，就被人理解为恳切的帮助；如果声调很高，语气又急又粗，就会被人理解为情绪发泄；如果加重"你"这个词，就突出对你一个人的不满意，等等。

（2）**用目光接触沟通**：目光接触是非言语沟通的主要信息通道。它既可以表达和传递情感，也可以从目光显示个性的某些特征，并能影响他人的行为。目光接触可以帮助谈话双方的话语同步，思路保持一致。在临床上，护士和患者交谈时，要用短促的目光接触检验信息是否被患者所接受，从对方的回避视线、瞬间的目光接触等来判断对方的心理状态。

（3）**通过面部表情沟通**：面部表情是人的情绪和情感的生理性表露，一般是随意的，但又可以受自我意识调节控制的。这就是说，无论是护士对患者抑或患者对护士的面部表情都主要是思想情感的流露。护士应当善于展现与患者沟通的面部表情，更要细心体察患者的面部表情。有的护士话语并不多，但微微一笑，往往比说多少话都起作用。

（4）**运用体态姿势表达沟通**：以扬眉、噘嘴、挥手、耸肩、点头、摇头等外表姿态进行沟通的方式。这些方式犹如无声的语言，也可以起到非语言沟通的效果。例如，诚恳友善地点头，激动、温暖和安全感就会油然而生。

（5）**触摸**：触摸（touch）是指身体的接触。据国外心理学家研究，触摸的动作有时会产生良好的效果。对老年患者，护士的某些做法如若得当，也可收到好的效果，例如，为动作不便者轻轻翻身变换体位，搀扶患者下床活动，对疼痛患者进行背部按摩，以示安慰并分散注意力，这些都是有意的触摸沟通。对神经症患者的触摸，更有鼓励支持作用，增强病愈信心。

三、与孕产妇的沟通技巧

妊娠与分娩是生育年龄妇女正常的生理现象，亦是女性一生中的重大事件。在此过程中，孕产妇的神经、内分泌及其他系统，都要经历生理的适应性变化。病理状况下，这些变化将对孕产妇心理、情绪、行为产生影响。此外，孕妇在社会、经济、家庭关系、自身角色和责任上，尚需面对许多变化和随之而来的问题及矛盾，往往造成一定的压力和紧张。妊娠与分娩的转归在事先有一定的未知性，更会增加问题和矛盾的复杂程度。

（一）孕产妇的特点

妊娠（pregnancy）是妇女及家庭中的重要事件，多数妇女会因为怀孕感到高兴，并能积极迎接新生儿的出生。有时可能出现情绪不稳定、好激动、易于发怒或落泪，需要他人的关怀。受传统文化、社会因素的影响，家庭、单位及孕妇均对怀孕持积极态度，易形成对孕妇良好的社会支持，对妊娠经过及转归有益。部分孕妇心理复杂，有的因妊娠及分娩给自身生活带来的新问题和困难而忧虑。

怀孕后妇女身体外观发生了很大的变化，如日益增大的腹部、脸上的褐斑及身上的妊娠纹等，易使部分孕妇对自己的身体产生负性感受。随着怀孕的进展，孕妇会体验到身体心像的改变。产后是否恢复孕期前的情况也是导致孕妇复杂心理的原因之一，还有对孕期安全与并发症的担心，对产时可能发生疼痛、难产、婴儿安全的担心与恐惧，以及对于产后如何照料自己和婴儿的担忧，均使妇女的焦虑情绪加重。孕妇的这些异常心理，愈是接近临产愈是紧张而复杂。妊娠期消极的情绪与心理状态是引起妊娠障碍的重要因素。某些孕妇对一些孕期症状不适应，少数孕妇会抱着对立的态度来对待家庭成员，以逃避履行一些义务，如家务等。

（二）孕产妇的护理对策

1. 体贴关怀孕妇 鼓励患者家属密切配合，家属尤其是丈夫的支持至关重要。家属对孕妇的照顾支持应该适当、适度、适时，鼓励正常孕妇参加力所能及的活动及家务劳作，劳逸适度，有利于建立乐观、积极的心理状态。医院要建立优良的环境，避免周围不良的环境对孕产妇造成不良刺激。护理人员通过言语、表情、态度、行为去影响孕妇的认识、情绪、行为以达到尤应注意。

与孕妇进行沟通时必须注意两点：一是强调孕妇的主动作用。要调动孕妇的积极性，主动改变自身的异常心理状态。二是将孕妇作为社会上的成员来对待，其心理异常与所表现的症状、情绪行为障碍，除本身原因外还有与周围的人际关系及环境失调的问题。因此要为孕妇创造一个适宜的环境气氛。

2. 利用新的科学研究结果，促进有效沟通 研究证明，产妇的性格特征、文化背景、认知水平、社会条件和环境、个人经历等都是分娩（delivery）时产妇心理状态的影响因素。有较强自我意识性格的人往往能表现出较成熟的情绪，适应变化，接受自己，灵活而又自信地满足自我需要，随时准备迎接新的任务。有良好教育背景的产妇对分娩有正确的认识和了解，因而有健康的心态，其焦虑、恐惧的程度较轻。安静舒适的环境，先进的医疗与护理设施，良好的支持系统，既往的成功经历都会增强产妇的信心，减轻其焦虑程度。在与分娩期患者进行沟通时应该充分运用最新发展的科学成果，在沟通过程中有效运用。

3. 使用激励性的良性刺激促进沟通，避免使用伤害性语言 产妇尤其是初产妇，对分娩常有恐惧心理，对自身能否顺利分娩持怀疑态度，信心不足。在剧烈的宫缩痛下，产妇往往变得烦躁不安，紧张焦虑，甚至失去理智，表现出幼稚的情绪及不合作的态度。在这种情况下，护理人员可应用语言性和非语言性的技巧对产妇使用良性刺激，将能获得有效的沟通效果。

四、与妇科患者的沟通技巧

妇科患者的症状和功能异常往往涉及患者隐私，妇科患者渴望从他人尤其是医护人员那里获得相关信息。

（一）妇科患者的特点

妇科疾病是困扰女性的重要健康问题。由于妇女在社会与家庭中的实际地位、传统文化的影响以及女性生殖系统的生理、病理变化特点，其心理、行为、社会因素在妇科疾病中的作用突出，同时妇科疾病患者表现在心理、行为、社会方面的特点亦日益复杂，二者之间相互影响，往往互为因果。

由于内分泌的变化以及各年龄阶段中人际关系和经济、社会问题的特殊性及复杂性，使女性的生理、心理状态及行为方式出现相应的变化。这些生理、心理及行为方式的变化特点具有一定的规律性，亦有不同程度的异常。

随着现代社会的发展，生活节奏加快，人际交流增多和复杂化，妇科疾病中患者的特点也表现各异。临床实践中常可以见到由于心理、精神方面的压力与紧张所导致的疾病如月经不调；亦常可见到有些妇科器质性疾病患者，由于过度紧张和内心的矛盾与冲突，使病情的判断与处理复杂化。心理因素可加剧或减缓疾病的发生和发展，影响患者对疾病的感受和反应，如夸大病情、过度反应对功能的影响；或是淡漠，对诊治缺乏信心。因此，护理人员应通过有效沟通了解患者的病情以及患者对疾病的反应。该过程进展是否顺利，与护理人员在诊疗过程中对患者特点的把握有重要关系。

（二）妇科患者的护理对策

1. 了解不同妇科患者的特点 在检查操作中，要求患者要密切配合，暴露隐私处。对于多数传统而保守的妇女，这是很难做到的，也有部分妇女，因为不能接受妇科检查的方式而耽误病情。作为妇科护理人员，应该提高对自己及他人需要、思想、感受的洞察力，另一方面要细心观察不同的情境和患者，分辨其中的不同之处并加以理解分析，以加强对不同患者沟通技巧的掌握。

2. 关注检查带来的疼痛问题 一般妇科检查患者都比较惧怕检查过程中的疼痛。作为护理人员，应该将妇科检查的大致过程耐心地向患者讲解，必要时可以在妇科检查室内悬挂一些妇科检查知识的相关宣传画，如果患者在检查前就能够了解检查的过程以及自己在检查中的配合事项，就可以有效减轻患者在检查过程中的紧张程度，采取较为配合的态度和行为，减轻患者在妇科检查过程中的不适感，并且帮助检查者迅速确切地了解患者的情况。

3. 运用适当的沟通技巧 由于多数情况下妇科检查是在门诊进行的，而门诊患者与护理人员相处时间相对较短，沟通交流的时间也少，因此增加了有效沟通的难度。根据沟通过程的基本要求，护士首先应该做到以情动人，在人与人的交流中"情"比"理"更重要。人与人的关系是一种情感关系，如果妇科护理人员能在情感方面增加投入，不去低估任何人的价值，就会增加自身的情感资本。

4. 维护患者的自尊心 心理学研究证明，人对来自沟通领域否定性的信息特别敏感，他人的否定会激起强烈的自我价值保护倾向，表现为逃避别人或者否定别人，以维护自己的自尊心。在进行妇科检查的过程中，未婚先孕者以及性病患者在这方面的表现尤为突出。护理人员应该首先以温和的态度和微笑的表情接待她们，使她们感到没有被鄙视。此外，护士必须掌握丰富的专业知识，能够随时解答患者的各种问题，这样沟通进行的可能性及沟通成功的可能性才更大些。

五、与急诊患者的沟通技巧

作为一名急诊室的医护人员，必须具备较高的业务技术素质、职业素质，还必须具备良好的心理素质和行为习惯。

（一）急诊护理行为的特殊性

急诊患者大都是起病急，病情严重，生命危在旦夕，故医护人员需紧急抢救处理，才有可能挽救其生命。且大多数患者的心理处于应激状态，急诊室中的护患交往不同于一般患者，他们没有充分的时间了解护士，因此，做好急救中的护理行为至关重要。

（二）如何做好急救中的护理行为

1. 争分夺秒，急而不乱 对患者要具有高度的同情心，能体贴和宽待患者；要有严肃认真的工作态度，娴熟、精湛的急救技术以及敏捷的动作，以消除患者及家属的焦虑情绪。在工作中，保持沉着、冷静的头脑，做到急而心细，忙而不乱。医护人员必须争分夺秒，果断采取最佳的急救措施，做必要的检查和对症治疗，以防延误抢救时机，造成不良后果。

2. 实施心理护理 急诊患者有共同的焦虑和恐惧心理，他们都迫切希望能得到良好的医疗和护理，以挽救和保存自己的生命。而且，对家属来说，面对突如其来的事件，通常表现出焦虑、不安。因此，急诊护士应表现出积极的态度，密切配合医生进行抢救，并适时地给患者及家属必要的安慰，以取得很好的配合，有利于进一步的抢救。

六、与临终患者的沟通技巧

临终阶段是人生的最后阶段，临终患者的生理与心理状况明显不同于一般的患者，因此，与临终患者的沟通有着特殊的要求。护士要谨慎运用沟通策略，减轻患者的痛苦，使其在有限的日子里过得舒适而有意义，提高患者晚期的生命质量。

（一）护理临终患者时常见的问题

1. 临终患者的生理特点 临终（On the deathbed）患者由于主要器官趋于衰竭，其主要生理特点包括以下四点：①循环功能衰竭：脉搏细速、不规则或测不到，心尖搏动往往最后消失；血压逐渐降低，甚至测不到；皮肤苍白、湿冷、大量出汗；四肢发绀、斑点。②呼吸困难：呼吸表浅、频率或快或慢，张口呼吸、潮式呼吸或间断呼吸。③胃肠蠕动减弱：食欲缺乏、恶心、呕吐、腹胀、口渴、脱水等。④肌张力丧失：不能进行自主的身体活动；无法维持良好、舒适的功能体位；还可能出现吞咽困难、大小便失禁等。

2. 临终患者的心理特点　临终患者主要经历否认阶段、愤怒阶段、协议阶段、抑郁阶段、接受阶段，患者乞求治疗，延长生命。患者认识到治疗无望，身心非常痛苦，表现为绝望、悲伤。

（二）临终患者的护理对策

1. 视觉沟通　主要指的是医护人员在与临终患者沟通时的眼神、身体的姿势和面部表情。不同的眼神可以起到不同的作用，如关爱的眼神可使人感到愉快，鼓励的眼神可使人感到振奋，责备、批评的眼神可使人产生内疚的感觉，安详的眼神则可使濒死患者放松对死亡的戒备，护士要学会善于运用这些眼神。临终患者往往会用一种特殊的目光注视来看望他的人，护士一方面要善于从患者的目光中发现他的心理需求，另一方面，也要善于运用目光的接触表达对患者的关注、鼓励和希望。

2. 触觉沟通　通过与临终患者的恰当接触，了解患者的情绪和心理变化，可以达到沟通的效果。触摸是一种无声的语言，是与临终患者沟通的一种特殊而有效的方式。触摸式护理，是建立心理沟通的有效手段，是部分患者比较容易接受的方法。护士坐在患者床旁，握住患者的手，耐心倾听对方诉说，通过皮肤的接触满足心理的需求，通过语言、神态、手势，向虚弱无力的患者表现出理解和爱，以体现其生存价值，减少孤独感。触觉沟通是临床护士与临终患者沟通的常用方法。

3. 语言沟通　在与临终患者进行语言沟通时，语速要缓慢，语调要平和，音量要适中，以免引起患者的心理紧张。谈话方式也要根据患者特点而有所不同，有开导、理解、鼓励、询问、讨论、启发等多种交流方式。

4. 关注和倾听　通过非语言的行为表达积极和肯定的情感，这种自然的情感流露，能够真实、深切地体现尊重和关怀的态度，是与临终患者沟通过程中最常使用的沟通技巧。

七、与肿瘤患者的沟通技巧

肿瘤（tumour），尤其是恶性肿瘤发生率逐渐增高，已成为一种严重威胁人类生命的疾病，但限于现有诊疗水平，很多癌症，特别是晚期癌症尚无有效的治疗方法，患者在生理和心理上要承受难以忍受的巨大痛苦。鉴于此，患者在意识到或被确诊为癌症后，会产生一系列心理变化，如焦虑、恐惧、悲伤、失望、抑郁，甚至绝望等，严重影响其治疗效果和生活质量。良好的身心护理有助于减轻其生理痛苦和心理负担，而沟通是心理护理过程中护患交往的桥梁。要实现良好的护患沟通，护士需了解肿瘤患者的生理及心理变化特点，并运用有效的沟通技巧。

（一）肿瘤患者的特点

1. 肿瘤患者的生理特点　肿瘤患者的生理变化特点主要包括以下几方面：

（1）**疼痛**：肿块的膨胀性生长、破溃或感染等可侵犯和刺激神经组织，引起疼痛（Pain）。多为局部疼痛或放射痛，空腔脏器癌症引起梗阻时可致绞痛。晚期肿瘤患者疼痛剧烈，常难以忍受。

（2）**不适**：空腔脏器梗阻、放化疗副反应以及各种治疗方法，如静脉插管、引流管安置等可引起腹胀、恶心呕吐、头晕、心慌及引流管道刺激痛等不适感。

（3）**睡眠障碍**：当得知患有癌症后，尤其是进入疾病晚期或治疗无效时，患者会产生不同程度的紧张、焦虑、恐惧、愤怒、抑郁等不良情绪反应，加之不良的环境刺激，可严重影响患者的睡眠质量，甚至出现睡眠障碍（sleep disorders）。

（4）**营养不良**：由于肿瘤引起的高消耗状态，以及感染、食欲减退、空腔脏器梗阻、出血等因素的影响，加之不良情绪的干扰，中晚期癌症患者可出现严重的营养不良（malnutrition），表现为消瘦、乏力、体重下降、贫血、腹水、四肢水肿等全身衰竭症状。

（5）**自理能力下降**：癌症晚期患者体质极度虚弱，加之手术创伤、疼痛不适，尤其是晚期剧烈的癌性疼痛和放化疗不适反应等因素的影响,可出现自理能力明显下降(reduced self-care ability),甚至只能完全依赖医务人员和家属照顾。

2.肿瘤患者的心理特点 肿瘤患者因心理特征、文化背景、疾病性质以及对疾病的认知程度不同会产生不同的心理反应。在得知患癌的确切信息后,患者的心理反应通常包括五期:否认期、愤怒期、协议期、抑郁期及接受期。

(二)肿瘤患者的护理对策

在与肿瘤患者进行沟通交流之前,护士需全面了解患者的身心状况,包括患者对疾病的了解程度、患者的沟通能力、患者的性格特征以及患者的心理状态,以利于根据患者的具体情况,采取针对性沟通技巧。

1.语言沟通技巧

(1)**尊重患者**:尊重患者是与患者进行良好沟通的先决条件,护士应以礼貌、尊敬的态度对待肿瘤患者,以赢得患者的信任。首次接触患者要有礼貌地称呼,可以根据患者的性别、年龄、身份、文化程度、职业等情况称呼对方,使患者有被尊重的感觉,切忌使用床号称呼患者,避免造成其不被尊重的感觉。同时要主动介绍自己,包括姓名和职责,说明与患者交谈的目的和大约时间,让患者有思想准备,消除其紧张情绪。

(2)**使用安慰性语言**:癌症患者,由于疾病缠身,精神负担较重,心理痛苦,情绪紧张,对周围人群的言行格外敏感。护士要特别注意对患者实施保护性沟通交流,如避免在患者面前谈及"死亡""恶化""转移"等刺激性语言,避免在患者面前耳语,以免对患者造成心理上的不良刺激。

(3)**使用解释性语言**:对患者的提问护士应耐心解答,对不了解病情的患者,回答问题必须谨慎,不能随意泄露秘密。当患者问及病情时,要选用与病情相近的解释,切忌模棱两可的回答,以避免因解释与实际病情差距甚远或解释含糊而使患者心生疑虑。

(4)**使用鼓励性语言**:在患者孤独无助、悲观绝望时应适当使用鼓励性语言激励患者,以真诚的态度劝慰患者,从而激发其树立坚持治疗的信心,并对治疗前途充满希望。

(5)**使用告知性语言**:大多数癌症患者希望知道自己的病情和治疗信息,而获得这些信息可增强其心理自制性,也可提高其对未来的预测性,尤其是那些早期发现的癌症患者,护士使用告知性语言让他们尽早获得这些信息,可以为他们争取时间和机会来选择治疗方案。

2.非语言性沟通技巧的应用

(1)**注重仪表**:护士的仪表、姿态,以及举手投足、扬眉舒颜都直接影响护理信息的传递和接收。一个衣帽不整洁,操作不正规的护士,无形中会给癌症患者造成巨大的疑虑和心理压力。晚期癌症患者常会根据护士细微的表现来猜测病情,因此在护理工作中护士应注意自身形象,保持仪表整洁、情绪饱满、态度诚恳、举止礼貌、修养良好,这些良好的行为表现可在一定程度上增加患者的安全感和对护士的信任感。

(2)**恰当的面部表情**:在与肿瘤患者交流的过程中,护士的面部表情尤为重要。护士在工作中表情自然、仪表庄重、面带亲切、真诚的微笑,配合娴熟的业务技能,可以使患者增强安全感和对护士的信赖感,也可使患者产生愉悦感,利于治疗和护理。

(3)**适当使用眼神**:癌症患者受癌痛的折磨,各种生理功能减弱,在心理上存在着恐惧不安和悲观失望的情绪。护士可以应用稳定的目光安慰患者的情绪,也可通过目光表示正在倾听患者的叙述并对患者的痛苦表示同情,在患者陈述过程中,通过适当的目光对视等表示非常关注对方,使患者产生一种信任感和安全感。

(4)**恰当使用身体接触及空间效应**:触摸是一种无声的语言,可以表达关心、体贴、理解、安慰和支持等情感。温暖的触摸能把医护人员的关心传递给癌症患者,触觉沟通可以单独使用,也可以配合语言使用。触摸或按摩不仅能使患者感到实实在在的关心,而且也能分散患者的注意力,缓解疼痛。对疼痛剧烈或化疗副反应明显的患者，可在解释原因的同时，用力紧握患者的手或轻抚患者的手，表示关心和支持。护士要有意识地控制和患者的距离，尤其是对老年癌症患者，缩小交往距离，更有利于情感沟通。

（5）**注意观察患者非语言交流的信息**：护士可通过观察肿瘤患者面部表情、姿势、眼神等，了解患者的真实信息。患者有时并未用语言表达自己的情绪或痛苦，但是通过观察患者的体语，护士可窥知患者的情绪变化或身体痛苦，从而为诊治及护理提供参考信息。

（6）**关注与积极倾听的态度**：护士认真、积极的倾听态度和对患者谈话的关注是鼓励患者继续交谈下去的动力。在与癌症患者交谈的过程中，护士应注意运用适当的目光交流、面部表情、话语或体语交流等表示对患者交谈问题和身心痛苦的关注，注意不要有东张西望或分散注意力的小动作，避免使其产生不被重视的印象。

八、与传染病患者的沟通技巧

传染病是特殊的病种。传染病的形成、发展与转归有其特殊性，故患有传染病的患者更有与患其他疾病的患者不同的特点。因此，采取恰当、有效的技巧与传染病患者进行沟通交流，对传染病患者的身心健康具有重要的意义。

1. **隐瞒病情**　由于传染病具有传染性，蔓延速度快，特别是烈性、致死性的传染病，对人体健康危害大，使人们对传染病产生恐惧心理，进而对传染病患者产生了排斥心理。传染病患者的家庭、工作、社交、日常生活等都受到严重影响，甚至受到一部分人的歧视。如果传染病患者隐瞒病情，不能使周围的人采取有效预防措施，就会造成人为的传播。

2. **自我诊治，乱用药、乱投医，延误病情**　传染病患者（特别是一些性病、艾滋病患者），害怕家人、邻居、同事知道，自己查找书籍，自己诊断，乱用药，乱投医。在不得已去医院就诊时，羞于启齿，避重就轻，不肯详述病史或编造病史，影响医生做出正确的诊断和治疗，往往造成病情延误甚至变化，病情迁延不愈加重了患者的心理负担。

3. **孤独无助**　传染病患者由于害怕被家人、邻居、同事知道自己的病情（特别是性病患者），自己独自承担着对疾病的疑虑、恐惧、担忧等痛苦，甚至产生羞耻感、负罪感。传染病患者如果不愿将自己的病情告知家人、同事，就不能及时得到家人和社会的理解、同情和支持，常处于孤立无援的境地。

4. **敏感、多疑、自卑**　患了传染病后，患者开始格外注意周围人对自己疾病的反应，对他们的一举一动，一言一行都特别敏感。因此，周围的人（医护人员、探视家属）在患者面前所表示出来的言语和行为，对患者的心理有着直接的影响。无关紧要的一句话可能被认为是"病情恶化的暗示"，毫无意识的一个动作也可能被患者看成是嫌弃自己的表现。在敏感多疑的心理状态的支配下，产生了强烈的自卑感，同时也加重了孤独感。

5. **情绪多变、信心不足**　传染病患者在住院时可能会考虑很多的问题，如长期住院后对经济收入和开支的影响、痊愈后能否继续学习和胜任原来的工作、今后如何与家人和同事相处等。这些问题困扰着他们，使患者经常处于多虑的不良心境，影响他们情绪的稳定性，表现为情绪多变。患者有时需接受几个月甚至长达几年的治疗，疗程长加上病情的反复，很容易动摇患者的治疗信心。

6. **心理失衡，自暴自弃**　传染病患者如果因恐惧、焦虑以及疾病本身带来的痛苦和长期人际关系紧张等，可能会自暴自弃、心理严重失衡。

因此，护士需关注与传染病患者进行有效沟通。

1. **沟通时的态度**　作为护理人员，对传染病患者应持理解、同情、帮助的态度，不能挖苦或歧视，并有责任改变社会对传染病患者的歧视，帮助患者走出心理误区。

2. **创造隐私的环境**　大部分传染病患者虽然隐瞒自己的真实姓名，但由于担心他人的异样眼光,在主诉病情时吞吞吐吐、闪烁其词。在交谈中医护人员觉察到患者的这种心理时,可给患者提供相对隐秘的谈话环境,让患者有安全感、信赖感,主动与医护人员交流。

3. 语言及非语言沟通技巧

(1)**语言沟通**:传染病患者由于有强烈的羞耻感、负罪感,心理非常脆弱,医护人员的一言一行都会对他的心理产生很大的影响。因此,医护人员与传染病患者交流时应以平静、平和的语调与患者交谈,热情而不夸张,平静而不冷淡,认真询问病情,向患者客观地解释传染病对身体的危害,治疗效果及传染病的传播途径,还要向患者说明病情顽固难愈的原因,使其对病情有全面的了解。同时,帮助其树立战胜疾病的信心,并对患者的行为方式给予指导,帮助患者制定具体的实施方案并定期检查指导,支持患者逐步摒弃不良的行为方式,建立健康的行为方式。

(2)**非语言沟通**:沟通中还要注意身体语言传递给患者的信息。由于患者心理非常脆弱,他会把医护人员无意识的一个动作或眼神看作是对自己的鄙视,需要特别注意把控自己的体态语言的流露,防止给患者造成消极的暗示。与患者交谈时,要以成熟的、充满爱心的、柔和的眼神、平行的视线与患者交流,让患者从医护人员的眼神中得到安慰和鼓励。忌用斜视、盯视、俯视或者不看患者,防止被患者误解为对他的轻蔑、反感、厌恶。

4. 告知患者保密医疗的原则　要对患者的病情保密,并将保密医疗的原则告知患者,帮助患者消除恐惧心理,让患者安心、放心地接受治疗。

5. 约定下次诊疗护理的时间　由于患者羞于让别人知道自己的病情,担心就诊时被熟人看到,到医院就诊需要一定的决心和勇气。因此,每次结束诊疗护理时,应与患者约定下次诊治的时间让患者感到被关怀、被重视、被期待,坚持到医院治疗。

第三节　跨文化护理中的沟通

随着经济全球化进程的加速,来自世界不同地域、民族、文化背景的人员交流增多,面对不同文化、背景的服务人群,培养护士多学科知识,使其能适应患者不同的文化背景,从而进行有效的交流和沟通,提高社会群体人口健康水平,是我们医务工作者的现代使命。

一、跨文化护理沟通概述

(一) 文化与跨文化的概念

1. 文化　文化(culture)是一群人的生活方式,即所有习惯、行为,包括知识、信仰、艺术、法律、道德风俗及其他一切能力和习惯,是一群人区别于另一群人的标志,这种区别称之为文化模式。从文化所涉及和影响的范围来说,文化是指某民族或群体共享的世界观或模式,经社会传递,影响人们的价值观、信仰、风俗习惯和行为方式,并且反映在某一群体的语言、服饰、饮食、社会习惯等方面。

2. 跨文化　跨文化(cross-culture)是指有不同起始端点的文化。体现不同文化构成了统一与多样的文化结合体。这种文化现象对现代护理工作提出了严峻的挑战,应按照不同人群的特点提供高水平、全方位的护理。

(二) 跨文化护理的概念、内涵及特征

1. 跨文化护理的概念　跨文化护理(cross-culture nursing)又称多元文化护理,是指护士面对不同文化背景的患者按照其独特的世界观、价值观、宗教信仰、生活习惯等分层次采取不同的护理方式,以减缓文化冲击,提供适合其个体文化需要的护理过程。20 世纪 60 年代,美国护理学家莱宁格(Madeleine Leininger)博士率先将跨文化理论引入护理学,后经不断补充和完善,逐渐形成跨文化护理理论。跨文化和护理专业联系起来,形成跨文化护理方法,标志着护理工作对"人"的认识进一步深化,能够自觉地从文化和文化差异的角度来认识患者。文化源于人又归结于人,而以人的

全面护理为职责的护理模式，必然延伸到文化层面。这在理论层面上回答了护士为什么要重视文化护理。

2.跨文化护理的内涵　跨文化护理的内涵可以概括为：以实现整体护理为目的，从文化和文化差异的角度来掌握患者精神活动的一种护理方法。跨文化护理重点研究其不同传统照料方式、对健康与疾病的认识、人民的信念和价值观，并运用这些知识为不同民族的人民进行共性和各异的护理。

3.跨文化护理的特征　跨文化护理是一种护理途径，与技术护理、心理护理一起交织发挥作用，其跨文化性主要表现在以下几个方面：

（1）**理论体系的多元性**：护理学是一门以医学、人文学、社会学等诸多学科领域知识为理论基础的综合应用学科，其理论体系具有跨文化特征，且呈动态变化。

（2）**工作职能与内容的多元性**：当护理由原来单一的疾病护理转向全面的整体护理，当护士由医院走进社区、家庭，过去仅限于医疗机构需求形成的护士角色扩大到医院社会综合服务角色，护理文化也将被赋予新的内涵。同一切文化形态一样，护理文化必须与社会经济、文化、政治的发展相适应。因此，一定时期的护理文化，应该是这一时期护理职业或护士文化观念、服务理念、价值、护理水平和整体素质的集中体现，同时也是这一时期护理经验的科学总结和护理工作的行动指南。

（3）**对象的多元性**：随着国内大中型城市的高水平开放，外籍人员来华的数量越来越多，护理工作的对象将是来自不同国家、不同民族的人们。由于他们的文化背景、个人经历、宗教信仰等方面的特殊性，护患双方在健康与生命、尊重与亵渎、热情与冒犯等方方面面会存在观念上的差异。因此，他们对情感与悲伤有不同的表现形式及对护理有不同需求。

二、跨文化护理沟通的影响因素

跨文化护理是跨文化护理模式在临床实践中的应用，根据患者对健康、治疗、护理、照顾等认识和需求的差异性以及社会文化的多样性，将多种文化渗透到护理过程中，从而满足患者身心及社会精神文化的需求。

跨文化护理中人际沟通的主要障碍

1.语言障碍　语言是社会沟通最基本、最重要的工具。在人际沟通中，沟通双方若没有共同语言，沟通会发生困难。由于不同的历史、地域、种族、传统等复杂因素，地球上的语言纷杂多样，即使同一语言也因地区之别演变成不同的方言。在临床工作中，经常可以看到医护人员听不懂来院就诊的外宾提出的要求，而外宾也不明白医护人员的询问，这就是双方语言不同造成的障碍。而且相同的语言也可因沟通者知识结构不同或沟通一方使用含糊不清的词语而造成歧义。

2.习俗不同　包括礼节习俗、审美习俗、时间习俗、空间习俗等的不同。它虽然不具有法律的强制性，但它往往使忽视习俗因素的人招致失败。

三、跨文化护理沟通的策略

（一）尊重患者的风俗习惯及信仰

世界经济与科技的发展促进了各国的交流与合作，面对具有不同文化背景的患者，作为护士不但要了解患者所患疾病，还要了解他们的信仰、风俗习惯等，提供具有不同内涵的跨文化护理。由于饮食习惯的差异和患者身心因素的影响，新住院的患者常会出现食欲下降，不利于养病治病。如果在不影响康复的情况下，满足患者对饮食的需求，对患者的恢复是十分有利的。

（二）克服不同文化背景下语言和非语言沟通的理解差异

1.语言沟通的理解差异　语言是民族文化和民族心理表达、传递、储存、延续及社会交往的重要工具。即便是相同的语言，在不同的文化背景下也可能导致不同的注释。因此，护士应考虑患者的文化因素，准确地判断患者语言的真正含义，以便提供恰当的服务。

2. 非语言沟通的理解差异　不同文化环境中，同一种体态可表示不同的意义，如在讲标准英语的人群中，讲话时眼光对视，这意味着诚实，给人以信任感；而在东方民族文化中，讲话时老盯着对方的眼睛会给人一种咄咄逼人的感觉。针对这种身体语言理解差异可能造成的沟通障碍，护士一般可以使用重复确认的方法来避免。

（三）灵活应用健康交流技巧

健康交流是跨文化护理的基础，有效的交流和沟通，能将积极的肯定的信息带给患者。护士的语言对敏感的患者来说，往往起到暗示、诱导作用。因此，在与患者交流时，护士要考虑患者的文化背景，掌握交流技巧，考虑患者的心理感受和承受能力，减少误导。护士应从传统文化的角度注意自己的言行举止对患者健康产生的影响。在护理服务中，不仅要注意技术操作的安全性，也要注意文化的安全性，灵活应用健康交流技巧，避免护患纠纷的发生，是建立良好和谐的护患关系的重要前提和保障。

（四）增强跨文化的适应能力

文化差异是客观存在的，正确对待、理解文化差异，增强跨文化的适应能力，是进行跨文化护理的一项基本要求。应对护士进行跨文化护理的培训，教会护士如何运用恰当的语言进行交流，不仅要告知什么是符合语言的形式、规则的，也要告知什么是符合文化制约的。护士对双方文化了解得越多，跨文化交流就越能获得成功。

（五）适应患者不同层次的文化需要

加强护患间的文化沟通，适应患者不同层次的文化需要。整体护理的开展，摆脱了靠医嘱加常规的被动工作局面，护理工作的中心不再是单纯的某一疾病，而是具有生理、心理、社会、文化多种需要的人。患者的社会角色和地位、文化背景的不同，赋予了患者不同的行为，他们对医院的环境、医护人员的要求、护理方式的接受程度、适应能力也存在着不同程度的差别。比如：教师、公务员、医务工作者喜欢单独居住一个病室，安静、清洁，可以减少环境嘈杂带来的烦躁和厌倦情绪；而农民、个体工商业者，他们喜欢居住大病室，愿意和更多的人交往，他们害怕孤独。另外，健康教育的方式（书面、讲解、示范）也要适应患者的文化层次的需要。

（六）保持适度空间距离

在非语言沟通中，空间距离可以显示人们相互间的各种不同关系。我们每个人都生活在一个无形的空间范围圈内，这个空间范围圈就是一个人感到必须与他人保持的间隔范围，它向一个人提供了自由感、安全感和控制感。在人际交往中，当你无故侵犯或突破另一个人的空间范围圈时，对方就会感到厌烦、不安，甚至引起恼怒。在医院，护士要重视给患者提供合理的空间范围圈，最大限度地保证其个人空间的私人性。美国心理学家霍尔将人际交往中关于距离的应用划分为亲密距离（小于50cm）、人际距离（50~120cm）、社会距离（121~360cm）和公共距离（大于360cm）。在现实生活中，这些距离范围并不是固定的，尤其是个人距离，是由社会规范和交流者的个性习惯所决定的；也就是说，与人们的种族、文化、性别、地位、年龄、个性和心理素质等有关。个人距离是护患沟通最理想的距离。但对老人、儿童、朋友可适当缩短距离。对医护人员来说，在不同的情况下，要保持对距离的敏感性，重视距离在沟通的有效性和舒适感中所起的作用，通过对距离的选择应用，以表现对患者的尊重、关切和爱护。因此，在沟通中应根据不同的情况选择不同的距离。

（郑　洁）

【案例分析】

患者，男性，48 岁，两周前因心前区阵发性绞痛入院，经心电图、冠脉造影等检查确诊为冠心病。体温：37℃，脉搏：70 次 /min，呼吸：16 次 /min，血压：138/76mmHg。患者精神一般，无其他异常。目前病情基本稳定，计划 3 天后出院。社会心理资料：患者美国国籍，讲英语，现系某外资企业副总裁，硕士学位。饮食习惯为西餐，喜食牛排、奶酪，不接受中餐。患者时间观念强，讲求效率，要求固定护士为其服务。无家属陪伴，情绪易激动缺乏耐心，独立性强。

请思考：

如果你是该患者的责任护士，你会如何与该患者沟通以完成自己的护理计划？

ER 11-3

练习题

［1］ 秦东华. 护理礼仪与人际沟通 [M]. 2 版. 北京：人民卫生出版社，2019.

［2］ 位汶军，夏曼. 美容礼仪 [M]. 北京：人民卫生出版社，2019.

［3］ 唐万珍，崔亚敏，刘云，等. 护理礼仪与人际沟通 [M]. 北京：中国医药科技出版社，2022.

［4］ 常平福. 人际沟通 [M]. 4 版. 北京：人民卫生出版社，2022.

［5］ 位汶军，过玉蓉. 护理礼仪与人际沟通 [M]. 北京：北京大学医学出版社，2019.

［6］ 谢虹，王向荣，余桂林. 护理人际沟通与礼仪 [M]. 武汉：华中科技大学出版社，2018.

［7］ Julia Balzer Riley. 护理人际沟通 [M]. 隋树杰，徐宏，主译. 北京：人民卫生出版社，2018.

［8］ 区绮云. 人际沟通 [M]. 2 版. 北京：人民卫生出版社，2020.

［9］ 刘义兰，翟惠敏. 护士人文修养 [M]. 3 版. 北京：人民卫生出版社，2022.

［10］ 杨辉，郑洁，梁芳. 护理行为与沟通艺术 [M]. 2 版. 北京：人民卫生出版社，2023.